N. Gerdes · H. Weidemann · W. H. Jäckel (Hrsg.) ■ **Die PROTOS-Studie**

Nikolaus Gerdes
Hermann Weidemann
Wilfried H. Jäckel
(Hrsg.)

Die PROTOS-Studie

Ergebnisqualität stationärer Rehabilitation
in 15 Kliniken
der Wittgensteiner Kliniken Allianz

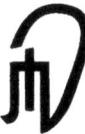 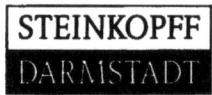

Hochrhein-Institut für Rehabilitationsforschung e.V.
Department für Epidemiologie und Sozialmedizin
79713 Bad Säckingen
Wissenschaftliche Leitung: Prof. Dr. med. Wilfried H. Jäckel
Projektleitung PROTOS-Studie: Dr. Nikolaus Gerdes, Dipl.-Psych. Elke Zwingmann

Koordinationsbüro Forschung WKA
79189 Bad Krozingen
Wissenschaftliche Leitung: Prof. Dr. med. Hermann Weidemann

Wittgensteiner Kliniken Allianz (WKA)
57319 Bad Berleburg
Geschäftsführung: Dr. h.c. Hans-Hermann Leimbach

CIP-Titelaufnahme der Deutschen Bibliothek

Die Protos-Studie : Ergebnisqualität stationärer Rehabilitation in 15 Kliniken der Wittgensteiner Klinik-Allianz (WKA) / [Hochrhein-Institut für Rehabilitationsforschung e. V., Department für Epidemiologie und Sozialmedizin ...]. Nikolaus Gerdes ... (Hrsg.). - Springer-Verlag Berlin Heidelberg 2000
   ISBN 978-3-642-53798-1   ISBN 978-3-642-53797-4 (eBook)
   DOI 10.1007/978-3-642-53797-4

Dieses Werk ist urheberrechtlich geschützt. Die dadurch begründeten Rechte, insbesondere die der Übersetzung, des Nachdrucks, des Vortrags, der Entnahme von Abbildungen und Tabellen, der Funksendung, der Mikroverfilmung oder der Vervielfältigung auf anderen Wegen und der Speicherung in Datenverarbeitungsanlagen, bleiben, auch bei nur auszugsweiser Verwertung, vorbehalten. Eine Vervielfältigung dieses Werkes oder von Teilen dieses Werkes ist auch im Einzelfall nur in den Grenzen der gesetzlichen Bestimmungen des Urheberrechtsgesetzes der Bundesrepublik Deutschland vom 9. September 1965 in der jeweils geltenden Fassung zulässig. Sie ist grundsätzlich vergütungspflichtig. Zuwiderhandlungen unterliegen den Strafbestimmungen des Urheberrechtsgesetzes.

© Springer-Verlag Berlin Heidelberg 2000
Ursprünglich erschienen bei Steinkopff Verlag Darmstadt 2000
Softcover reprint of the hardcover 1st edition 2000

Die Wiedergabe von Gebrauchsnamen, Handelsnamen, Warenbezeichnungen usw. in diesem Werk berechtigt auch ohne besondere Kennzeichnung nicht zu der Annahme, daß solche Namen im Sinne der Warenzeichen- und Markenschutz-Gesetzgebung als frei zu betrachten wären und daher von jedermann benutzt werden dürften.

Produkthaftung: Für Angaben über Dosierungsanweisungen und Applikationsformen kann vom Verlag keine Gewähr übernommen werden. Derartige Angaben müssen vom jeweiligen Anwender im Einzelfall anhand anderer Literaturstellen auf ihre Richtigkeit überprüft werden.

Verlagsredaktion: Sabine Ibkendanz – Herstellung: Heinz J. Schäfer
Umschlaggestaltung: Erich Kirchner, Heidelberg

Gedruckt auf säurefreiem Papier

Inhaltsverzeichnis

Zusammenfassung 1

1. Einführung 7
(N. Gerdes, H. Weidemann, W.H. Jäckel)

Teil A: Methodik und Stichprobenbeschreibung

2. Methodik 11
(N. Gerdes, W. H. Jäckel, E. Zwingmann, H. Weidemann)
  2.1 Studiendesign 11
  2.2 Ein- und Ausschlußkriterien 13
  2.3 Erhebungsinstrumente 14
      2.3.1 Patientenfragebogen IRES 14
      2.3.2 Arztbogen 16
      2.3.3 KTL-Listen 19
  2.4 „Zielorientierte Ergebnismessung" (ZOE) 19
  2.5 Auswertungsverfahren 22
      2.5.1 „Zielorientierte" Auswertung 22
      2.5.2 „Effektstärken" 22
      2.5.3 Auswertung der Erhebungsinstrumente 25
  2.6 „Regression zur Mitte"? 29

3. Rücklauf und „drop-out-Analyse"
(B. Bührlen, N. Gerdes)
  3.1 Nicht in die Studie aufgenommene Patienten 33
  3.2 Rücklauf 34
  3.3 „drop-out-Analyse": Eingangsprofil 35
  3.4 „drop-out-Analyse": Effekte bei Reha-Ende 36
  3.5 Zusammenfassende Bewertung der drop-out-Analyse 37

4. Beschreibung der Stichprobe
(N. Gerdes, B. Bührlen, E. Zwingmann)
  4.1 Soziodemographie 38
  4.2 Eingangsbefunde 43
      4.2.1 Hauptdiagnose 43
      4.2.2 AHB-Anteil 48
      4.2.3 Krankheitsdauer, AU-Zeiten und frühere Reha-Maßnahmen 49
      4.2.4 Reha-Motivation und „Aggravationstendenzen" 53
      4.2.5 Eingangsbelastung: Schweregrade in Arztbogen und IRES 55
      4.2.6 „Über-Inanspruchnahme"? 59
  4.3 Dauer der Rehabilitationsmaßnahmen 63

5. Analyse der Zielauswahl
(N. Gerdes, E. Zwingmann)
5.1 Patientenfragebogen IRES 65
5.2 Arztbogen 70

Teil B: Ergebnisse der Rehabilitation bei Reha-Ende, nach 6 und 12 Monaten

6. Gesamte Stichprobe
(N. Gerdes, W. H. Jäckel, B. Bührlen, E. Zwingmann)
6.1 Patientenfragebogen IRES 75
6.1 Arztbogen 80

7. Kardiologische Kliniken
(H. Weidemann, C. Halhuber, K. Undeutsch, Ch. Schering, A. Wetzel, N. Gerdes, E. Zwingmann)
7.1 Einleitende Übersicht zur kardiologischen Rehabilitation 83
7.2 Stichprobenbeschreibung 84
7.3 Arztseitige Ergebnisse 88
    7.3.1 Körperliche Leistungsfähigkeit 88
    7.3.2 Risikofaktoren 93
    7.3.3 Klinische Beschwerden 99
7.4 Patientenseitige Ergebnisse 101
7.5 Diskussion der Ergebnisse im Kontext der Literatur 107
7.6 Zusammenfassung 124

8. Orthopädische Kliniken
(N. Gerdes, S. Best, M. Wolf, W. H. Jäckel, E. Zwingmann)
8.1 Stichprobenbeschreibung 126
8.1 Eingangsbelastung und Reha-Effekte aus ärztlicher Sicht 129
8.2 Eingangsbelastung und Reha-Effekte aus Sicht der Patienten 137
8.3 Exkurs zur Methodik von Klinikvergleichen 143
8.4 Arzteinschätzung vs. Patientenselbsteinschätzung 146

9. Präventionskliniken
(N. Gerdes, A.-L. Gurgl-Rörig, F. Haux, D. Jennemann, B. Setzer, E. Zwingmann, B. Bührlen)
9.1 Stichprobenbeschreibung und „Eingangsprofil" der Patienten 150
9.2 Ergebnisse aus ärztlicher Sicht 159
9.3 Ergebnisse aus Sicht der Patienten 163
9.4 Arzteinschätzung vs. Patientenselbsteinschätzung 169

10. Psychosomatische Kliniken
(K. Dilcher, R. Mestel, J. Klingelhöfer, W. Köbel, B. Sprenger, K. Stauss)
10.1 Spezifische methodische Aspekte 173
10.2 Rücklaufquote und Stichprobenbeschreibung 175
10.3 Ergebnisse 178
    10.3.1 Patientenfragebogen IRES 178
    10.3.2 Symptom Checklist SCL-90-R (Therapeutenbogen) 184
    10.3.3 „Freie Zielparameter" (Therapeutenbogen) 196
    10.3.5 Sozialmedizinische Ergebnisse 199
10.4 Schlußfolgerungen 201

11. Neurologische Kliniken
*(N. Gerdes, R. Baum, W. Ischebeck, W. Greulich, U. Schüwer,
E. Zwingmann, B. Bührlen)*
11.1 Aufgabenstellung der neurologischen Rehabilitation bei Schlaganfall ... 203
11.2 Beschreibung der Stichprobe 205
11.3 Ergebnisse der Rehabilitation 211
11.4 Zusammenfassung 218

Literaturverzeichnis 219

Anhänge:
Anhang 1: Patientenfragebogen IRES
Anhang 2: Arztbogen (Kardiologie, Orthopädie und Prävention)
Anhang 3: Therapeutenbogen (Psychosomatik)
Anhang 4: Arztbogen Neurologie

Studienkliniken

Klinik und Ort	Ärztliche Leitung	Studienbetreuung
Kardiologie		
Herz-Kreislauf-Klinik Bad Berleburg	Dr. med. C. Halhuber Dr. med. K. Undeutsch	Dipl.-Soz. M. Broer
Baumrain-Klinik Bad Berleburg	Dr. med. Ch. Schering	Th. Hoffmann H. Stahlschmitt
Theresienklinik Bad Krozingen	Prof. Dr. med. H. Weidemann	A. Wetzel
Orthopädie		
Theresienklinik Bad Krozingen	Dr. med. S. Best	A. Wetzel
Baumrain Klinik Bad Berleburg	Dr. med. M. Wolf	R. Holler P. Breuer
Prävention		
Haus am Schloßpark, Bad Berleburg	Dr. med. A.-L. Gurgl-Röhrig	F. Stouthamer-Geisel
AOK-Klinik Bad Ems	Dr. med. F. Haux	B. Palm
Allgäuer Tor, Bad Grönenbach	D. Jennemann	B. Setzer
Psychosomatik		
Rothaar Klinik, Bad Berleburg	Dr. med. W. Köbel	Dr. C. Lange
Klinik „Schwedenstein" Pulsnitz	Dr. med. B. Sprenger	Dipl.-Psych. K. Dilcher Dipl.-Psych. M. Jung
Psychosomatische Klinik Bad Grönenbach	Dr. med. K. Stauss Dr. med. J. Klingelhöfer	Dr. R. Mestel
Neurologie		
Klinik Schloß Pulsnitz Pulsnitz	Dr. med. U. Schüwer	F. Meusel
Odeborn Klinik Bad Berleburg	Dr. med. R. Baum	Dr. med. R. Ebenfeld
Klinik Ambrock Hagen	PD Dr. med. W. Greulich	Dr. med. A. Sackmann
Klinik Holthausen Hattingen	Prof. Dr. med. W. Ischebeck	

Wissenschaftliche Bearbeitung

Hochrhein-Institut: Dr. sc.soc. N. Gerdes; Dipl.-Psych. Elke Zwingmann; Dr. phil. B. Bührlen; Prof. Dr. med. W. H. Jäckel

WKA Forschungsbüro: Prof. Dr. med. H. Weidemann; Andrea Wetzel

Zusammenfassung:
Methodik und wichtigste Ergebnisse der PROTOS-Studie

Nach einer etwa zweijährigen Planungsphase wurde die PROTOS-Studie in den Jahren 1996 bis 1998 in 15 Rehabilitationskliniken der Wittgensteiner Kliniken Allianz (WKA) durchgeführt. Studienplanung und Auswertung der Studiendaten erfolgten durch das Hochrhein-Institut für Rehabilitationsforschung in Bad Säckingen in Kooperation mit dem Forschungsbüro der WKA in Bad Krozingen. Die Studie wurde durch die Wittgensteiner Kliniken Allianz (Geschäftsführer: Dr. h.c. H.-H. Leimbach) gefördert.

I. Anlaß und Ziele der Studie

Zu Anfang der neunziger Jahre hatte das Thema der Qualitätssicherung auch für den Bereich der medizinischen Rehabilitation zunehmend an Bedeutung gewonnen. Etwa gleichzeitig mit dem Beginn der Entwicklungsarbeiten im Qualitätssicherungsprogramm der Rentenversicherung (vgl. Schliehe 1994) wurde das Hochrhein-Institut von der Geschäftsführung der WKA beauftragt, die Rehabilitationskliniken der WKA sozusagen „auf den Prüfstand" zu stellen und eine Studie zu planen, in der die kurz-, mittel- und längerfristige Ergebnisqualität der in diesen Kliniken durchgeführten Rehabilitationsmaßnahmen von einem unabhängigen Institut wissenschaftlich geprüft werden sollte.

Die Studienziele sahen zum einen vor, aus den Kliniken jeweils eine repräsentative Stichprobe zu ziehen, um die typische Patientenstruktur dieser Kliniken im Hinblick auf ihre demographische Zusammensetzung sowie die Art und die Schweregrade ihrer Eingangsbelastungen in medizinischer, funktionaler und psychosozialer Hinsicht zu beschreiben. Zum anderen sollte ermittelt werden, wie sich diese Belastungen am Ende der Maßnahme sowie 6 und 12 Monate danach verändert hatten. Vor allem die mittel- und längerfristigen Auswirkungen der Rehabilitation stellen ja für die Kliniken selbst meistens eine „black box" dar, über die sie höchstens dann etwas erfahren, wenn ein Patient Jahre später erneut zu einer Maßnahme in dieselbe Klinik kommt. Aus der Analyse der Effekte sollten Stärken und vor allem auch Schwächen identifiziert werden, an denen die Kliniken mit einer gezielten Weiterentwicklung ihrer Therapiekonzepte und Maßnahmenprogramme ansetzen könnten.

Als Adressaten der Studienergebnisse waren so in erster Linie die beteiligten Kliniken selbst vorgesehen, und in dieser Hinsicht sollte die externe Qualitätsprüfung primär als *input* für das interne Qualitätsmanagement dienen. In zweiter Linie aber sollten die Studienergebnisse auch den Leistungsträgern der Rehabilitation, d.h. vor allem den Kranken- und Rentenversicherungen, Auskunft darüber geben, welche Qualität sie in den beteiligten Kliniken „einkaufen". Als dritter Adressatenkreis ist an die Fachöffentlichkeit im weiteren Sinne zu denken, für die wissenschaftlich fundierte Daten zur Effektivität der stationären Rehabilitation – ergänzend zu den bereits vorliegenden Untersuchungen (vgl. den Überblick in Schliehe & Haaf 1996) – wichtige Informationen für die aktuelle Diskussion um das Gesundheitswesen liefern können.

II. Methodik

Die Studie war als prospektive Verlaufsstudie mit vier Meßzeitpunkten angelegt (Beginn und Ende der Rehabilitation sowie 6 und 12 Monate danach). Um die Beurteilung der Eingangsbelastungen und der Veränderungen im weiteren Verlauf auf eine möglichst breite und umfassende Datengrundlage stellen zu können, wurden zwei Datenquellen eingesetzt, nämlich
- der indikationsübergreifende Patientenfragebogen „Indikatoren des Reha-Status - IRES" (Gerdes & Jäckel 1995), der zu allen vier Meßzeitpunkten erhoben wurde;
- indikationsspezifische Arztbögen, die in Zusammenarbeit mit den Chefärzten der WKA-Kliniken entwickelt worden waren. Die Bögen enthalten relevante medizinische Parameter und Arzteinschätzungen, die bei Aufnahme und Entlassung erhoben wurden.

Die Perspektive der Patienten ist für die Rehabilitation von entscheidender Bedeutung, weil es letztlich von der Situationseinschätzung der Betroffenen selbst abhängt, ob das Endziel der Rehabilitation, nämlich trotz chronischer Krankheit und bleibender Behinderungen möglichst weitgehend am normalen Leben teilnehmen zu können, erreicht wird oder nicht. Der Patientenfragebogen eröffnet gleichzeitig die Möglichkeit einer Nachbefragung nach 6 und 12 Monaten (durch Postversand), so daß auch die mittel- und längerfristigen Effekte ermittelt werden können. Auf den verbreiteten Einwand, die Angaben der Patienten spiegelten doch nur ihre subjektive Sichtweise und seien offen für über- oder untertriebene Darstellungen ihrer Beschwerden oder Möglichkeiten, ist zum einen zu antworten, daß es gerade die subjektive Sichtweise der Patienten ist, die die objektiven Konsequenzen (in Form von Inanspruchnahme des Versorgungssystems, Frühberentung etc.) produziert und deshalb für die Rehabilitation ein ausgesprochen „hartes" Datum darstellt. Zum anderen zeigt die Auswertung einer entsprechenden Frage im Arztbogen, daß die Selbstangaben der Patienten in 80-95% aller Fälle von den behandelnden Ärzten als „adäquat" beurteilt wurden (vgl. Kap. 4.2.4).

Für beide Instrumente wurde ein Auswertungsverfahren angewandt, das im Vorfeld der Studie von uns entwickelt worden war und als „zielorientierte Ergebnismessung" bezeichnet wird (vgl. Gerdes 1998). Dabei werden zu Beginn der Rehabilitation aus den insgesamt ca. 80 möglichen Zielparametern des Patientenfragebogens und des Arztbogens diejenigen Parameter ausgewählt, die für den betreffenden Patienten individuell relevante Rehabilitationsziele darstellen. Bei der Auswertung werden dann nur noch diese individuell relevanten Parameter berücksichtigt. Auf diese Weise kann das Problem einer „Redundanz der Daten", die fast zwangsläufig zu einer Nivellierung der Effekte führt, vermieden werden. Die Hintergründe und der Ablauf dieses Verfahrens sowie seine methodischen Vorteile und Probleme werden in Kap. 2.4 näher erläutert.

Ursprünglich war geplant, auch die therapeutischen Leistungen für jeden Patienten anhand des „Katalogs therapeutischer Leistungen" (BfA 1995) zu dokumentieren, um den Zusammenhang zwischen therapeutischem Aufwand und erzielten Effekten ermitteln zu können. Bei der Datenanalyse hat sich dann jedoch gezeigt, daß die Datenqualität in diesem Bereich nicht ausreichend erschien, um möglicherweise folgenreiche Empfehlungen zum therapeutischen Aufwand daraus abzuleiten. So waren beispielsweise Freizeitaktivitäten wie „geführte Wanderungen" in manchen Kliniken als therapeutische Leistungen verbucht worden, in anderen dagegen nicht, und im Nachhinein war eine zuverlässige Trennung nicht mehr möglich. Eine versuchsweise Auswertung, die im vorliegenden Bericht nicht im Detail wiedergegeben wird, hat jedoch Hinweise dafür ergeben, daß es jedenfalls keinen linearen Zusammenhang zwischen der Höhe des therapeutischen Aufwands und der Stärke der erzielten Effekte gibt: Manche Kliniken mit relativ geringer „Therapiedichte" hatten bessere Ergebnisse als vergleichbare Kliniken mit höherem therapeutischem Aufwand. Die anschließenden Diskussionen mit den beteiligten Kliniken haben gezeigt, daß es kaum evidenzbasierte Anhaltspunkte für die Therapiedichte gibt und daß deshalb ein dringender Bedarf an sog. „Dosisfindungs-Studien" besteht, in denen die optimale Gestaltung der therapeutischen Angebote für die wichtigsten Krankheitsbilder in der Rehabilitation ermittelt wird.

III. Kurzbeschreibung der Stichprobe

An der Studie haben sich 15 Kliniken der WKA aus den fünf Indikationsbereichen Kardiologie (drei Kliniken, n=1.388), Orthopädie (zwei Kliniken, n=775), Prävention (drei Kliniken, n= 1.268), Psychosomatik (drei Kliniken, n=884) und Neurologie (vier Kliniken, n=744) beteiligt. Die Gesamtfallzahl betrug damit insgesamt 5.059 Patienten. Die Ausfallquote bei der 6-Monats- und 12-Monats-Nachbefragung betrug jeweils ca. 10% der Patienten, für die bis dahin vollständige Datensätze vorlagen. Eine „drop-out-Analyse" konnte zeigen, daß durch diese relativ geringen Ausfälle keine wesentliche Verzerrung der Ausgangsstichprobe eingetreten ist (vgl. Kap. 3).

Die Studienpopulation der PROTOS-Studie kann mit einem Anteil von 52% Frauen und einem mittleren Alter von 55 ± 14 Jahren nicht ohne weiteres als repräsentativ für die Rehabilitation insgesamt und v.a. nicht für die Rehabilitation durch die Rentenversicherung angesehen werden, deren Anteil in den Kliniken zwischen 45% (Psychosomatik) und 0% (Prävention) variierte. Entsprechend war der Kostenträger in etwa zwei Drittel aller Fälle eine Krankenversicherung. Mit dem breiten Indikations- und Diagnosespektrum aber deckt die Studie etwa 85% der Rehabilitationsindikationen ab und kann insofern doch Anhaltspunkte für eine Beurteilung der Leistungsfähigkeit rehabilitativer Angebote liefern.

Die PROTOS-Studie läßt sich zusammenfassend durch folgende Merkmale charakterisieren:

- große Fallzahlen in fünf Indikationsbereichen der Rehabilitation;
- prospektive Datenerhebung zu Beginn und am Ende der Maßnahmen mit Nacherhebungen nach 6 und 12 Monaten;
- sowohl arzt- als auch patientenseitige Erfassung der Eingangsbelastungen und Effekte;
- mehrdimensionale Struktur der Zielparameter (somatisch, funktional, psychosozial);
- Auswahl individuell relevanter Zielparameter zu Beginn der Maßnahme;
- „zielorientierte Ergebnismessung".

IV. Ergebnisse

Aus der Fülle der deskriptiven und bewertenden Auswertungen sollen hier die aufschlußreichsten kurz zusammengefaßt werden.

„Schwachstellenanalyse"

Die Studie hat einige Schwachstellen aufgedeckt, die auf Weiterentwicklungsbedarf sowohl in der klinischen Praxis als auch bei den eingesetzten Meßinstrumenten hinweisen. Als erstes sind hier gewisse Präferenzen bei der Auswahl der individuellen Therapieziele zu nennen. Der Studienablauf in den Kliniken sah vor, daß die Patienten am Tag nach der Aufnahme den IRES-Fragebogen ausfüllten, der dann umgehend zu einem individuellen „Patientenprofil" ausgewertet wurde. In diesem sind auf einem Blatt alle Einzelskalen und Bereiche des IRES aufgeführt und danach gekennzeichnet, ob der betreffende Patient jeweils im 'unauffälligen', 'auffälligen' oder 'extrem auffälligen' Bereich lag. Dieses Profil sollte dann von Arzt und Patient gemeinsam besprochen und an den Stellen, an denen ein Therapieziel gesetzt wurde, mit einem Kreuz markiert werden (vgl. das Beispiel in Abb. 2.5).

Dabei gab es zwischen den verschiedenen Indikationsgebieten sehr auffällige Unterschiede bei der Zielauswahl im Bereich der kardio-vasculären *Risikofaktoren*: Von allen Patienten, die angegeben hatten, daß bei ihnen bestimmte Risikofaktoren vorlägen, wurde in den kardiologischen Kliniken in ca. 60% der Fälle der betreffende Risikofaktor als Therapieziel markiert. In den orthopädischen und psychosomatischen Kliniken aber betrug diese Rate beispielsweise bei Bluthochdruck oder erhöhten Cholesterinwerten nur 5%. Zwar kann aus der fehlenden Nennung als Therapieziel nicht gefolgert werden, daß Hypertonie oder Hypercholesterinämie in den orthopädischen und psychosomatischen Kliniken nicht behandelt worden seien, aber offensichtlich sind die entsprechenden Signale im Patientenprofil hier sehr viel häufiger übergangen worden als in den kardiologischen Kliniken.

Kaum jemals als Therapieziel gewählt wurden in allen Indikationsbereichen Belastungen aus dem *beruflichen Bereich* – und zwar auch bei den ca. 40-50% aller Fälle nicht, bei denen im IRES-Patientenprofil dieser Bereich als „extrem auffällig" gekennzeichnet war. Auch die *Behinderungen im Alltag* erfreuten sich keiner großen Beliebtheit als Therapieziel: In Kardiologie und Psychosomatik waren hier 60-70% aller Patienten im Patientenprofil „extrem auffällig", aber nur bei ca. 20% wurde ein Therapieziel aus diesem Bereich gewählt. In den orthopädischen Kliniken war die Relation mit 80% extrem auffälligen Profilen und 40% Therapiezielnennungen etwas günstiger, signalisiert aber auch hier noch eine deutliche Zurückhaltung. Damit wurde die gesamte Dimension der „Funktionsfähigkeit in Beruf und Alltag" bei der Auswahl von Therapiezielen zu wenig berücksichtigt.

Auf Auffälligkeitssignale aus den Bereichen „Schmerzen/Symptome" und „psychische Belastungen" dagegen wurde in allen Indikationsbereichen sehr häufig mit einer Nennung als Therapieziel reagiert. In den psychosomatischen Kliniken allerdings führten auch gravierende Belastungen im Bereich „Schmerzen/Symptome" nur selten zur Definition eines entsprechenden Therapieziels.

Wenn man Präferenzen bei der Zielauswahl als Anzeichen dafür versteht, worauf in den Kliniken primär geachtet wird, so müßte der Stellenwert des gesamten funktionalen Bereichs in allen Kliniken und derjenige der Risikofaktoren in den orthopädischen und psychosomatischen Kliniken deutlich erhöht werden. In den psychosomatischen Kliniken müßte möglicherweise zusätzlich darüber diskutiert werden, ob nicht Verbesserungen von Schmerzen, Beschwerden und Alltagsfunktionen, zumindest im längerfristigen Verlauf, legitime und vielleicht sogar notwendige Therapieziele der Rehabilitation darstellen, auch wenn sie „nur" auf der Symptomebene liegen.

Im Rahmen einer Schwachstellenanalyse ist von der Forschungsseite aus selbstkritisch zu vermerken, daß die eingesetzten Instrumente vor allem im Bereich der *beruflichen Belastungen* möglicherweise nicht veränderungssensitiv genug waren, um auch kleinere Verbesserungen entsprechend abzubilden. Auf dieses mögliche Manko ist inzwischen mit einem Forschungsprojekt (im Rahmen des rehabilitationswissenschaftlichen Förderschwerpunktes von VDR und Bundesforschungsministerium) reagiert worden, in dem es um eine Weiterentwicklung des I-RES-Fragebogens und der Arztbögen geht (vgl. Jäckel & Bengel 1997).

Effekte der Rehabilitation

Wenn im Folgenden nicht durchgängig von „Veränderungen der Zielvariablen im Zeitverlauf", sondern auch von „Ergebnissen der Rehabilitation", „Reha-Effekten" oder „Ergebnisqualität" gesprochen wird, muß darauf hingewiesen werden, daß die kausale Zuordnung, die in diesen Ausdrücken als direkte und monokausale Beeinflussung der Zielvariablen durch die Reha-Maßnahmen suggeriert wird, bei der methodischen Anlage dieser Studie als Verlaufsmessung ohne Kontrollgruppe im strikten Sinne nicht nachgewiesen werden kann. Für einen solchen Kausalitätsnachweis wäre ein randomisiertes Studiendesign erforderlich, das jedoch in der Rehabilitation aus juristischen und ethischen Gründen nur sehr schwer realisiert werden kann, und deshalb werden Daten aus „naturalistischen" Verlaufsstudien auch weiterhin die wichtigste Informationsquelle bleiben, um die Effekte der Rehabilitation einzuschätzen.

Unter dieser Voraussetzung haben die PROTOS-Daten ausgesprochen positive Auswirkungen der Rehabilitationsmaßnahmen aufgezeigt. In den Arztbögen zeigten sich in allen Indikationsbereichen auf den ausgewählten Zielparametern Verbesserungen, die durchweg als „starke Effekte" zu interpretieren sind und für die Patienten spürbare Verbesserungen ihres Gesundheitszustandes, ihrer körperlichen Leistungsfähigkeit sowie von Schmerzen und Beschwerden bedeuteten. Detaillierte Angaben zu den Effekten auf den verschiedenen Zielparametern der Arztbögen sind den indikationsspezifischen Kapiteln dieses Berichts zu entnehmen.

Die Selbsteinschätzung der Patienten im IRES-Fragebogen ergab auf dem Zielsummenscore, in dem alle individuell ausgewählten Zielparameter zusammengefaßt sind, am Ende der Maßnahme „starke" Effekte, die nach 6 und 12 Monaten zwar leicht zurückgingen, aber immer noch gerade im Bereich starker Effekte lagen. Überraschend an diesem Ergebnis ist, daß die Rückbildung der Effekte nach 6 Monaten bei weitem nicht so deutlich ausfiel, wie erwartet worden war, und daß vor allem die Effekte nach 12 Monaten beinahe noch auf dem gleichen Niveau lagen wie nach 6 Monaten. Dies bedeutet, daß die subjektiven Belastungen und Funktionseinschränkungen, die in besonderer Weise zum Gegenstand der Rehabilitation gemacht worden waren, sich in ihrer Summe ausgesprochen nachhaltig und dauerhaft verbessert haben.

Besonders große Effekte zeigten sich zu allen Meßzeitpunkten in den Präventions- und psychosomatischen Kliniken, in denen auch die mittel- und längerfristigen Veränderungen eindeutig im Bereich großer Effektstärken lagen. Dieses Resultat verdient besonders hervorgehoben zu werden, weil in gesundheitspolitischen Diskussionen und auch in medizinischen Fachkreisen immer wieder bezweifelt wird, daß bei den betreffenden Patienten überhaupt eine begründete Indikation zur Rehabilitation bestehe. Wie die Daten zeigen, war jedoch die subjektiv wahrgenommene Eingangsbelastung dieser Patienten nicht geringer als in den kardiologischen oder orthopädischen Kliniken, und die Effekte lassen eine nachhaltige Verbesserung dieser Belastung auch noch 12 Monate nach Abschluß der Reha-Maßnahmen erkennen.

Bezogen auf die verschiedenen Unterdimensionen des IRES zeigte sich, daß in den Bereichen 'Schmerzen/Symptome' und 'psychische Belastungen' besonders gute Effekte erzielt wurden. Bei den 'Behinderungen im Alltag' dagegen lagen die Veränderungen nur im Bereich mittlerer Effektstärken, und bei den 'Belastungen im Beruf' schließlich konnten nur geringe Verbesserungen registriert werden.

V. Schlußfolgerungen und Ausblick

Die PROTOS-Studie hat mit ihren insgesamt sehr positiven Ergebnissen in den beteiligten Kliniken zu einer gewissen Entlastung von dem Legitimationsdruck geführt, unter dem die Rehabilitation seit vielen Jahren steht. Auf dem Hintergrund der guten Langzeitergebnisse konnten auch die Schwachstellenanalysen relativ unbefangen zur Kenntnis genommen werden. Die Studienergebnisse haben inzwischen vielfältige Diskussionen um Therapiedichte, Therapieziele, „blinde Flecken" in den professionsspezifischen Perspektiven u.ä. ausgelöst und werden zu einer Weiterentwicklung der Therapiekonzepte und Maßnahmenprogramme beitragen können.

Die Studie hat darüber hinaus aufgezeigt, daß eine externe Prüfung der Ergebnisqualität „auf einem mittleren Detaillierungsniveau" machbar ist. Verschiedene Krankenversicherungen haben inzwischen darauf reagiert und die Instrumente und Verfahren aus der PROTOS-Studie in Modellvorhaben eingesetzt, in denen es um eine Evaluation der Einführung von Fallpauschalen oder ein routinemäßiges *Monitoring* der Ergebnisqualität unter Einbeziehung von Klinikvergleichen geht.

Herausgeber und Autoren dieses Berichts hoffen, durch die Publikation der Studienergebnisse dazu beitragen zu können, daß einerseits die Maßnahmenprogramme und Qualitätssicherungsverfahren in der Rehabilitation gezielt weiterentwickelt werden können und daß andererseits die Rehabilitation auch in der weiteren Öffentlichkeit als langfristig wirksamer und deshalb erhaltens- und förderungswürdiger Bestandteil der gesundheitlichen Versorgung bei chronischen Krankheiten und ihren Folgen gesehen wird.

KAPITEL 1 EINFÜHRUNG

Das System der medizinischen Rehabilitation, wie wir es heute in Deutschland kennen, ist einerseits das Ergebnis epidemiologischer Entwicklungen, die seit Mitte dieses Jahrhunderts in allen Industrienationen stattgefunden haben, und andererseits beeinflußt durch nationale Besonderheiten, die in Deutschland zum Ausbau eines Rehabilitationssystems mit durchaus eigenständiger Prägung geführt haben. Größenordnungsmäßig beansprucht die Rehabilitation zwar nur einen Anteil von 2-3% der Gesamtausgaben von Renten- und Krankenversicherung. Mit einer jährlichen Anzahl von etwa 1 Million stationärer Maßnahmen in über 1.000 Rehabilitationseinrichtungen aber stellt dieser Bereich einen eigenständigen Sektor unseres Gesundheitsversorgungssystems dar.

Der epidemiologische Grund für die zunehmende Bedeutung der Rehabilitation liegt darin, daß in den letzten Jahrzehnten die chronischen Erkrankungen (Krankheiten der Bewegungsorgane, des Herz-Kreislauf-Systems, Krebserkrankungen, psychische Krankheiten) in allen Industrieländern in den Vordergrund getreten sind und die Infektionskrankheiten als „Gesundheitsproblem Nummer Eins" abgelöst haben: „Chronische Krankheiten stellen heute das größte Gesundheitsproblem der Industrienationen dar" (Graham & Reeder 1979). Diese Entwicklung hängt mit der erfolgreichen Bekämpfung der Infektionskrankheiten, dem wachsenden Anteil alter Menschen in der Bevölkerung, Veränderungen der Lebensweisen in der Berufswelt und in der Freizeit, aber paradoxerweise auch mit Erfolgen der Akutmedizin zusammen, die in vielen Fällen Leben retten können, wenn auch um den Preis eines Lebens mit mehr oder weniger schweren Behinderungen.

Chronische Krankheiten können *per definitionem* mit den Mitteln der Akutmedizin nicht geheilt werden und tendieren dazu, sich im Laufe der Zeit weiter zu verschlimmern. Dies bedeutet, daß die Betroffenen viele Jahre mit zunehmenden Schmerzen und Beschwerden, mit Einschränkungen der Funktionsfähigkeit in Beruf und Alltagsleben sowie mit psychischen Belastungen und sozialen Problemen leben müssen. Damit wirken sich die *Folgen* chronischer Krankheiten mindestens ebenso gravierend aus wie die Krankheiten selbst, und die Gesundheitsversorgungssysteme sehen sich vor die qualitativ ganz neue Aufgabe gestellt, die Betroffenen darin zu unterstützen, eine Progression der Krankheit aufzuhalten, mit der Krankheit leben zu lernen und die Krankheitsfolgen möglichst gering zu halten.

In den verschiedenen Ländern ist auf diese Herausforderung unterschiedlich reagiert worden. In den meisten Ländern sind die neuen Aufgaben stillschweigend an das ambulante Versorgungssystem delegiert worden, und spezialisierte Rehabilitationsangebote sind nur für die Fälle entwickelt worden, in denen es zu gravierenden Akutereignissen (Herzinfarkt, Schlaganfall) oder großen Operationen (aortokoronare Bypass-Operationen, Implantation von Hüft- oder Knieprothesen, Krebsoperationen etc.) gekommen ist. In Deutschland hat hier insofern eine Sonderentwicklung stattgefunden, als seit Anfang der achtziger Jahre das bis dahin stark ausgebaute „Kurwesen" zunehmend die Aufgaben einer Rehabilitation bei chronischen Krankheiten übernommen hat.

In gewisser Weise markiert die Berufung der „Reha-Kommission" des Verbandes Deutscher Rentenversicherungsträger im Frühjahr 1989 mit ihren Tagungen und Berichten (VDR 1991) den Punkt, an dem das frühere Kurwesen offiziell auf die neue Aufgabe umgestellt wurde und sich zu einer spezialisierten Rehabilitation zu entwickeln begann.

Unter anderem als Mitgift aus seiner „Kurvergangenheit" weist die Rehabilitation in Deutschland einige charakteristische Merkmale auf, die ihm eine eigenständige Prägung geben. Dazu gehört zunächst das System von Reha-Kliniken, das seit den siebziger Jahren massiv ausgebaut worden war, und der ganze Kodex von rechtlichen Bestimmungen, die den Zugang zu diesem Teil des Versorgungssystems regeln. Zum anderen aber gehören dazu auch einige inhaltliche Besonderheiten, die das Rehabilitationssystem in Deutschland auszeichnen. Hier ist vor allem die „präventiv-rehabilitative" Grundorientierung (vgl. Schliehe & Haaf 1996) zu nennen, die es ermöglicht, Rehabilitationsmaßnahmen nicht nur nach gravierenden Akutereignissen, sondern bei chronischen Krankheiten bereits im Vorfeld manifester Gesundheitsschäden einzusetzen mit dem Ziel, die Funktionsfähigkeit zu erhalten, die Krankheitsbewältigung zu unterstützen und einer weiteren Progression vorzubeugen (tertiäre Prävention). Die Rehabilitationskonzepte, die zur Erreichung dieser Ziele entwickelt wurden, basieren auf einem ganzheitlichen, interdisziplinären Ansatz (VDR 1996a), der medizinische, psychosoziale und edukative Aspekte ebenso umfaßt wie die Leistungsfähigkeit in Beruf und Alltagsleben (vgl. Gerdes & Weis, im Druck).

Waren die achtziger und frühen neunziger Jahre dadurch geprägt, daß die Rehabilitation ihren spezifischen Gegenstand, nämlich die Behandlung und Bewältigung chronischer Krankheiten und ihrer Folgen, überhaupt erst richtig definieren und in Rehabilitationskonzepte umsetzen mußte, so wurde die Rehabilitation seit Mitte der neunziger Jahre von zwei Themen beherrscht. Das erste war die tiefgreifende Krise der Rehabilitation, die durch das Inkrafttreten des „Wachstums- und Beschäftigungsförderungsgesetzes" Anfang 1997 ausgelöst wurde. Seitdem „hat die Anzahl der durchgeführten Rehabilitationsmaßnahmen um etwa 30% abgenommen. Die Konsequenzen für die Rehabilitationskliniken sind gravierend: Der größte Teil dieser Einrichtungen ist nicht mehr voll belegt, viele Kliniken weisen eine Belegung auf, die unterhalb der Wirtschaftlichkeitsgrenze liegt, und mehr als 100 Kliniken haben ihren Betrieb einstellen müssen" (Jäckel 1999).

In dieser Krise können sich die eher „präventiv-rehabilitativ" ausgerichteten Bereiche unseres Rehabilitationssystems sehr viel schwerer halten als die AHB-Bereiche, und es werden Tendenzen sichtbar, die auf einen mehr oder weniger schleichenden Abbau und eine inhaltliche Entwertung der stationären Heilverfahren bei chronischen Krankheiten hindeuten. Wir halten diese Entwicklung sowohl für die betroffenen Patienten als auch in (etwas längerfristiger) gesundheitsökonomischer Hinsicht für ausgesprochen nachteilig.

Der hier vorgelegte Bericht wird an vielen Stellen zeigen, daß nicht nur die AHB-Maßnahmen, sondern auch die Heilverfahren mit präventiv-rehabilitativer Zielsetzung bei den Patienten mit meist langjährig chronifizierten Krankheiten Schmerzen und Symptome nachhaltig verbessern, die Funktionsfähigkeit im Alltagsleben erhalten und das psychosoziale

Bewältigungspotential stärken. Insofern werden hier wichtige Belege dafür vorgelegt, daß diese spezifischen Elemente des Rehabilitationssystems in Deutschland nicht kurzfristigen Sparzwängen geopfert werden sollten.

Das zweite Thema, das die Entwicklung der Rehabilitation in den neunziger Jahren beherrschte, wird durch den Begriff „Qualitätssicherung" und seine Varianten bezeichnet ('Qualitätskontrolle', 'internes Qualitätsmanagement', 'externe Qualitätsprüfung', 'Zertifizierung', 'Qualitätszirkel', 'Total Quality Management', 'continuous quality improvement' u.ä.). Mit dem umfassenden Qualitätssicherungsprogramm, das vom Verband Deutscher Rentenversicherungsträger seit 1994 entwickelt und dann schrittweise in die Routine eingeführt wurde (vgl. Schliehe 1994), hat die Rehabilitation früher und systematischer auf die neuen Herausforderungen nach Transparenz und systematischer Qualitätsentwicklung reagiert als andere Bereiche des Gesundheitsversorgungssystems.

Die „Zeichen der Zeit" sind auch von einzelnen Kliniken und Klinikträgern frühzeitig erkannt worden. So haben Geschäftsführung und Chefärzte der Wittgensteiner Kliniken Allianz im Jahre 1994 Kontakt zum Hochrhein-Institut für Rehabilitationsforschung aufgenommen, um die Ergebnisqualität der in ihren Kliniken durchgeführten Rehabilitationsmaßnahmen durch ein externes Institut wissenschaftlich überprüfen zu lassen. Auf mehreren der halbjährlich stattfindenden Chefärztetreffen der WKA wurden die Grundzüge des Studiendesigns konzipiert und Fragen der organisatorischen Durchführung geklärt. Als Verbindungsstelle zwischen den Kliniken der WKA und dem Hochrhein-Institut wurde ein „Koordinationsbüro Forschung der WKA" eingerichtet, das unter der Leitung von Prof. Dr. med. H. Weidemann seinen Sitz in der Theresienklinik Bad Krozingen hatte. Die geplante Studie erhielt das Akronym „PROTOS":: **pro**spektive **t**herapieziel-**o**rientierte **S**tudie" zur Messung der kurz-, mittel- und längerfristigen Effekte in den Rehabilitationskliniken der WKA.

Die zugegebenermaßen etwas dreiste Suggestion, die in dem Akronym PROTOS enthalten ist (griech. = „der Erste"), kann natürlich nur für bestimmte Aspekte der eingesetzten Methodik Geltung beanspruchen. Dazu zählt vor allem der Einsatz der „zielorientierte Ergebnismessung" in Kombination mit prospektiver Datenerhebung, multimodalen Datenquellen (arzt- und patientenseitig), mehrdimensionalen Ergebnisparametern (somatisch, funktional, psychosozial), relativ langfristigem follow-up (12 Monate) und multizentrischem Ansatz mit großen Fallzahlen in fünf Indikationsbereichen der Rehabilitation (Kardiologie, Orthopädie, Prävention, Psychosomatik, Neurologie). In dieser Kombination dürfte die PROTOS-Studie tatsächlich „die erste" derartig umfassende Studie zur Effektivität der Rehabilitation sein.

Ansonsten aber basiert die PROTOS-Studie natürlich auf zahlreichen früheren Studien und wissenschaftlichen Arbeiten (vgl. dazu den Überblick in: Schliehe & Haaf 1996). In gewisser Hinsicht sind in verschiedenen Indikationsbereichen schwerpunktmäßig bestimmte Themen bearbeitet worden, die entscheidend zu den Grundlagen der Rehabilitationsforschung beigetragen haben. So sind im Bereich der Onkologie bzw. Psychoonkologie Fragen der Lebensqualität und der Krankheitsbewältigung theoretisch ausdifferenziert und empirisch operationalisiert worden (vgl. Kap. 6: „Theoretische Konzepte der Krankheitsverarbeitung" in: Gerdes & Weis, im Druck). In der Psychosomatik und Psychotherapieforschung sind vor allem auch die methodischen Fragen der Ergebnismessung bearbeitet und entscheidend vorangetrieben worden (vgl. dazu u.a. die Hinweise in Kap. 10 dieses Berichts). Im Bereich der Kardiologie war die Entwicklung des kardiologischen Rehabilitationskonzeptes Ende der sechziger und Anfang der siebziger Jahre in mancher Hinsicht prägend für organisatorische und konzeptionelle Entwicklungen auch in anderen Krankheitsbereichen (vgl. Müller-Fahrnow 1994). In der Kardiologie entstand damals ein ganzheitlicher therapeutischer Ansatz unter besonderer Berücksichtigung bewegungstherapeutischer und psychosozialer Schwerpunkte. Zu einer wesentlichen Stabilisierung dieser neuen Qualität der Rehabilitation trug die flächendeckende Einführung der Anschlußheilbehandlungen (AHB) Ende der siebziger Jahre bei, wobei auch hier eine Vorreiterrolle von der kardiologischen Rehabilitation eingenommen wurde (ebd.).

In den zurückliegenden Jahren hat es eine Reihe von Längsschnittuntersuchungen der Effektivität von stationären Rehabilitationsmaßnahmen gegeben, die rehabilitationsbegleitend oder retrospektiv durchgeführt worden sind. Die älteste seinerzeit breit angelegte Studie ist die Höhenrieder Längsschnittstudie an Herzinfarkt-Patienten gewesen, die Anfang der siebziger Jahre publiziert worden ist (Angster et al. 1974; Stocksmeyer und Halhuber 1973). Aus der Höhenrieder Längsschnittstudie resultierten zahlreiche Fragestellungen, die später u.a. in Verlaufsuntersuchungen der stationären Rehabilitation nach Herzinfarkt bearbeitet worden sind (Weidemann und Finberg 1983). Mitte der achtziger Jahre wurde die Reha-Studie Baden mit einer umfassenden Diskussion der seinerzeitigen Rehabilitationssituation veröffentlicht (Beck et al. 1984). Ende der achtziger Jahre erschien die Studie „Leben mit dem Herzinfarkt - eine sozialmedizinische Studie" (Badura et al. 1987), die u.a. das Verdienst hatte, die ambulante Rehabilitation als gleichwertige (und möglicherweise kostengünstigere) Alternative zur stationären Rehablitation in die Diskussion zu bringen. In den Folgejahren erschien eine Reihe von Studien zur Qualitätssicherung der stationären Rehabilitation. Eine retrospektive Pilotstudie mit 743 Herzpatienten (57,5 % BfA; 42,5 % LVA) zur Untersuchung des qualitativen und quantitativen Leistungsspektrums und zur katamnestischen Erfassung der beruflich-sozialen Wiedereingliederung ergab Grundlagen zur Evaluation kardiologischer Parameter der Effektivität von Anschlußheilbehandlungen und der Reha-Phase II nach WHO (Weidemann et al. 1992). 1993 wurden die Ergebnisse der „Multizentrischen Reha-Studie 1992/1993 der LVA Württemberg" veröffentlicht (Gerdes et al. 1993, 1996), in der die Analyse der Rehabilitationsbedürftigkeit einer repräsentativen Stichprobe von LVA-Versicherten im Mittelpunkt stand.. 1994 erfolgte die Veröffentlichung einer ähnlich umfassenden Studie aus dem Bereich der Angestelltenrentenversicherung, die sich im Rahmen der Berliner KHK-Studie bisher am detailliertesten mit den sozialmedizinischen Daten der kardiologischen Rehabilitation auseinandergesetzt hat (Müller-Fahrnow 1994).

Auf diesem hier nur kurz skizzierten Hintergrund ist die PROTOS-Studie zu sehen als ein Versuch, die Effekte der Rehabilitation exemplarisch an einer großen Klinikgruppe mit einer umfassenden Methodik zu prüfen.

KAPITEL 2: METHODIK

In diesem Kapitel werden zunächst die Grundzüge des Studiendesigns erläutert sowie die Ein- und Ausschlußkriterien für die Aufnahme von Patienten in die Studie benannt. Anschließend werden die eingesetzten Instrumente vorgestellt und das Verfahren der „zielorientierten Ergebnismessung", das in dieser Studie gewissermaßen das „Herzstück" des methodischen Vorgehens bildet, in seinen theoretischen Voraussetzungen und praktischen Abläufen beschrieben. Abschließend werden dann die Grundzüge der Datenauswertung erläutert.

2.1 Studiendesign

Die wichtigsten Elemente des Studiendesigns sind in der Abbildung 1 zusammengefaßt:

<u>Abb. 2.1:</u>   Datenquellen und Erhebungszeitpunkte

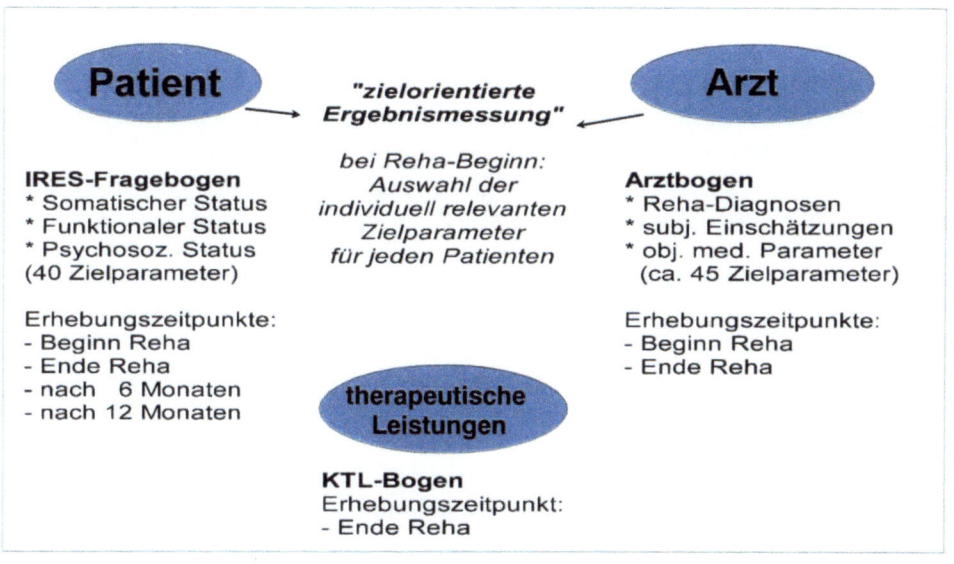

Für die Entscheidung, sowohl die Selbsteinschätzung der Patienten als auch einen Arztbogen mit medizinischen Parametern und Arzteinschätzungen zur Ergebnismessung einzusetzen, gab es mehrere Gründe. Von einer bestimmten Perspektive aus könnte argumentiert werden, die Selbsteinschätzung der Patienten sei die valideste Datenquelle, weil sie die Instanz repräsentiere, die auch für die eigentlichen Ziele der Rehabilitation - nämlich Aktivitäten und soziale Integration in Beruf und Alltagsleben - verantwortlich ist, und das sind natürlich die Patienten selbst: Ob und in welchem Ausmaß jemand nach der Rehabilitation das medizinische Versorgungssystem in Anspruch nimmt, Arbeitsunfähigkeitszeiten produziert, gegenüber Angehörigen und dem Sozialsystem Hilfebedarf anmeldet, eine Frühberentung anstrebt etc. hängt letztlich v.a. von der Einschätzung ab, die die Betroffenen selbst – und nicht ihre Ärzte oder andere Experten – von ihrer eigenen Situation haben.

Aus medizinischer Sicht erscheinen die Selbsteinschätzungen der Patienten jedoch häufig als beliebig, unzuverlässig und nicht objektiv, weil von Stimmungen, Mißverständnissen oder Interessen der Patienten beeinflußt - kurz: als „butterweiche" Daten, auf die man keine Evaluation medizinischer Maßnahmen stützen könne. Wir wollen hier nicht näher diskutieren, inwieweit solchen Ansichten nicht ein verkürztes Verständnis von „Objektivität" zugrundeliegt: Objektivität ist definiert als „Unabhängigkeit vom Untersucher", und die kann es natürlich auch bei Daten geben, die sich auf subjektive Phänomene bei den Befragten beziehen. Die Frage, die dann bleibt, ist, inwieweit solche subjektiven Phänomene zuverlässig und valide erfaßt werden können. Dafür aber gibt es Testverfahren, denen die patientenseitigen Erhebungsinstrumente unterworfen werden müssen, bevor sie zur Evaluation eingesetzt werden können. Insofern also ist sichergestellt, daß auch subjektive Datenquellen durchaus „harte" Daten liefern können.

Klüger, als hier ausschließlich eine bestimmte Perspektive zu verteidigen, erschien uns die Alternative, die medizinische Perspektive ebenfalls als Datenquelle zu nutzen, um die Rehabilitationseffekte auch an medizinischen Parametern und Arzteinschätzungen zu prüfen. Und zweifellos sind Outcome-Parameter wie Ergometerleistung, Cholesterinwerte, Winkelmaße der Gelenkbeweglichkeit etc. wichtige Indikatoren des Reha-Erfolgs. Gerade von engagierten Reha--Ärzten wird zwar eingewandt, solche Parameter seien zu eindimensional und zu isoliert, um das komplexe Geschehen der Rehabilitation abbilden zu können. In der Kombination mehrerer Parameter aber und vor allem in der Zusammenschau mit den Selbsteinschätzungen der Patienten erschienen sie uns unverzichtbar, um die Untersuchung auf eine möglichst breite Datenbasis zu stellen und für verschiedene Gruppen von Adressaten akzeptabel zu gestalten.

Insgesamt sind wir davon ausgegangen, daß die beiden Datenquellen sich gegenseitig stützen und daß jeweils die eine Quelle die Validitäts- und Plausibilitätsprobleme der anderen ausgleichen kann. Da solche Probleme in den verschiedenen Adressatengruppen an unterschiedlichen Stellen gesehen oder vermutet werden, hoffen wir, mit dieser breiten Datenbasis jeder Adressatengruppe zumindest stellenweise „festen Boden" in den Daten anbieten zu können.

Zur patientenseitigen Ergebnismessung wurde in den kardiologischen, orthopädischen, Präventions- und psychosomatischen Kliniken der Patientenfragebogen IRES eingesetzt. Erhebungszeitpunkte waren Beginn und Ende der Rehabilitation sowie sechs und zwölf Monate danach, so daß auch die mittel- und längerfristigen Veränderungen nach Abschluß der stationären Rehabilitation erfaßt werden konnten. In den neurologischen Kliniken ist auf die Patientenbefragung verzichtet worden, weil damit zu rechnen war, daß der größte Teil der Patienten nicht in der Lage sein würde, den Fragebogen auszufüllen.

Die arztseitige Ergebnismessung erfolgte über einen Arztbogen, der in Zusammenarbeit mit den Chefärzten der WKA-Kliniken entwickelt worden war. In den kardiologischen, orthopädischen und Präventions-Kliniken wurden identische Bögen eingesetzt, die Zielparameter aus dem kardiologischen und orthopädischen Bereich enthielt. Zusätzlich waren Felder für sog. „freie Zielparameter" vorgesehen, in die Parameter (z.B. bestimmte Laborwerte) eingetragen werden konnten, die im Arztbogen nicht vorgegeben waren. In den psychosomatischen Kliniken wurde ein spezieller Theraüeutenbogen eingesetzt, der - neben „freien Zielparametern" - v.a. die Skalen aus der „Symptom Check-List" (SCL-90-R; vgl. Franke 1995) enthielt. Für die neurologischen Kliniken wurde ebenfalls ein eigener Arztbogen entwickelt, der als wichtigste Ergebnisparameter die Pflegestufe, den Barthel-Index und eine modifizierte Version der „NIH Stroke Scale" enthielt. In allen Arztbögen erfolgte die Datenerhebung zu Beginn (Aufnahme- und Zielwerte für die individuell ausgewählten Zielparameter) sowie am Ende (Entlassungswerte) der Rehabilitationsmaßnahme.

Sowohl für den Patientenfragebogen als auch für den Arztbogen wurde das von uns entwickelte Verfahren einer „zielorientierten Ergebnismessung" angewandt, bei dem zu Beginn der Rehabilitation aus der Vielzahl der vorgegebenen Ergebnisparameter für jeden Patienten die individuell relevanten Parameter ausgewählt und dokumentiert werden. Dieses Verfahren wird im Abschnitt 2.4 ausführlich erläutert.

Am Ende der Rehabilitation wurden die therapeutischen Leistungen - ebenfalls individualisiert für jeden Patienten - in klinikspezifischen Listen dokumentiert, die als Auszüge aus der „Klassifikation therapeutischer Leistungen" (KTL; BfA 1995) konzipiert waren. In den bislang vorliegenden größeren Studien zur Evaluation von Rehabilitationsmaßnahmen (vgl. die Übersichtsarbeit von Schliehe & Haaf 1996) sind die eingesetzten therapeutischen Leistungen als „black box" behandelt worden, über die folglich auch keine Aussagen gemacht werden konnten. Da in der Zeit der Studienplanung gerade die „Klassifikation therapeutischer Leistungen" von der BfA herausgegeben wurde, erschien es uns sehr verlockend, Art und Ausmaß der therapeutischen Leistungen individuell zu erfassen und zu den Effekten der Rehabilitation in Beziehung zu setzen. Trotz des sehr erheblichen Mehraufwands bei der Datenerhebung und -auswertung haben wir deshalb KTL-Listen als dritte Datenquelle genutzt. Bereits an dieser Stelle sei allerdings angemerkt, daß die Validität der erhobenen KTL-Daten später nicht ausreichend erschien, um konsequenzenreiche Empfehlungen daran festzumachen. Die durch die KTL-Analysen ausgelösten Diskussionen in und zwischen den beteiligten Kliniken haben u. E. den zusätzlichen Aufwand aber trotzdem gelohnt (vgl. Kap. 4.3).

2.2 Ein- und Ausschlußkriterien

Mit Ausnahme der neurologischen Kliniken lautete die Vorgabe an die Kliniken, alle Patienten in die Studie aufzunehmen, die während eines Zeitfensters von ca. drei Monaten zu einer stationären Rehabilitationsmaßnahme in die Klinik kamen. Ziel dieses Verzichts auf Ein- und Ausschlußkriterien war es, ein möglichst repräsentatives Bild eines typischen Belegungsquerschnitts aus den einzelnen Kliniken zu erhalten. Mit einigen Einschränkungen, die im Kap. 3 („Rücklauf und drop-out-Analyse") noch näher untersucht werden, konnte dieses Ziel auch erreicht werden.

Zu diesen Einschränkungen gehören einige Gruppen von Patienten, die aus Praktikabilitätsgründen nicht in die Studie aufgenommen werden konnten und deshalb auch in den Ergebnissen nicht repräsentiert sind. Dazu gehören

- ausländische Patienten, die wegen mangelnder deutscher Sprachkenntnisse den IRES-Fragebogen nicht beantworten konnten;
- Patienten, die wegen kognitiver oder feinmotorischer Behinderungen oder wegen mangelnder Konzentrationsfähigkeit den IRES-Bogen nicht ausfüllen konnten. Dies traf v.a. auf sehr alte Personen zu, so daß diese Gruppe in den Daten unterrepräsentiert ist.
- Patienten, die eine Beteiligung an der Befragung von vornherein abgelehnt haben, konnten naturgemäß nicht in die Studie aufgenommen werden. Teilnahmeverweigerungen kamen nach Auskunft der Kliniken jedoch nur selten vor.

Da die Zahl der Teilnahmeverweigerungen sehr klein war, können die Studienpatienten dennoch als „repräsentante Stichprobe" der jeweiligen Klinikbelegung gelten - mit Ausnahme der ausländischen sowie der kognitiv stark eingeschränkten (meist sehr alten) Patienten, die in der Stichprobe nicht vertreten sind.

In den neurologischen Kliniken sind die Erhebungen auf die größte Gruppe, nämlich Patienten nach Schlaganfall (incl. intrazerebralen Blutungen), beschränkt worden. Der Grund dafür war, daß andere neurologische Schadensbilder entweder nur mit kleinen Fallzahlen in den Kliniken vertreten sind oder so spezifische Outcome-Instrumente erfordert hätten, daß der Umfang eines praktikablen Arztbogens gesprengt worden wäre. Die Studiendaten spiegeln damit nur die Situation bezüglich der beiden genannten Diagnosegruppen wider.

2.3 Erhebungs-Instrumente

2.3.1 Der Patientenfragebogen „Indikatoren des Reha-Status - IRES"

Der IRES-Fragebogen (vgl. Anhang 1) gehört zu den wenigen Assessment-Instrumenten, die auf die Besonderheiten des Rehabilitationswesens in Deutschland ausgerichtet sind (vgl. Schuntermann 1995). Er ist krankheitsübergreifend angelegt und ist inzwischen in zahlreichen Kliniken zu Studienzwecken oder zum Routine-Monitoring der Ergebnisqualität bzw. zur Unterstützung der reha-spezifischen Diagnostik eingesetzt worden (vgl. u.a. Budde 1994; Engel & Meißner 1996; Fliedner 1996; Weidemann 1996; Göttl et al. 1997; Günther et al. 1997; Kübler-Nolde et al. 1997; Schubmann et al. 1997).

Der Fragebogen wurde auf der Basis eines Theoriemodells der Rehabilitation konstruiert, das an das Kategorienschema in der *International Classification of Impairments, Disabilities, and Handicaps* der Weltgesundheitsorganisation angelehnt ist und die „Funktionsfähigkeit in Beruf und Alltagsleben" (*disabilities* und *handicaps*) als Folgen (chronischer) Krankheiten (*impairments*) in den Mittelpunkt stellt. Abweichend vom WHO-Modell wurde der psychosoziale Bereich als zusätzliche Dimension in das Modell aufgenommen, weil davon ausgegangen werden muß, daß die *disabilities* und *handicaps* keine direkten und unvermittelten Folgen der *impairments* darstellen, sondern immer über das psychische und soziale Bewältigungspotential der Betroffenen laufen und dadurch mitbestimmt werden. Deshalb stellt der psychosoziale Bereich eine Zieldimension der Rehabilitation dar, die ebenso wichtig ist wie die somatischen und funktionalen Aspekte (vgl. Gerdes und Jäckel 1992, 1995, Gerdes et al. 1999).

Auf dieser theoretischen Grundlage wurde der IRES-Fragebogen in drei Dimensionen unterteilt, die dem somatischen, funktionalen und psychosozialen Status zugeordnet sind. Jede der drei Dimensionen wurde in zwei Unterdimensionen aufgeteilt, die jeweils fünf bis neun Einzelskalen enthalten. Der Fragebogen umfaßt in seiner aktuellen Version insgesamt 160 Einzelfragen. Die inhaltliche Struktur des Fragebogens ist in der Abbildung 2.2 schematisch dargestellt:

Abb. 2.2:   Inhaltliche Struktur des IRES-Fragebogens

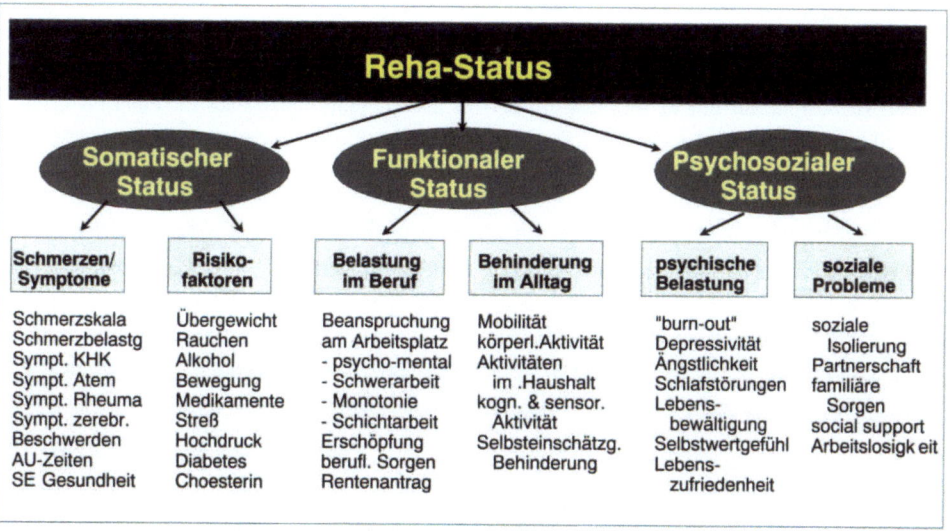

In einem mehrjährigen Prozeß, der von der LVA Württemberg langfristig gefördert wurde, konnte der Fragebogen in mehreren Indikationsbereichen der Rehabilitation erprobt, teststatistisch abgesichert und an einer repräsentativen Stichprobe (N=1.848) der Wohnbevölkerung (alte Bundesländer, Alter: 40 - 70 Jahre) normiert werden. Anhand dieser Normstichprobe können für alle Einzelskalen und Summenscores des IRES alters- und geschlechtsspezifische Auffälligkeitsgrenzen definiert werden, die v.a. genutzt werden, um individuelle „Patientenprofile" zu erstellen, in denen für die einzelnen Skalen angegeben ist, ob der betreffende Patient hier im „unauffälligen", „auffälligen" oder „extrem auffälligen" Bereich lag (vgl. ausführlicher dazu Kap. 2.4).

Um die Verwendbarkeit des Fragebogens in den Kliniken zu erleichtern, wurde ein computergestütztes Eingabe- und Auswertungsprogramm entwickelt, das u.a. die Patientenprofile ausdrucken und statistische Grundauswertungen vornehmen kann. (Das Computerprogramm wird interessierten Kliniken kostenlos zur Verfügung gestellt.)

Trotz seiner mit 160 Einzelfragen beträchtlichen Länge zeichnet sich der Fragebogen durch eine gute Praktikabilität aus: Die Beantwortungszeit beträgt im Durchschnitt 40 (± 20) Minuten und variiert stark mit dem Lebensalter und der sozialen Schicht. Die Dateneingabe in das I-

RES-Computerprogramm beansprucht (mit etwas Übung) ca. drei Minuten. Über 70% der Befragten in der Normstichprobe und in multizentrischen Reha-Studien bewerteten das Ausfüllen des Fragebogens als „anregend und aufschlußreich", ca. 15% als „langweilig", ca. 10% als „lästig" und weniger als 5% als „richtig unangenehm". Diese recht positive Akzeptanz bei den Befragten bezieht sich auf die erste Befragung und ist naturgemäß bei nachfolgenden Erhebungen mit demselben Fragebogen weniger stark ausgeprägt.

2.3.2 Arztbogen

Der Arztbogen wurde in einem konsensuellen Prozess unter Beteiligung der 15 Studienkliniken erstellt. Er besteht aus einem Anfangsteil, der für alle Indikationen gleich ist, einem Mittelteil, der indikationsspezifisch ausgerichtet ist, und einem Endteil, der wiederum indikationsübergreifend angelegt ist.

Im Anfangsteil werden zunächst einige allgemeine Angaben erhoben (Rentner, Rentenantrag, Arbeitsfähigkeit bei Aufnahme, Kostenträger). Sodann können bis zu fünf Reha-Diagnosen (im Klartext und ICD-9-verschlüsselt) und Diagnosezusätze (Akuität, diagnostische Sicherheit, Schweregrad) dokumentiert werden. Angaben zur Dauer der Haupterkrankung sowie ärztliche Einschätzungen zur Reha-Motivation des Patienten und zu seiner Tendenz, die Symptomatik zu dissimulieren oder zu aggravieren, schließen diesen Teil des Arztbogens ab.

Der Endteil des Bogens ist ebenfalls für alle Indikationen identisch. Er bietet Raum für sog. „freie Zielparameter", die entweder über Meßwerte (z.B. Laborparameter) oder über Schätzskalen (Schulnoten) abgebildet werden können. Danach folgen Angaben zur Dauer der Rehabilitation und zur sozialmedizinischen Beurteilung bei Entlassung. Abschließend werden die behandelnden Ärzte gebeten, die subjektive Belastung der Patienten in den Bereichen „Schmerzen/Symptome", „Risikofaktoren", Beanspruchung im Beruf", Behinderung im Alltag", „psychische Belastung" und „soziale Probleme" einzuschätzen. Diese Einschätzungen sollen bei der Auswertung den Angaben der Patienten zu denselben Bereichen gegenübergestellt werden, um den Grad der Übereinstimmung zwischen Selbsteinschätzung der Patienten und Fremdeinschätzung durch den behandelnden Arzt zu ermitteln.

Im Mittelteil des Arztbogens werden die individuell ausgewählten medizinischen Parameter dokumentiert, die bei der Aufnahme- und Abschlußuntersuchung ermittelt wurden. Dieser Teil des Bogens liegt in drei unterschiedlichen Versionen vor:

Arztbogen für die kardiologischen, orthopädischen und Präventionskliniken
(vgl. Anhang 2)

In diesen Kliniken wurde eine identische Version eingesetzt, die insgesamt 40 kardiologische und orthopädische Zielparameter enthält, aus denen die jeweils individuell relevanten ausgewählt werden sollten. Für die ausgewählten Parameter sollten bei der Aufnahmeuntersuchung der Anfangswert dokumentiert und zusätzlich ein „Zielwert" geschätzt werden, der bei gutem Verlauf erreichbar schien. Bei der Entlassungsuntersuchung sollten dann die tatsächlich er-

Kap. 2: Methodik - 17 -

reichten Werte eingetragen werden. Die Kombination kardiologischer und orthopädischer Parameter in einem gemeinsamen Arztbogen sollte der verbreiteten Multimorbidität bei vielen Reha-Patienten Rechnung tragen und den Ärzten die Möglichkeit geben, Reha-Ziele auch aus dem jeweils anderen Fachbereich zu definieren. Faktisch ist dann allerdings von dieser Möglichkeit nur selten Gebrauch gemacht worden.

Die Untersuchungsbefunde wurden, wo dies realisierbar erschien, in Form möglichst objektiver Meßwerte erfaßt, beispielsweise die maximale symptomlimitierte Ergometerleistung in Watt oder der Finger-Boden-Abstand in Zentimetern oder die Gelenkbeweglichkeit in Winkelgraden. Für Zielbereiche, in denen keine anerkannten Meßverfahren vorlagen, wurden seitens des Arztes subjektive Einschätzungen auf numerischen Rating-Skalen (NRS) erbeten, die durchgängig von 1 bis 6 reichen und wie Schulnoten graduiert und gepolt sind.

Als Beispiel für die Gestaltung des Arztbogens ist in Abbildung 2.3 ein Ausschnitt aus dem kardiologischen Teil abgebildet.

Abb. 2.3: Arztbogen: kardiologische Zielparameter (Ausschnitt)

Ziel? ✓	Parameter	Einheit	Aufnahme-Untersuchung aktueller Meßwert	angestrebter Zielwert	Abschluß-untersuchung Meßwert
	krankheitsspezifische Parameter				
18 ☐	max. symptomlimitierte Leistung	Watt			
19 ☐	Trainings-Leistung	Watt			
20 ☐	Blutdruck	mmHg			
21 ☐	Gesamt-Cholesterin	mg %			
22 ☐	LDL-Cholesterin	mg %			
23 ☐	Gewicht	kg			
24 ☐	Rauchen: Zig./Tag	Zahl			
25 ☐	Belastungsdyspnoe	NRS	1 2 3 4 5 6	1 2 3 4 5 6	1 2 3 4 5 6
26 ☐	Angina pectoris	NRS	1 2 3 4 5 6	1 2 3 4 5 6	1 2 3 4 5 6
27 ☐	Herzrhythmus-Störung	NRS	1 2 3 4 5 6	1 2 3 4 5 6	1 2 3 4 5 6
28 ☐	Gehstrecke	Meter			

Natürlich lassen sich gegen solche Schätzskalen einige methodische Einwände vorbringen, die v.a. auf die mangelnde Objektivität und damit die Manipulierbarkeit der Ergebnisse abzielen. Andererseits aber sind gerade die reha-spezifischen Ziele häufig so komplex, daß sie über objektiv erfaßbare „Organ-Parameter" nicht zureichend abgebildet werden können. Die Arzteinschätzung, die sich als „verarbeitetes Sediment" aus Laborbefunden, klinischen Untersuchungen, Beobachtungen und persönlichen Eindrücken bildet, dürfte hier in vielen Fällen die adäquateste Datenquelle darstellen, weil sie eine höhere Komplexität verarbeitet und letztlich auch der therapiesteuernde Faktor ist.

Als Maßeinheit für die Schätzskalen wurde die Schulnoten-Graduierung gewählt, weil dafür die Schweregradabstufungen und ihre „gefühlsmäßigen" Konnotationen relativ einheitlich sozialisiert sind: Jeder, der bei uns aufgewachsen ist, verbindet beispielsweise mit der Schulnote „vier" Vorstellungen wie: „ganz erhebliche Defizite, aber noch nicht katastrophal". Solche differenzierten Konnotationen sind z.B. mit einer zehnstufigen Skala nicht verbunden, und deshalb wurde die Schulnoten-Graduierung bevorzugt.

Der orthopädische Teil des Arztbogens berücksichtigt drei Indikationsgruppen, nämlich Dorsopathien, degenerative Gelenkerkrankungen und entzündliche Gelenkerkrankungen. Für jede dieser Gruppen werden mögliche Therapieziele vorgegeben, die sich auf die Verbesserung der Beweglichkeit, Schmerzlinderung, Stabilitätsverbesserung, Muskelkräftigung und ggf. entzündliche Aktivität beziehen.

Arztbogen für die psychosomatischen Kliniken (vgl. Anhang 3)

In den drei psychosomatischen Kliniken kam ein Bogen zum Einsatz, der im indikationsspezifischen Teil die Skalen der „Symptom Check List" (SCL-90-R, Franke 1995) enthält, mit denen Konstrukte wie Somatisierung, Zwanghaftigkeit, soziale Unsicherheit, Depressivität, Ängstlichkeit, Aggressivität, phobische Angst, paranoides Denken und Psychotizismus erfaßt werden. Zusätzlich spielten in diesem Indikationsbereich die „freien Zielparameter" als Möglichkeit der Therapiezielbestimmung eine besonders große Rolle.

Arztbogen für die neurologischen Kliniken (vgl. Anhang 4)

Da in den neurologischen Kliniken kein Patientenfragebogen eingesetzt wurde, mußten die demographischen Angaben zu den Patienten in den Arztbogen verlagert werden. Zur arztseitigen Bestimmung der Reha-Effekte wurden die Pflegestufe, der Barthel-Index als Maß für die Fähigkeit zur Selbstversorgung, ggf. der Früh-Reha-Barthel-Index, sowie eine modifizierte Fassung der „NIH Stroke Scale" jeweils zu Beginn und am Ende der Reha-Maßnahme erhoben. Die NIH Stroke Scale (Adams et al. o.J.) erfaßt mit 12 Einzelfragen Störungen, wie sie typischerweise nach einem Schlaganfall auftreten können (z.B. Kommunikationsstörungen, Ataxien, Hypästhesien, Blickparese, Neglect, Hemianopsie, Dysarthrie, Aphasie, Facialisparese etc.). Da die in der Originalversion vorgegebenen Schweregrade nur 2-3 Abstufungen enthalten und damit zu wenig veränderungssensitiv erschienen, wurde bei einigen Parametern (z.B. Ataxie) eine zusätzliche Unterteilung der vorgegebenen Stufen vorgenommen.

2.3.3 „KTL-Listen" zur Dokumentation der therapeutischen Leistungen

Die durchgeführten therapeutischen Leistungen wurden am oder nach Ende der Rehabilitation in klinikspezifischen Listen dokumentiert, die an den Kategorien der „Klassifikation therapeutischer Leistungen" (KTL, vgl. BfA 1995) orientiert sind. Die Listen enthielten nur die Maßnahmen, die in der betreffenden Klinik tatsächlich angeboten wurden und boten ggf. auch „Übersetzungshilfen" für klinikspezifische Bezeichnungen und besondere Zeitvorgaben für bestimmte Einzelmaßnahmen. Da bei Studienbeginn die KTL noch nicht lange publiziert war, boten diese Listen den Kliniken gleichzeitig die Möglichkeit, die KTL kennenzulernen und ihre eigene Terminologie und Zeitvorgaben an die Kategorien der KTL anzupassen.

2.4 „Zielorientierte Ergebnismessung" (ZOE)

Bei der Datenerhebung und -auswertung wurde das Verfahren der „Zielorientierten Ergebnismessung" (ZOE-Verfahren) angewandt (vgl. Gerdes 1998). Es wurde entwickelt, um einem methodischen Problem zu begegnen, das bei der Evaluation von Rehabilitationsmaßnahmen fast zwangsläufig auftritt: Anders als in der Akutmedizin ist in der Rehabilitation ganz systematisch eine mehrdimensionale Zielstruktur gegeben, die mögliche Therapieziele im somatischen, funktionalen, psychischen, sozialen und edukativen Bereich berücksichtigen muß (vgl. Gerdes & Weis im Druck). Um Therapieeffekte in all diesen Bereichen abbilden zu können, müssen die Meßinstrumente eine große Anzahl möglicher Outcome-Parameter abbilden. Die in der PROTOS-Studie eingesetzten patienten- und arztseitigen Instrumente enthalten deshalb ca. 80 vordefinierte und zusätzlich eine variable Anzahl sog. „freier" Zielparameter.

Aus dieser Ausgangslage entsteht nun die Situation, daß es bei jedem Patienten eine große Anzahl von Zielparametern gibt, die für ihn nicht relevant sind, weil seine Probleme an einer anderen Stelle liegen. Auf eine größere Stichprobe übertragen bedeutet dies, daß es auf jedem Parameter eine erhebliche Anzahl von Patienten gibt, für die dieser Parameter keine relevante Zielgröße darstellt, weil er schon zu Beginn der Rehabilitation im normalen Bereich lag und deshalb auch gar keiner Verbesserung bedarf: Für jemanden, der keine Schmerzen hat, ist „Schmerzreduktion" zweifellos kein relevantes Therapieziel. Gleichwohl aber muß ein Instrumentarium zur Ergebnismessung in der Rehabilitation sicherlich eine Schmerzskala enthalten, weil es viele Patienten gibt, für die „Schmerzreduktion" ein wichtiges Therapieziel darstellt. Das gleiche gilt für die anderen Zielparameter. Daraus folgt, daß jeder Zielparameter nur für einen Teil der Patienten ein relevantes Therapieziel darstellt.

In der Abbildung 2.4 wird diese Ausgangslage durch eine Auswertung illustriert, in der für jeden Zielparameter aus dem Patientenfragebogen IRES angegeben ist, welcher Prozentsatz der Studienpopulation im „unauffälligen", „auffälligen" oder „extrem auffälligen" Wertebereich lag. *(Die Wertebereiche sind über einen Vergleich der individuellen Patientenangaben mit der entsprechenden Alters- und Geschlechtsgruppe aus der Normstichprobe so definiert, daß der Bereich unterhalb des 75. Perzentils in der normalen Bevölkerung als „unauffällig", zwischen dem 75. und dem 90. Perzentil als „auffällig" und oberhalb des 90. Perzentils als „extrem auffällig" interpretiert wird (vgl. Gerdes & Jäckel 1995).*

Wie die Abbildung 2.4 zeigt, gab es auf jedem Parameter 20 - 60% der Patienten, die zu Beginn im unauffälligen Bereich lagen. (Die Kürzel unter den Säulen bezeichnen die Blocknummern im IRES-Fragebogen. Auf den Trugschluß, die Abbildung zeige, daß ca. 40% der Patienten überhaupt keine auffälligen Belastungen hatten, sei eigens hingewiesen: Natürlich enthalten die unauffälligen Bereiche nicht immer dieselben Personen.) Solche individuell irrelevanten Parameter zeigen typischerweise zu Beginn der Rehabilitation unauffällige Werte und tendieren, falls sie sich überhaupt verändern, im weiteren Verlauf eher dazu, sich (innerhalb des Normalbereichs!) etwas zu verschlechtern, als sich noch weiter zu verbessern.

Abb. 2.4: Eingangsbelastung nach Selbsteinschätzung der Patienten (IRES)

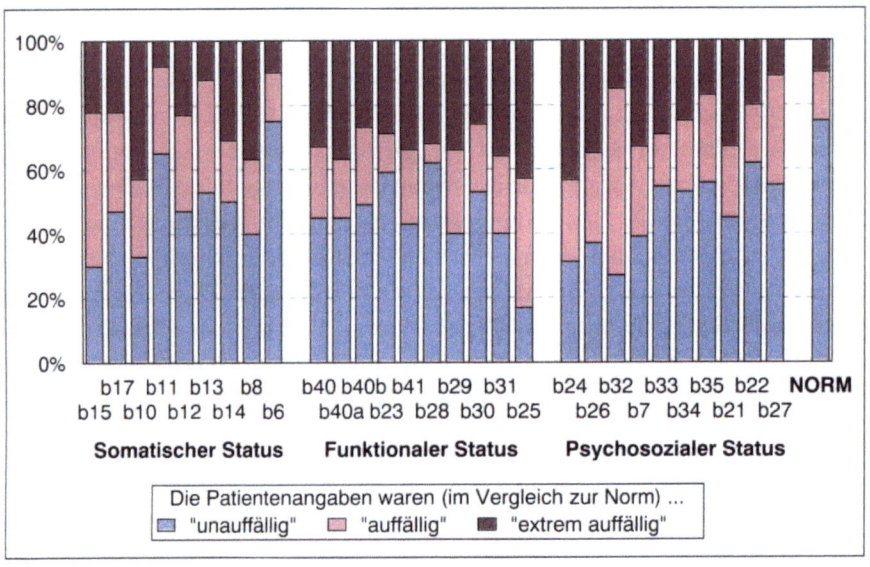

Daraus entsteht ein methodisches Problem, das zu einer systematischen Unterschätzung der Reha-Effekte führt: Werden bei der Berechnung von Therapieeffekten hinsichtlich eines Parameters Patienten, für die dieser Parameter ein relevantes Therapieziel war, mit solchen zusammengenommen, bei denen dieser Parameter irrelevant war, ergibt sich fälschlicherweise ein zu niedriger mittlerer Therapieeffekt („Nivellierung der Effekte durch Redundanz der Daten"; Gerdes 1998).

Als Beispiel denke man sich eine Stichprobe von 100 Patienten, von denen die Hälfte einen stark erhöhten und die andere Hälfte einen normalen Blutdruck hatte. Bei den Hypertonikern konnte der Blutdruck erfolgreich therapiert und im Durchschnitt um systolisch 40 mm Hg gesenkt werden. Dieser Erfolg schmilzt auf die Hälfte oder noch weniger zusammen, wenn nicht nur die 50 Hypertoniker, sondern die gesamte Stichprobe in die Auswertung einbezogen werden, weil sich die normotonen Patienten bei der zweiten Messung nicht verändert oder eher etwas verschlechtert als noch weiter verbessert haben werden.

Abb. 2.5: IRES -Patientenprofil

REHA-STATUS	
SOMATISCHER STATUS =	
Schmerzen & Symptome	< > Risikofaktoren

Schmerzen
    Häufigkeit / Intensität
    Belastung durch Schmerz
Symptome
  < > Herz-Kreislauf
      Bewegungsorgane
  < > Atemwege
  < > zerebrale Insuffizienz
Beschwerden
Krankheitstage / AU-Zeiten
Selbsteinschätzung Gesundheit
	Risikoverhalten
	  < Rauchen
	      Übergewicht
	  < Bewegungsmangel
	      Stress / Hektik
	  < Alkohol
	  < unnötige Medikamente
	< > Cholesterin
	< > Diabetes
	< > Hochdruck

FUNKTIONALER STATUS =	
Belastung im Beruf	Behinderung im Alltag

Beanspruchung am Arbeitsplatz
    psycho-mental
    Schwerarbeit
  < > Monotonie
  < > Schichtarbeit
berufliche Erschöpfung
berufliche Sorgen
-- MdE / GdB
< > Rentenantrag
	Mobilität
	    körperliche Aktivität
	    Aktivitäten im Haushalt
	< > kognitive / sensor. Aktivität
	    Selbsteinschätzung
	    der Behinderung

PSYCHOSOZIALER STATUS =	
Psychische Belastung	Soziale Probleme
vitale Erschöpfung / „burn-out" Depressivität Ängstlichkeit Schlafstörungen Lebensbewältigung Selbstwertgefühl Lebenszufriedenheit	soziale Isolierung Partnerschaft familiäre Sorgen 'social support' < > Arbeitslosigkeit

Beim ZOE-Verfahren wird dieses Problem dadurch gelöst, daß für jeden Patienten zu Beginn der Rehabilitation die relevanten Zielparameter individuell festgelegt und sowohl im Patientenfragebogen IRES als auch im Arztbogen markiert werden. Dazu wird aus den Patientenangaben im Aufnahme-IRES computergestützt ein sog. „Patientenprofil" ausgedruckt, in dem für jede Skala angegeben ist, ob sie im „unauffälligen" (im Profil mit <> gekennzeichnet), „auffälligen" ( ) oder „extrem auffälligen" (■) Bereich lag. Dieses Profil wird zu Beginn des Reha-Aufenthaltes vom behandelnden Arzt mit dem Patienten besprochen. Dabei wird im Profil markiert, welche Bereiche als Therapieziele für den betreffenden Patienten gelten sollen. In der Abbildung 2.5 ist ein Beispiel für ein solches Patientenprofil dargestellt.

Für den Arztbogen wird das Problem der Zielauswahl so gelöst, daß von den vorgegebenen Zielparametern nur diejenigen ausgefüllt werden, die nach Einschätzung des behandelnden Arztes für den betreffenden Patienten relevant sind. Die übrigen bleiben frei und tauchen dann später in der Datenbank als „fehlende Werte" auf.

Sowohl hinsichtlich des Patientenfragebogens als auch des Arztbogens erfordert das Verfahren der „zielorientierten Ergebnismessung" die konsequente Explikation und Dokumentation der Behandlungsziele, die bei einem bestimmten Patienten verfolgt werden sollen, und fördert damit insgesamt ein zielorientiertes Arbeiten in der Rehabilitation.

2.5 Auswertungsverfahren

In diesem Abschnitt werden einige Grundzüge der Datenauswertung erläutert, die für das Verständnis der Ergebnisse wichtig erscheinen:

2.5.1 „Zielorientierte Auswertung"

Bei der zielorientierten Auswertung hinsichtlich eines bestimmten Ergebnisparameters im Patientenfragebogen oder im Arztbogen werden nur die Patienten einbezogen, für die der betreffende Parameter als relevant markiert war. Die Ergebnisse für den betreffenden Parameter spiegeln damit nicht mehr die gesamte Untersuchungsstichprobe wider, sondern nur einen - für jeden Parameter variierenden - Ausschnitt der Gesamtstichprobe. Auf diese Weise kommen für die verschiedenen Parameter Fallzahlen zustande, die in der Regel nur 20 - 50% der gesamten Stichprobe betragen. Das Verfahren kann bei Einzelskalen deshalb nur angewendet werden, wenn ausreichend große Fallzahlen vorliegen. Bei Summenscores, in denen mehrere Zielparameter zusammengefaßt werden, ist das Problem der Fallzahlen meist nicht so gravierend, weil sich die Chance erhöht, daß ein Patient zumindest mit einigen Skalen vertreten ist.

2.5.2 „Effektstärken"

Zur Interpretation der gemessenen Veränderungen wird sowohl für den Patientenfragebogen als auch für den Arztbogen eine statistische Meßgröße herangezogen, die als „Effektstärke" bezeichnet wird und in den letzten Jahren zunehmend als Ergänzung zur Signifikanzprüfung eingesetzt wurde (vgl. z.B. Wittmann et al. 1996, Schubmann et al. 1997). Sie wird gebildet als Quotient aus der Differenz der Mittelwerte zweier Messungen (z.B. Aufnahme - Entlassung) und der Standardabweichung entweder der Ausgangsmessung oder der Differenz beider Messungen. Die Formeln für die beiden Berechnungsvarianten stellen sich folgendermaßen dar (vgl. Bortz 1984, S. 522; Bortz und Döring 1995, S. 569):

Variante 1:
$$ES = \frac{\mu_1 - \mu_2}{\sigma_{x1}}$$

Variante 2:
$$ES = \frac{\mu_1 - \mu_2}{\sqrt{\sigma_{x1}^2 + \sigma_{x2}^2 - 2r\sigma_{x1}\sigma_{x2}}}$$

wobei

μ_1 Mittelwert 1. Messung
μ_2 Mittelwert 2. Messung
σ_{x1} Standardabweichung 1. Messung
σ_{x2} Standardabweichung 2. Messung
r   Korrelation der beiden Messungen

Beide Varianten haben spezifische Vor- und Nachteile (vgl. Hartmann & Herzog 1995). Die Variante 2 hat den Vorteil, daß sie es mit einer höheren Effektstärke „belohnt", wenn in der gesamten Stichprobe relativ homogene *Veränderungen* erzielt werden, während die Variante 1 höhere Effektstärken liefert, wenn die *Ausgangsstichprobe* homogen zusammengesetzt war. Da für die Rehabilitation die Homogenität der Veränderungen bedeutsamer ist als die homogene Zusammensetzung der Ausgangsstichprobe, haben wir uns für die Variante 2 entschieden und alle Effektstärken als Quotient der Mittelwertdifferenzen und der Standardabweichung der Differenzen berechnet (vgl. auch Wittmann et al. 1996, Schubmann et al. 1997).

Gegenüber dem Signifikanztest hat die Effektstärke den Vorteil, daß sie von Fallzahlen weitgehend unabhängig ist. Der Signifikanztest kann bei großen Fallzahlen auch dann ein „hochsignifikantes" Ergebnis liefern, wenn die gemessenen Veränderungen so klein waren, daß sie in klinischer Hinsicht als völlig unbedeutend einzustufen sind (vgl. auch Wittmann et al. 1995). Die Effektstärke wirkt sich hier sehr viel kritischer aus und dürfte in den meisten Fällen die „klinische Relevanz" von Veränderungen deutlicher abbilden als das Signifikanzniveau dies kann (vgl. Kazis et al. 1989). Anzumerken ist noch, daß die Effektstärke unabhängig von der Meßgröße ist, auf die sie sich bezieht, da die Mittelwertdifferenz einer Meßgröße an der Standardabweichung derselben Meßgröße relativiert wird. Die Effektstärke der Veränderung beispielsweise des Cholesterinwertes kann im Prinzip genauso berechnet und interpretiert werden wie die Veränderung auf einer Schmerzskala oder beim Body-Mass-Index.

Die Interpretation der Effektstärken ist - ähnlich wie die Festlegung der verschiedenen Signifikanzniveaus - eine Frage von Konventionen. Nach einem Vorschlag von Cohen werden Effektstärken von 0.2 als „geringe", 0.5 als „mittlere" und 0.8 als „starke" Effekte interpretiert (Cohen 1992; vgl. auch Bortz und Döring 1995). Da diese Angaben sich auf Stichproben mit Kontrollgruppe beziehen, dürfte für die Veränderungen in einer Stichprobe ohne Kontrollgruppe eine etwas strengere Auslegung angebracht sein (vgl. Schubmann et al. 1997, Hartmann & Herzog 1995). Wir haben deshalb durchgängig folgende Interpretation verwendet: Effektstärken unter 0.4 gelten als „geringe", zwischen 0.4 und 0.8 als „mittlere" und über 0.8 als „starke"

Effekte. Diese Interpretationsgrenzen sind in den Graphiken zur Ergebnisdarstellung entsprechend markiert.

Zwingend begründen lassen sich solche Konventionen nicht, und insofern bleiben die hier eingesetzten Interpretationsgrenzen offen für Kritik. Es läßt sich aber zeigen, daß ihre Verwendung zu plausiblen Ergebnissen führt. So hat Feinstein (1999) zusätzlich zur Prüfung der statistischen Signifikanz die Einführung eines Maßes für „quantitative Signifikanz" des Unterschiedes zwischen zwei Datensätzen vorgeschlagen und aus Konventionen zur Interpretation von Korrelationskoeffizienten abgeleitet, daß eine Effektstärke ES > 0.6 die Bedingungen dafür erfüllt, daß ein gemessener Unterschied als „quantitativ bedeutsam" verstanden werden kann (ebd. S. 2569). Wir sehen diesen Wert, der gemäß unserer Definition mitten im Bereich „mittlerer" Effektstärken liegt, als Stütze für die hier vorgeschlagene Interpretation der Effektstärken.

Weitere Plausibilitätsstützen können aus den Daten selbst gewonnen werden, und zwar bei den Variablen, deren Ausprägungen inhaltlich direkt interpretierbar sind. Die Zielvariable „Selbsteinschätzung der Gesundheit" beispielsweise enthält fünf Abstufungen, die von 'sehr gut', 'gut' über 'zufriedenstellend' bis zu 'weniger gut' bzw. 'schlecht' reichen. Die Veränderung um eine Stufe signalisiert bei dieser Variablen einen qualitativen Sprung, der hoch mit Verbesserungen in anderen Bereichen des Fragebogens korreliert. In der Abbildung 2.6 sind die Häufigkeiten der Verbesserungen oder Verschlechterungen zwischen Aufnahme und Entlassung aus drei verschiedenen Stichproben einander gegenübergestellt, wobei die roten Zahlen rechts unten die Effektstärke der Veränderung in der betreffenden Stichprobe angeben.. Die Grafik ist so zu lesen, daß auf der x-Achse die Zahl der Stufen angegeben ist, um die sich der betreffende Prozentsatz der Patienten (y-Achse) verschlechtert (Minuswerte) bzw. verbessert hat. Beim Wert „0" ist der Anteil angegeben, der sich zwischen Aufnahme und Entlassung nicht verändert hat.

Abb. 2.6: „Selbsteinschätzung der Gesundheit": Differenz-Aufnahme-Entlassung in verschiedenen Stichproben

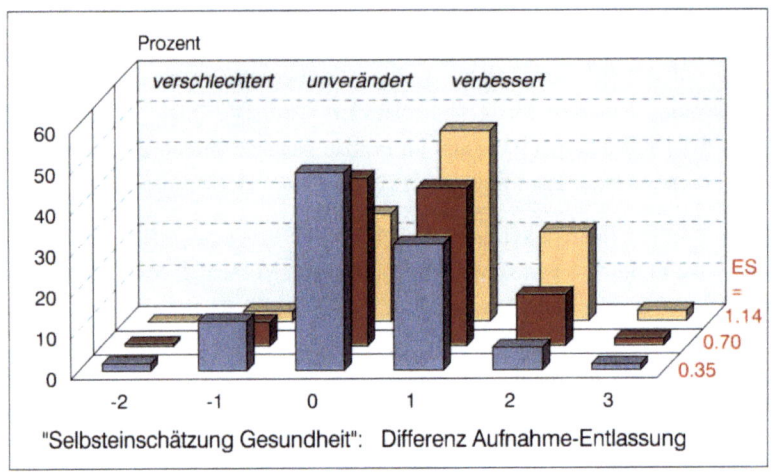

In der Stichprobe mit den größten Verbesserungen (hinterste Reihe in der Grafik) hat es kaum Verschlechterungen gegeben, etwa ein Viertel ist unverändert geblieben, fast die Hälfte aber hat sich um eine Stufe und ein Viertel sogar um zwei oder mehr Stufen verbessert. Daß diese Veränderung mit einer Effektstärke von 1.14 als eindeutig „starker" Effekt interpretiert wird, erscheint uns inhaltlich ausgesprochen plausibel. In der Stichprobe, die in der vordersten Reihe repräsentiert ist, haben sich 14% um eine oder mehr Stufen verschlechtert, fast die Hälfte ist unverändert geblieben und ca. 38% haben sich um eine oder mehr Stufen verbessert. Zwar ist die Bilanz der Veränderungen auch hier noch positiv, aber die Effektstärke von 0.35 zeigt u. E. zu Recht nur eine „geringe" durchschnittliche Verbesserung an. In der mittleren Stichprobe schließlich gab es nur wenige Verschlechterungen, und mit über der Hälfte Verbesserungen um eine oder mehr Stufen scheint uns die Interpretation der Effektstärke von 0.70 als „mittelstarke" Verbesserung für den Durchschnitt dieser Stichprobe als inhaltlich angemessen.

Zwar kann aus Plausibilitätshinweisen anhand bestimmter Variablen noch nicht gefolgert werden, daß sich die Interpretationsregeln auch bei anderen Variablen als genauso schlüssig erweisen. Solche Hinweise erhöhen aber doch die Wahrscheinlichkeit dafür, daß diese Regeln zu sinnvollen Interpretationen der Daten führen.

2.5.3 Auswertung des Patientenfragebogens IRES

Bei der Berechnung der Veränderungen Aufnahme - Entlassung - nach 6 Monaten - nach 12 Monaten haben wir grundsätzlich die „zielorientierte" Auswertung eingesetzt; d.h. bei den verschiedenen Parametern des IRES-Fragebogens wurden jeweils nur diejenigen Patienten einbezogen, für die der betreffende Parameter eingangs als Therapieziel ausgewählt worden war.

Neben den Einzelvariablen wurde außerdem ein „Zielsummenscore" gebildet, in dem pro Patient der Mittelwert aller individuell ausgewählten Zielparameter enthalten ist. Bei der Auswertung wird dieser Zielsummenscore häufig verwandt, weil er für die gesamte Stichprobe, und nicht nur für bestimmte Unterstichproben, vorliegt. Zu beachten ist dabei allerdings, daß er für jeden Patienten unterschiedliche Variablen enthält und damit als zusammenfassender Ausdruck der individuellen Problemlagen und Zielsetzungen zu verstehen ist.

In methodischer Hinsicht ist der Zielsummenscore allerdings insofern problematisch, als er über eine geschickte Auswahl der einzelnen Zielvariablen manipuliert werden könnte. Wenn beispielsweise als Therapieziele nur Variablen gewählt werden, bei denen relativ leicht gute Effekte zu erzielen sind, ergeben sich naturgemäß gute Effekte auf dem Zielsummenscore, und eine Klinik, die schwierigere Therapieziele einbezieht, würde durch niedrigere Effekte „bestraft". Dieses Problem wird sich wahrscheinlich nach der Publikation dieses Berichts verschärfen, weil dann bekannt ist, bei welchen Variablen im Schnitt mit besonders guten Verbesserungen gerechnet werden kann. Um bei einem Vergleich der Ergebnisqualität zwischen verschiedenen Kliniken faire Ausgangsbedingungen zu schaffen, sollte der Zielsummenscore deshalb nicht für Klinikvergleiche eingesetzt werden.

Zusätzlich zur zielorientierten Ergebnismessung kann grundsätzlich auch eine „konventionelle" Auswertung durchgeführt werden, bei der jeweils alle Patienten einbezogen werden. Dies ist möglich, weil ja nicht nur die individuell ausgewählten Zielparameter, sondern jeweils der gesamte Fragebogen erhoben wurde. Von dieser Möglichkeit wird bei einigen Auswertungen Gebrauch gemacht. Grundsätzlich aber wird das ZOE-Verfahren bevorzugt, weil es u.E. die aussagekräftigeren Ergebnisse liefert.

Dies wird durch die Abbildung 2.7 illustriert, in der für den IRES-Summenscore und zwei ausgewählte Einzelvariablen die ZOE-Auswertung der konventionellen Auswertung gegenübergestellt ist.

Abb. 2.7: ZOE vs. „konventionelle" Auswertung

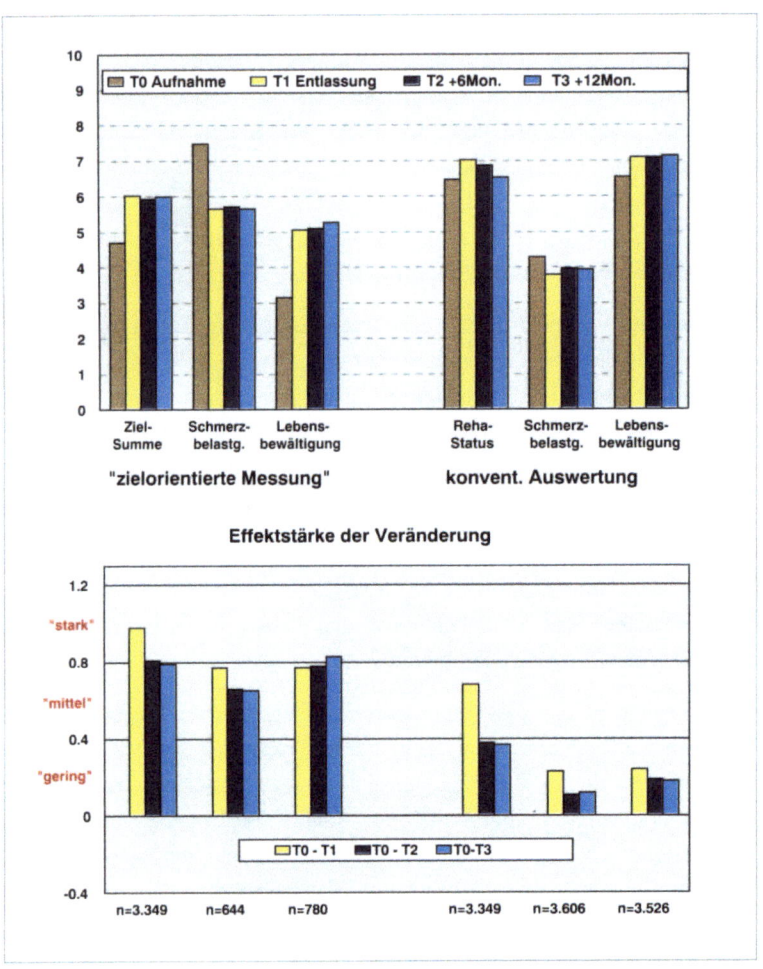

Auf die Frage, was die Rehabilitation z.B. an der 'Schmerzbelastung' oder der 'Lebensbewältigung' verbessern könne, liefert die konventionelle Auswertung die Antwort: „kaum etwas". Die zielorientierte Auswertung gibt auf dieselbe Frage jedoch eine völlig andere Antwort: Für die ca. 20% aller Patienten, für die eine Verbesserung dieser Parameter als Therapieziel ausgewählt worden war, hat sich eine sehr deutliche Verbesserung ergeben, die auch 12 Monate nachher noch anhielt. Dieses Fazit gilt nur für die betreffenden Untergruppen – aber weshalb sollte man Patienten in die Auswertung einbeziehen, die an *diesen* Stellen gar kein Problem hatten und sich deshalb auch gar nicht zu verbessern brauchten? Werden sie trotzdem einbezogen, führt dies lediglich dazu, daß sie die Effekte bei den tatsächlich betroffenen Untergruppen verwässern und die Aussagen über die Wirksamkeit der Rehabilitation verfälschen.

2.5.4 Auswertung des Arztbogens

Bei den Ergebnisparametern aus dem Arztbogen können alternativ zwei Auswertungsverfahren eingesetzt werden. Beim ersten wird ein „Grad der Zielerreichung" ermittelt als Quotient der Differenz von Aufnahme- zum Entlassungswert und der Differenz vom Aufnahme- zum Zielwert. Multipliziert man diesen Quotienten mit 100, erhält man den Grad der Zielerreichung in Prozent. Dieser Grad der Zielerreichung hat u.a. den Vorteil, daß er über mehrere Parameter und unterschiedliche Meßgrößen aggregiert werden kann. Von Nachteil ist allerdings, daß er über die Wahl des Zielwertes manipuliert werden kann.

Der Grad der Zielerreichung ist deshalb nur dann aussagekräftig, wenn bei allen einbezogenen Parametern geprüft wurde, ob der vom Arzt projizierte Zielwert in einer sinnvollen Distanz zum Aufnahmewert lag. Aus diesem Grunde wurden bei der Auswertung alle Fälle ausgeschlossen, die unsinnig hohe positive oder negative Grade der Zielerreichung aufwiesen. Wenn beispielsweise für den Parameter „Gesamtcholesterin" bei einem Aufnahmewert von 230 ein Zielwert von 220 und ein Entlassungswert von 160 angegeben war, hätte dies einen Zielerreichungsgrad von 700% ergeben. Da hier der Zielwert offensichtlich unsinnig angesetzt war, wird ein Zielerreichungsgrad nicht berechnet. Solche Fälle sind in den unterschiedlichsten Variationen vorgekommen, waren zahlenmäßig aber nicht so bedeutend, daß sie die Aussagekraft der Ergebnisse wesentlich reduziert hätten. Beim zweiten Auswertungsverfahren wurden „ganz normal" die Mittelwertsdifferenzen zwischen Aufnahme- und Entlassungswerten gebildet und auf die Signifikanz und die Effektstärke der Veränderung geprüft.

2.5.5 Auswertung der KTL-Listen

Um die Vielzahl der verschiedenen therapeutischen Maßnahmenformen übersichtlicher zu gestalten, wurden sie für die Auswertung auf zwei Ebenen aggregiert: Zum einen erfolgte eine Zusammenfassung nach therapeutischen Berufsgruppen, wobei nach Einzel- und Gruppentherapien unterschieden wurde. Auf diese Weise wurden folgende 11 Kategorien gebildet: Krankengymnastik und Bewegungstherapie (Einzel/Gruppe), Ergotherapie (E/G), Massage (E), physikalische Therapien (E), Schulungen (E/G), psychologische Therapien (E/G), kreative und Rekreations-Therapien (G). Für jede dieser Kategorien wurde der Zeitaufwand addiert und durch die Aufenthaltsdauer dividiert, so daß sich Angaben wie z.B. „x Stunden pro Woche Krankengymnastik in Gruppen" ergeben. Auf einer zweiten Aggregationsebene wurde nach aktiven und passiven Maßnahmen unterschieden, wobei unterschiedliche Berufsgruppen zusammengefaßt werden konnten.

Wie bereits angemerkt wurde (vgl. Kap. 2.3.3), muß die Datenqualität in diesem Bereich mit einiger Skepsis beurteilt werden: Obwohl in den KTL-Listen zwischen „verordneten" und „durchgeführten" Leistungen unterschieden wurde, ist nur schwer einzuschätzen, welche der dokumentierten Leistungen tatsächlich durchgeführt worden sind. In Kliniken mit EDV-gesteuerter Therapieplanung konnten einheitliche und vollständige Angaben (zumindest über die verordneten Leistungen) erwartet werden, wenn die KTL-Listen von der zentralen Therapieplanungsstelle ausgefüllt wurden. In anderen Kliniken wurden die KTL-Listen von den behandelnden Ärzten ausgefüllt, und hier blieb oft unklar, nach welchen Kriterien welche Leistungen mit welchem Zeitaufwand angegeben wurden. In einigen Kliniken wurden Freizeitaktivitäten (z.B. geführte Wanderungen) als „Bewegungstherapie in Gruppen" dokumentiert, während sie in anderen Kliniken gar nicht in den KTL-Listen auftauchten. Ähnliches gilt von manchen Gruppenaktivitäten v.a. in den psychosomatischen Kliniken, wo nicht immer eindeutig zu klären war, ob es sich um Gruppentreffen in der Freizeit oder um Gruppentherapie handelte. Im Klinikvergleich kann sich dann eine sehr unterschiedliche Therapiedichte ergeben, die aber in unbekanntem Ausmaß dadurch erklärt werden könnte, daß solche Aktivitäten in der einen Klinik als therapeutische Leistung verbucht wurden und in der anderen nicht.

Zu berücksichtigen ist bei all diesen Problemen mit der Datenqualität der KTL-Listen, daß bei Studienbeginn die KTL noch nicht in den Kliniken eingeführt war und deshalb die therapeutischen Leistungen in den Kliniken sowohl in Bezug auf die Gruppengröße als auch hinsichtlich der Zeitdauer für bestimmte Maßnahmen noch nicht an die Standards der KTL angepaßt waren. Die Zuordnung zu den Kategorien der KTL blieb deshalb in gewisser Weise künstlich und ungenau. Und dies ist ein Vorbehalt, der uns zwar nicht davon abgehalten hat, diese Daten auszuwerten und zu den ermittelten Effekten in Beziehung zu sehen, wohl aber davon, diese Auswertungen zu publizieren, weil die weitreichenden Konsequenzen, die möglicherweise daraus gezogen werden könnten, bei der unzureichenden Datenqualität keine wirklich verläßliche empirische Grundlage hätten.

Mit allen Vorbehalten kann aber hier von diesen Auswertungen doch soviel berichtet werden, daß es offensichtlich auch „echte" Unterschiede in der „Therapiedichte" zwischen den Kliniken der einzelnen Indikationsbereiche gab und daß der Zusammenhang zwischen therapeutischem Aufwand einerseits und erzielten Effekten andererseits in vielen Fällen jedenfalls nicht linear zu sein schien: Bei den neurologischen Kliniken z.B. gab es zwischen zwei sonst recht gut vergleichbaren Kliniken deutliche Unterschiede in der Frequenz physio- und ergotherapeutischer Einzelanwendungen, Effektivitätsunterschiede aber eher dergestalt, daß die Klinik mit den geringeren Einzelanwendungen die etwas besseren Ergebnisse hatte. Ähnliche Hinweise fanden sich stellenweise auch in den psychosomatischen und Präventionskliniken.

Solche Hinweise reichen auf jeden Fall aus, um mit einigem Nachdruck die Frage zu stellen, was denn eigentlich die Wissensbasis ist, an der sich die Entscheidungen über Art und Häufigkeit der eingesetzten Therapiemaßnahmen orientieren. Die ernüchternde Antwort aus den Kliniken lautet: persönliche Erfahrung, etablierte Praxis in der Klinik, theoriegestützte Plausibilität, Gewohnheit, aber nur in geringem Maße wissenschaftlich geprüftes Wissen. Auf dem Hintergrund der aktuellen Forderungen nach einer Medizin, die sich auf abgesichertes Wissen stützen kann („evidence-based medicine"), muß für die Rehabilitation in vielen Bereichen eine ausgeprägte „Evidenzlücke" konstatiert werden, die nicht wirklich dadurch geschlossen werden kann, daß – wie hier in der PROTOS-Studie – generell sehr positive Auswirkungen der Maßnahmen nachgewiesen werden, wenn nicht auch gezeigt werden kann, welche Intervention in welcher Dosis welche Veränderungen zur Folge hat. Was also in Zukunft verstärkt gebraucht wird, sind „Dosisfindungs-Studien", in denen verschiedene Häufigkeiten bestimmter Therapiemaßnahmen gegeneinander getestet werden, um die optimale Therapiefrequenz zu ermitteln.

2.6 „Regression zur Mitte"?

Das ZOE-Auswertungsverfahren muß sich mit einem methodischen Vorwurf auseinandersetzen, der besagt, das Verfahren führe zu einer systematischen Überschätzung der Rehabilitationseffekte, weil es die Scheineffekte, die aus der sog. „Regression zur Mitte" resultieren, systematisch abschöpfe und sie unkritisch zu den Reha-Effekten hinzuzähle.

Regressionsartefakte entstehen v.a. dann, wenn aus einer Gesamtstichprobe Extremgruppen ausgewählt und dann separat weiterverfolgt werden. Beim IRES-ZOE-Verfahren wäre dies dann der Fall, wenn aus allen Patienten, die zu Beginn z.B. auf der Schmerzskala „extrem auffällige" Werte aufwiesen, eine eigene Untergruppe gebildet wird, für die dann geprüft wird, wie sich ihre Anfangswerte auf der Schmerzskala im weiteren Verlauf verändert haben. Diese Untergruppe wird nämlich einen unbekannten Prozentsatz von Personen enthalten, die zu Beginn nicht deshalb hohe Werte aufwiesen, weil sie tatsächlich starke Schmerzen hatten, sondern weil Meßfehler des Instruments, versehentlich falsch beantwortete Fragen oder situative Einflüsse (z.B. eine depressiv getönte Stimmung) einen hohen Skalenwert ergeben haben, obwohl die betreffende Person nicht wirklich unter Schmerzen leidet. Es ist nun sehr unwahrscheinlich, daß sich diese Bedingungen bei nachfolgenden Messungen wiederholen, und deshalb wird diese Person bei späteren Messungen niedrigere Werte aufweisen – und zwar auch dann, wenn zwischenzeitlich gar keine oder eine unwirksame Schmerztherapie stattgefunden hat. (Am unteren Ende der Skala, also bei den zu Beginn 'unauffälligen' Personen passiert das gleiche in umgekehrter Richtung, so daß es hier zu künstlichen Verschlechterungen kommt.) Solche Scheinveränderungen werden als „Regression zur Mitte" bezeichnet, weil die Meßwerte in diesen Fällen sozusagen „natürlicherweise" dazu tendieren, sich von dem oberen bzw. unteren Extremen zu mittleren Werten hin zu entwickeln.

Beim ZOE-Verfahren, so der Einwand, würden vor allem solche Fälle ausgewählt, die im Patientenprofil extrem auffällige Werte aufweisen und sich folglich – wenigstens zum Teil – schon wegen der Regression zur Mitte bei nachfolgenden Messungen verbessern werden. Diese Regressionseffekte aber würden als Reha-Effekte verbucht und führten zu einer Überschätzung der Verbesserungen, die auf die Maßnahmen zurückgeführt werden können.

Zu dem Einwand ist zunächst zu sagen, daß er ein relevantes Problem aufwirft, das prinzipiell bei Veränderungsmessungen auftreten kann und bisher zu wenig beachtet wurde (Campbell & Kenny 1999). Für das ZOE-Verfahren trifft zu, daß Untergruppen ausgewählt werden und daß deshalb grundsätzlich mit Regressionsartefakten gerechnet werden muß. Die Auswahl geschieht allerdings nicht so, daß automatisch alle Fälle mit extrem hohen Werten in die Auswahl einbezogen werden, sondern über den „Filter" einer Zielauswahl nach einer Besprechung des Patientenprofils durch Arzt und Patient. Im Prinzip sollte dieser Filter dafür sorgen, daß nur Fälle mit „echten" Belastungen in die Auswahl einbezogen werden und Regressionsartefakte sich dadurch minimieren. Natürlich kann man den Daten selbst nicht ansehen, welche Überlegungen im Einzelfall zur Auswahl bestimmter Parameter geführt haben. Die Daten zeigen aber doch, daß weder alle ausgewählten Parameter im extrem auffälligen Bereich lagen, noch daß alle extrem auffälligen Parameter als Therapieziel gewählt wurden.

So illustriert die Abbildung 2.8a, daß bei weitem nicht nur 'extrem auffällige' Werte als Therapieziele ausgewählt wurden, sondern in 40-50% aller Fälle auch Werte, die im 'auffälligen' oder 'unauffälligen' Skalenbereich lagen. In der Abbildung 2.8b wird sichtbar, daß nur in 40-50% aller Fälle auf „extrem auffällige" Werte im Patientenprofil auch mit einer Nennung als Therapieziel reagiert wurde.

Abb. 2.8a: Schweregrade im Patientenprofil für die ausgewählten Therapieziele

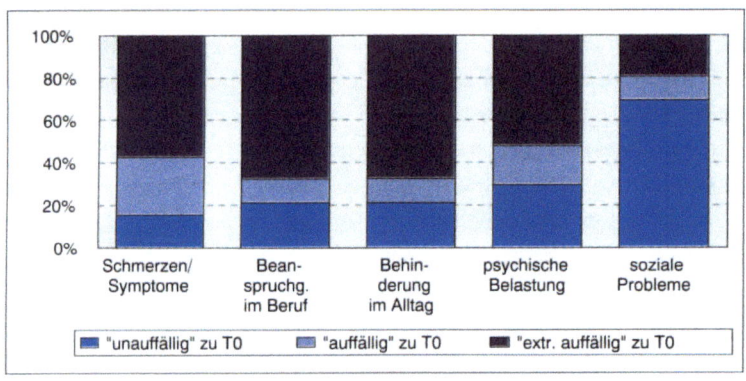

Abb. 2.8b: Zielauswahl ja/nein bei den „extrem auffälligen" Patienten

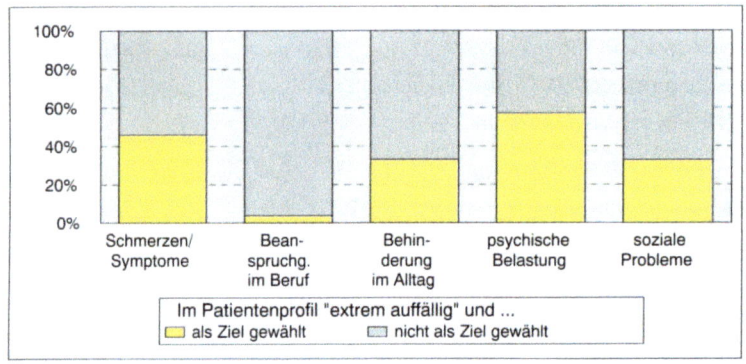

Beide Analysen zeigen, daß *in praxi* von einer systematischen Auswahl von Extremgruppen nicht die Rede sein kann, da über die Hälfte aller extrem auffälligen Werte nicht in die Zielauswahl einbezogen wurde und andererseits knapp die Hälfte aller ausgewählten Zielparameter gar nicht im extrem auffälligen Bereich lag. Aus diesem Grund trifft zumindest der Vorwurf einer *systematischen* Abschöpfung von Regressionsartefakten mit Sicherheit nicht zu.

Dies wird auch in einer Auswertung sichtbar, in der die konventionelle Auswertung, das ZOE-Verfahren und eine systematische „Extremwerte"-Variante miteinander verglichen werden. In der Abbildung 2.9 sind dazu für die vier Meßzeitpunkte der „normale" IRES-Summenscore, der ZOE-Zielsummenscore und ein „Extrem-Summenscore", in dem pro Patient alle extrem auffälligen Variablen gemittelt wurden, aufgeführt.

<u>Abb. 2.9:</u>   IRES-Summenscore vs. Zielsummenscore vs. „Extremsummenscore"

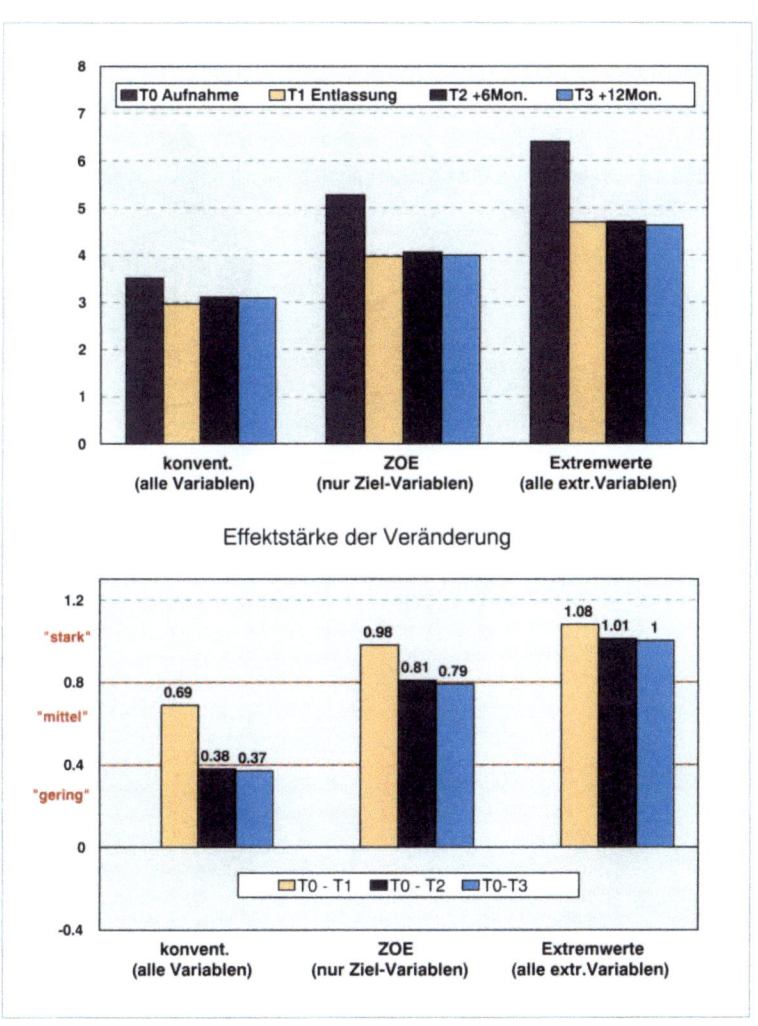

Wie die Abbildung zeigt, liegen die Effekte für den „Extremsummenscore" – und nur hier kann von einer systematischen Abschöpfung von Regressionsartefakten gesprochen werden - zu allen Erhebungszeitpunkten um ca. 0,2 Effektstärken höher als der ZOE-Zielsummenscore. Dieser Überschuß kann u.E. relativ eindeutig als zusätzlicher Regressionseffekt verstanden werden. Die etwas niedrigeren Effekte auf dem ZOE-Zielsummenscore würden dann gleichzeitig dafür sprechen, daß durch die personenbezogene Auswahl von Therapiezielen „Scheinauffälligkeiten" ausgeschlossen worden sind, die sonst wegen der Regression zur Mitte zusätzliche „Effekte" produziert hätten.

Als Fazit dieser Analysen kann festgehalten werden, daß das ZOE-Verfahren jedenfalls nicht in systematischer Weise von Regressionsartefakten profitiert. Falls man bei den 50-60% extrem auffälliger Werte, die in den ZOE-Zielsummenscore eingegangen sind, trotzdem noch nennenswerte Regressionseffekte vermutet, steht man vor dem Dilemma, sich zwischen einer systematischen *Unterschätzung* der Reha-Effekte bei der konventionellen Auswertung (wegen der Datenredundanz und der daraus folgenden Nivellierung der Effekte) einerseits und einer gewissen *Überschätzung* beim ZOE-Verfahren entscheiden zu müssen. Da wir die möglicherweise verbleibenden Regressionseffekte beim ZOE-Verfahren für sehr viel geringer halten als die massiven Nivellierungseffekte bei der konventionellen Auswertung, sind wir der Ansicht, daß das ZOE-Verfahren die „wahren" Veränderungen nach der Rehabilitation adäquater wiedergibt als die konventionelle Auswertung.

KAPITEL 3: RÜCKLAUF UND „DROP-OUT-ANALYSE"

Bei größeren Untersuchungen mit mehreren Erhebungszeitpunkten ist es unvermeidlich, daß Datenausfälle entstehen, weil Patienten von vornherein eine Beteiligung an der Untersuchung ablehnen bzw. zu einem späteren Zeitpunkt nicht mehr antworten oder weil bei den Arztbögen aus den verschiedensten Gründen die Entlassungswerte nicht eingetragen werden. Außerdem kommt es natürlich vor, daß einzelne Erhebungsunterlagen in den Kliniken verlorengehen oder bei der Dateneingabe übersehen werden oder Fehler bei der Eingabe der ID-Nummer entstehen, so daß der betreffende Datensatz nicht mehr zugeordnet werden kann.

Solche Datenausfälle führen dazu, daß die Patienten mit vollständigen Datensätzen möglicherweise nicht mehr repräsentativ sind für die eigentlich intendierte Stichprobe. Deshalb muß geprüft werden, ob die Patienten, die zu irgendeinem Zeitpunkt aus der Studie ausgeschieden sind („drop-outs"), sich *in systematischer Weise* von den in der Studie verbliebenen Patienten („Studienpatienten") unterscheiden. Dies ist besonders relevant für die Frage, ob es nicht die schwerer belasteten und/oder die weniger erfolgreichen Patienten waren, die aus der Studie ausgeschieden sind. Im letzteren Falle würden v.a. die mittel- und langfristigen Reha-Effekte überschätzt, wenn sie von den Studienpatienten auf alle Patienten der untersuchten Kliniken verallgemeinert würden.

Um die Repräsentativität der Studienpatienten einschätzen zu können, müssen deshalb folgende Fragen untersucht werden:
1. Gibt es Merkmale, in denen sich Patienten, die gar nicht erst in die Studie aufgenommen wurden, systematisch von den Studienpatienten unterscheiden?
2. Wie groß waren die Ausfälle zu den verschiedenen Erhebungszeitpunkten?
3. Gab es systematische Unterschiede zwischen Studienpatienten und drop-outs hinsichtlich des Eingangsprofils zu Beginn der Rehabilitation?
4. Gab es systematische Unterschiede zwischen Studienpatienten und drop-outs hinsichtlich der unmittelbaren Effekte am Ende der Rehabilitation?

3.1 Nicht in die Studie aufgenommene Patienten

Wie in Kap. 2.2 bereits angemerkt wurde, sind ausländische Patienten in der Studie fast gar nicht vertreten, und die Zahl der älteren Patienten mit kognitiven oder feinmotorischen Problemen dürfte erheblich unterrepräsentiert sein, weil beide Gruppen den Patientenfragebogen nicht beantworten konnten. Außerden fehlt eine - nach Angaben aus den Kliniken relativ kleine - Zahl von Patienten, die eine Teilnahme an der Studie von vornherein abgelehnt haben.

Leider liegen uns keine genauen Zahlen über die genannten drei Untergruppen vor und auch keine sonstigen Angaben, an denen geprüft werden könnte, ob sie sich systematisch von den Studienpatienten unterscheiden. Zum Verständnis dieses Mankos sei darauf hingewiesen, daß die Erhebungen im Hinblick auf die organisatorischen Abläufe nicht ganz einfach waren und in den Einrichtungen über einen doch recht langen Zeitraum neben dem normalen Klinikbetrieb absolviert werden mußten. Dabei kam es in den (nebenamtlichen!) Studienkoordinationsstellen der Kliniken natürlich zu urlaubs- oder krankheitsbedingten Personalwechseln, dringendem Vorrang anderer Arbeiten etc. Da die Abwicklung der Befragung bei den teilnahmewilligen und geeigneten Studienpatienten absolute Priorität hatte, ist es nicht gelungen, die für die Studie nicht rekrutierbaren Patienten durchgängig zu dokumentieren. Aus diesem Grund kann sich auch die spätere „drop-out-Analyse" nur auf die Patienten beziehen, von denen mindestens ein Arztbogen und/oder der IRES-Bogen zu Reha-Beginn vorlag.

3.2 Rücklauf

Ein Gesamtüberblick zum Rücklauf des IRES-Fragebogens ist in Tabelle 3.1 für die Gesamtstichprobe und für die einzelnen Indikationsgruppen wiedergegeben. T0 bezeichnet dabei die Befragung bei Aufnahme, T1 bei Entlassung, T2 nach 6 und T3 nach 12 Monaten.

Tab. 3.1: Rücklauf IRES-Fragebogen (Angaben in % von N)

Erhebungszeitpunkte vorliegende Fragebögen	Gesamt %	Kardiologie	Orthopädie	Prävention	Psychosom.
nur T1 / T2 / T3	0,9	1,7	1,5	0,1	0,2
T0	4,2	3,2	6,3	3,0	5,5
T0 T3	0,1	0,1	0,1	0,1	0,0
T0 T2	1,1	1,2	1,3	1,5	0,3
T0 T2 T3	3,0	4,7	3,0	2,7	0,9
T0 T1	10,6	8,7	12,1	8,3	15,7
T0 T1 T3	1,2	1,6	3,0	0,2	0,5
T0 T1 T2	10,3	7,9	10,1	12,1	11,7
T0 T1 T2 T3	68,6	70,9	62,7	72,2	65,2
N =	4.185	1.361	745	1.200	879

Wie die Aufstellung zeigt, fehlt von etwa 10% der Stichprobe entweder bereits der Aufnahme- und/oder der Entlassungsbogen (vgl. Zeilen 1-5 der Tabelle). Bei der Nachbefragung nach 6 Monaten sind ebenfalls ca. 10% ausgefallen und bei der Nachbefragung nach 12 Monaten noch einmal etwa 10%. Bezogen auf die Fälle mit gültigen Angaben zu T0 und T1 entspricht dies einer Rücklaufquote von ca. 87% nach 6 Monaten und von 76% nach 12 Monaten. Dieser außerordentlich gute Rücklauf läßt darauf schließen, daß die Patienten in den Kliniken gut zur Teilnahme motiviert worden waren und daß die Vorgehensweise bei den Nachbefragungen (persönliches Anschreiben durch den Chefarzt, an die Klinik adressierter Freiumschlag, ggf. persönlich gefaßtes Erinnerungsschreiben nach ca. 3 Wochen) recht erfolgreich war.

Bezüglich des Arztbogens ist der Rücklauf in Tabelle 3.2 aufgeführt, wobei die Bezugsgröße (100%) alle Patienten enthält, von denen irgendein IRES-Fragebogen vorliegt. In den neurologischen Kliniken, in denen der IRES ja nicht erhoben wurde, ist diese Bezugsgröße die Zahl der Arztbögen mit gültigen Angaben zum Aufnahmezeitpunkt.

Tab. 3.2: Rücklauf des Arztbogens

	Gesamt	Kardiologie	Orthopädie	Prävention	Psychosomatik	Neurologie
kein Arztbogen	3,6	8,7	2,1	0,7	3,8	
Aufnahme	96,4	91,5	97,9	99,3	96,2	100,0
Entlassung	93,9	87,6	94,6	96,8	95,7	98,4

Mit einer durchschnittlichen Rücklaufquote von 94% kann davon ausgegangen werden, daß sich für die Repräsentativität der Angaben im Arztbogen keine Probleme ergeben.

3.3 „drop-out-Analyse": Eingangsprofil

Als „drop-outs" werden im Folgenden alle Patienten bezeichnet, von denen nicht die Fragebögen zu allen vier Meßzeitpunkten vorliegen.

Tab. 3.3: Eingangsprofil: Studienpatienten vs. drop-outs

	Studienpatienten		„drop-outs"		p =	Signif.
	Mittelwert	Std.Abw.	Mittelwert	Std.Abw.		
Lebensalter	54,9	13,2	51,7	14,4	0,000	***
% Anteil Männer	47,5		45,7		0,271	n.s.
% soz. Grundschicht	29,4		29,7		0,893	n.s.
% Rentner	35,8		27,3		0,000	***
% Rentenantrag	4,8		4,4		0,678	n.s.
Krankheitstage	42,8	73,5	60,1	88,9	0,000	***
1. Diagnose „schwer"	34,3		35,6		0,211	n.s.
Reha-Motiv. (Schulnote)	2,66	1,15	2,86	1,23	0,000	***
Dauer der Reha (Wo)	4,75	2,01	4,85	2,47	0,182	n.s.
Summenscore IRES T0	6,54	1.29	6,32	1,32	0,000	***

Die „drop-outs" waren damit im Durchschnitt etwas jünger, hatten dementsprechend einen geringeren Anteil an Rentnern, wiesen im Jahr vor der Reha eine höhere Zahl von Krankheitstagen auf, waren nach Einschätzung der Ärzte weniger motiviert und zeigten sich im Summenscore des IRES-Fragebogens als insgesamt etwas stärker belastet als die Studienpatienten. Keine Unterschiede zwischen beiden Gruppen bestanden hinsichtlich der Geschlechtsverteilung, der Schichtzugehörigkeit, der ärztlichen Einschätzung des Schweregrades bei der Hauptdiagnose und der Dauer der Rehabilitation.

Ebenfalls geprüft wurde die Diagnoseverteilung (1. Diagnose) innerhalb der verschiedenen Indikationsgruppen. Dabei zeigten sich signifikante Unterschiede zwischen Studienpatienten und „drop-outs" lediglich in den psychosomatischen Kliniken, wo überdurchschnittlich viele Patienten mit „Verhaltensauffälligkeiten" und „sonstigen Störungen" ausfielen, während die Patienten mit „neurotischen Belastungsstörungen" eine besonders niedrige Ausfallquote aufwiesen ($p < 0.01$). In den übrigen Indikationen war die Diagnoseverteilung zwischen Studienpatienten und drop-outs nicht signifikant verschieden.

Bei der Beurteilung der vorhandenen Unterschiede ist zunächst zu bedenken, daß bei so großen Fallzahlen auch kleinere Unterschiede statistisch signifikant werden können. Betrachtet man die Unterschiede in absoluten Zahlen, so können die vorhandenen Differenzen als nicht sehr gravierend eingestuft werden. Lediglich bei den Krankheitstagen scheinen größere Unterschiede zu bestehen, die sich allerdings bei Berücksichtigung der enorm großen Streuung in beiden Gruppen ebenfalls relativieren.

Mittels einer Diskriminanzanalyse wurde geprüft, inwieweit die Variablen, bei denen sich univariat signifikante Unterschiede zwischen Studienpatienten und drop-outs gezeigt hatten, in ihrer multivariaten Kombination die beiden Gruppen trennen können. Dabei erwies sich das Lebensalter als das Merkmal mit der relativ größten Trennschärfe, gefolgt von der Zahl der Krankheitstage. Insgesamt aber konnten nur 60% der Fälle korrekt zugeordnet werden. Bei einer Ausgangswahrscheinlichkeit von 50% brachten damit die einbezogenen Variablen auch gemeinsam nur einen geringen Zuwachs an Trennschärfe. Dies spiegelt sich auch in der geringen Korrelation (0.1653) zwischen Diskriminanzfunktion und Gruppenzugehörigkeit. Eine logistische Regression zeigte darüber hinaus, daß die trennschärfste Variable, nämlich das Lebensalter, um 10 Jahre sinken müßte, um die Chance, der (etwas jüngeren) drop-out-Gruppe zugerechnet zu werden, auch nur um 20% zu erhöhen. Insgesamt können damit die vorhandenen Unterschiede zwischen beiden Gruppen als nicht sehr bedeutsam angesehen werden.

3.4 „drop-out-Analyse": Effekte bei Reha-Ende

Als zweiter Teil der drop-out-Analyse ist zu prüfen, ob es zwischen Studienpatienten und drop-outs systematische Unterschiede hinsichtlich der Reha-Effekte bei der Entlassung gab, so daß die mittel- und längerfristigen Effekte, die an den in der Studie verbliebenen Patienten ermittelt werden, nicht ohne weiteres auf die Gesamtzahl aller in die Studie aufgenommenen Patienten verallgemeinert werden könnten. Vor allem ist hier die Hypothese zu prüfen, daß es die

Patienten mit den schlechteren Effekten waren, die aus der Studie ausgeschieden sind, und daß deshalb Personen mit guten Ergebnissen in der Studie überrepräsentiert sind.

Diese Frage wurde mittels einer zweifaktoriellen Varianzanalyse mit Meßwiederholung geprüft, in der die Effekte, die sich am Ende der Rehabilitation gegenüber dem Beginn gezeigt hatten, zwischen Studienpatienten und drop-outs verglichen wurden. Dabei konnten naturgemäß in beiden Gruppen nur die Patienten einbezogen werden, von denen zumindest der Aufnahme- und der Entlassungs-IRES vorlag. Als Meßgröße für die Effekte wurde der Zielsummenscore des IRES eingesetzt, in dem pro Patient alle individuell ausgewählten Zielparameter zusammengefaßt sind.

Die Auswertung über alle Indikationen (außer Neurologie) zeigte, daß bei den drop-outs mit einer Effektstärke von 0.95 in der Tat etwas schlechtere Ergebnisse erzielt wurden als bei den Studienpatienten (Effektstärke 0.99). Wie die Varianzanalyse ausweist, ist die Interaktion zwischen Veränderung und Gruppenzugehörigkeit jedoch nicht signifikant (p = 0,059). Eine Prüfung dieses Zusammenhangs innerhalb der einzelnen Indikationsgruppen ergab, daß die Studienpatienten in allen Indikationen tendenziell etwas bessere Ergebnisse hatten, daß dieser Unterschied aber lediglich in den kardiologischen Kliniken eine knapp signifikante Größenordnung erreichte (p = 0,027). In den übrigen Indikationen waren die Unterschiede in deutlicher Weise nicht signifikant.

3.5 Zusammenfassende Bewertung der drop-out-Analyse

Wie die verschiedenen Auswertungen gezeigt haben, waren die drop-outs im Durchschnitt um etwa 3 Jahre jünger, bei Reha-Beginn etwas stärker belastet und bei Reha-Ende tendenziell etwas weniger erfolgreich als die Studienpatienten. Die vorhandenen Unterschiede sind u.E. aber nicht so groß, daß man von einer Verzerrung der Ausgangsstichprobe durch die Datenausfälle im weiteren Verlauf der Erhebungen sprechen müßte. Insgesamt können damit die in der Studie verbliebenen Patienten noch als repräsentantes Abbild aller in die Studie aufgenommenen Patienten gelten.

KAPITEL 4: BESCHREIBUNG DER STICHPROBE

An der Studie haben sich 15 Kliniken der WKA mit insgesamt 5.059 Patienten beteiligt. In Tabelle 4.1 ist die Besetzungszahl in den verschiedenen Indikationsgebieten angegeben:

Tab. 4.1: Besetzungszahlen nach Indikationsgebieten:

Indikation	Kliniken	Fallzahl	%
Kardiologie	3	1.388	27,4
Orthopädie	2	775	15,3
Prävention	3	1.268	25,1
Psychosomatik	3	884	17,5
Neurologie	4	744	14,7
Gesamt	**15**	**5.059**	**100,0**

4.1 Soziodemographie

In diesem Abschnitt wird die Verteilung einiger demographischer Merkmale beschrieben, um einen summarischen Eindruck von der Zusammensetzung der Gesamtstichprobe und der Teilstichproben in den verschiedenen Indikationsgebieten zu geben.

Alters- und Geschlechtsverteilung

In der Abbildung 4.1 sind die Fallzahlen in den verschiedenen Indikationsgebieten nach Männern und Frauen aufgeschlüsselt.

Abb. 4.1: Geschlechtsverteilung nach Indikationsgebieten

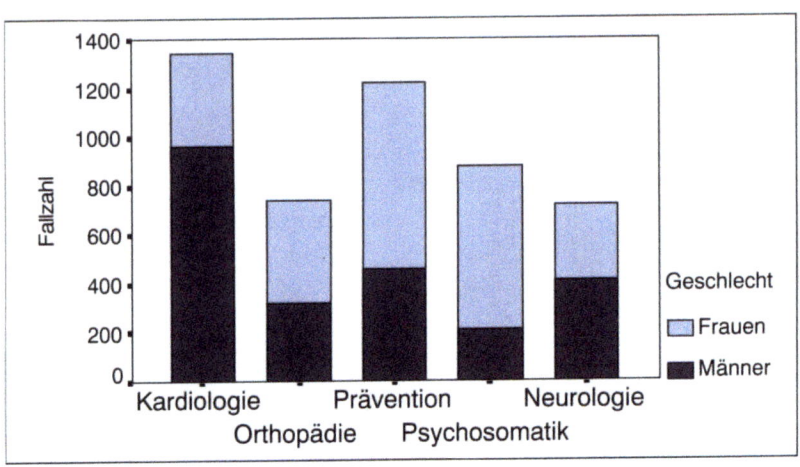

In der Gesamtstichprobe war das Geschlechterverhältnis mit einem Anteil von 51,5% Frauen fast ausgeglichen; in den Indikationsgebieten traf dies aber nur für die Orthopädie (56,4% Frauen) und für die Neurologie (42,6% Frauen) zu. In den zahlenmäßig am stärksten besetzten kardiologischen Kliniken überwogen bei weitem die Männer (71,9%), während in den psychosomatischen Kliniken die Frauen mit 76,0% den größten Anteil stellten. Etwas weniger ausgeprägt zeigte sich ein höherer Frauenanteil (62,0%) auch in den Präventionskliniken.

Das mittlere Alter lag in der Gesamtstichprobe bei 55,4 (± 13,9) Jahren, wobei die Männer im Durchschnitt mit 56,9 (± 12,3) Jahren etwas älter waren als die Frauen (54,0 ± 15,2 Jahre). Die große Standardabweichung signalisiert, daß es viele Patienten gab, die älter oder jünger waren als dieser Mittelwert. In der Abbildung 4.2 ist die Altersverteilung bei Männern und Frauen in den einzelnen Indikationsgebieten dargestellt.

<u>Abb. 4.2:</u>   Altersverteilung nach Indikationsgebieten und Geschlecht

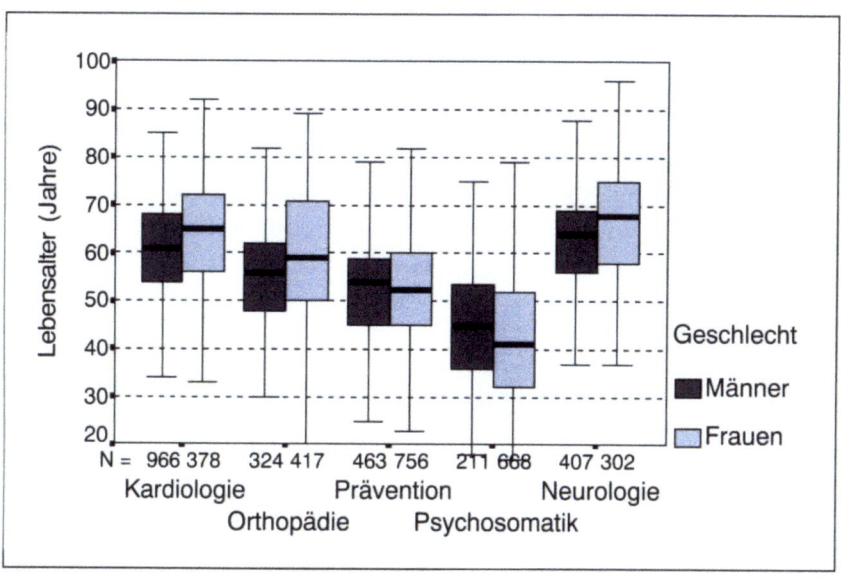

Die sog. „Boxplot"-Graphik in Abbildung 4.2 ist so zu verstehen, daß der waagerechte Strich in der Mitte jedes Balkens den Median angibt, d.h. den Punkt, der die Verteilung in zwei gleiche Hälften teilt. Die farbige Box gibt die mittleren 50% (2. und 3. Quartil) an, während die senkrechten Striche unterhalb und oberhalb der Box den Bereich markieren, in dem das unterste (1. Quartil) bzw. oberste (4. Quartil) Viertel der Verteilung liegt. Bezogen auf den ersten Balken in der Abbildung 7 bedeutet dies, daß bei den Männern in den kardiologischen Kliniken die eine Hälfte älter und die andere Hälfte jünger als 61 Jahre war, wobei die mittleren 50% zwischen 55 und 69 Jahre alt waren. Die jüngsten 25% lagen im Altersbereich zwischen 34 und 55 Jahren und die ältesten 25% zwischen 69 und 86 Jahren. Die Boxplot-Darstellung gibt damit einen differenzierteren Eindruck von einer Verteilung wieder, als dies beispielsweise die Angabe des Mittelwertes und der Standardabweichung könnte.

Die Angaben zur Alters- und Geschlechtsverteilung machen bereits deutlich, daß die untersuchte Stichprobe mit ihrem relativ hohen Anteil von Frauen und von über sechzigjährigen Patienten nicht ohne weiteres als typisch für die Rehabilitation insgesamt, und besonders nicht als typisch für die Rehabilitation durch die Rentenversicherung, angesehen werden kann: Die Männer in der PROTOS-Studie waren im Mittel um 7,2 Jahre und die Frauen um 3,6 Jahre älter als der Durchschnitt der Rehabilitanden in der Rentenversicherung (vgl. VDR 1997).

Soziale Schicht

Aus den Patientenangaben zur Stellung im aktuellen oder früheren Beruf wurde ein Schichtindex ermittelt, der zumindest eine grobe Einteilung in Grundschicht einerseits und Mittel-/Oberschicht andererseits zuläßt. Danach sind etwa ein Viertel (Prävention und Psychosomatik) bis ein Drittel (Kardiologie und Orthopädie) der Patienten der sozialen Grundschicht zuzuordnen. Entsprechend gehören drei Viertel bzw. zwei Drittel zur Mittel-/Oberschicht. Im Vergleich zur Bevölkerung ist damit in der PROTOS-Stichprobe die Mittel-/Oberschicht deutlich überrepräsentiert. Dies trifft v.a. auf die Präventions- und die psychosomatischen Kliniken zu. Noch ausgeprägtere Unterschiede zwischen den Indikationen zeigen sich, wenn man die Schulbildung als Indikator heranzieht: In den kardiologischen, orthopädischen und neurologischen Kliniken haben ca. 60% der Patienten ihre Schulbildung mit dem Hauptschulabschluß beendet, während dies in den psychosomatischen (25%) und Präventionskliniken (40%) auf einen bedeutend kleineren Teil zutraf. Mit etwa 35% Absolventen von Gymnasium oder Fachoberschule wiesen die Patienten in den psychosomatischen Kliniken einen deutlich höheren durchschnittlichen Bildungsgrad auf als in den anderen Kliniken.

Familienstand

Die größte Gruppe bildeten in allen Indikationen die Verheirateten, die etwa zwei Drittel bis drei Viertel aller Studienteilnehmer stellten. Ledige und Verwitwete waren jeweils mit etwa 10-15% und Geschiedene mit 5-10% vertreten. Deutliche Unterschiede zu dieser Verteilung gab es in den psychosomatischen Kliniken, wo 30% der Patient(inn)en ledig und 16% geschieden waren; entsprechend geringer war dort auch der Anteil der Verheirateten (46%). Aufgeschlüsselt nach Geschlecht zeigte sich, daß der bei weitem größte Teil (85%) der Verwitweten Frauen waren und daß auch bei den Ledigen und Geschiedenen die Frauen fast doppelt so häufig vertreten waren wie die Männer. Insgesamt waren von den Männern 81% verheiratet und 84% lebten mit einem Partner zusammen, während dies bei den Frauen nur auf 55% bzw. 60% zutraf. Anders ausgedrückt: 40% der Frauen (gegenüber nur 16% der Männer) lebten allein. Entsprechend war auch die IRES-Skala „soziale Isolierung" bei den Frauen mit einem Wert von 2,85 hochsignifikant deutlicher ausgeprägt als bei den Männer (2,19), wobei die allein lebenden Frauen mit einem Wert von 3,22 sich noch einmal hochsignifikant von den mit einem Partner lebenden Frauen (2,71) unterschieden.

Aus diesen Zahlen könnte man die Hypothese ableiten, daß die Reha-Maßnahmen bei den Frauen in stärkerem Maße als bei den Männern Personen anziehen, die sozial isoliert sind und für die eine Rehabilitation wohl auch eine sozial integrierende Funktion hat bzw. haben sollte.

Erwerbsstatus

Der Erwerbsstatus der Patienten in den verschiedenen Indikationsgebieten ist in der Abbildung 4.3 dargestellt. Dabei sind in der Kategorie „erwerbstätig" die vollzeitig und teilzeitig Beschäftigten sowie in der Kategorie „berentet" die Altersrenten und die vorgezogenen Berentungen zusammengefaßt.

Abb. 4.3: Erwerbsstatus nach Indikationsgebieten

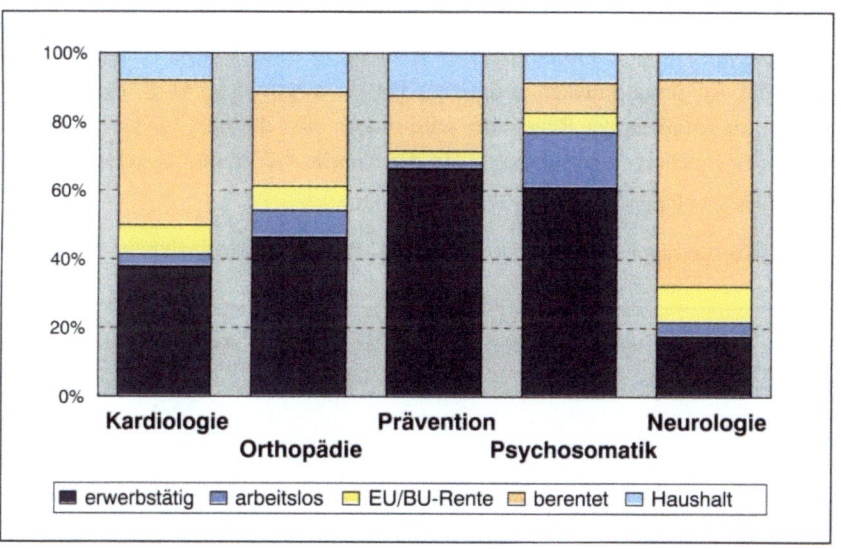

Der unterschiedliche Anteil an Erwerbstätigen und Rentnern in den Indikationsgebieten erklärt sich zum größten Teil aus der unterschiedlichen Altersstruktur (vgl. Abb. 7). Auffällig ist u.a. der relativ hohe Anteil von Arbeitslosen in den psychosomatischen Kliniken. Zwischen den Geschlechtern gab es größere Unterschiede im Erwerbsstatus v.a. in der Kategorie „Haushalt", die zu 98,5% von Frauen besetzt war. Auch bei den Arbeitslosen sind die Frauen mit 62,2% deutlich stärker vertreten als es ihrem Anteil von 51,5% in der Gesamtstichprobe entsprochen hätte. Umgekehrt sind bei den Frührentnern (EU/BU-Rente) die Männer mit einem Anteil von 62,2% überrepräsentiert.

Rentenantragsteller mit einem laufenden Rentenantrag waren nur mit einem Anteil von 2,3% in der Gesamtstichprobe vertreten. Dies entsprach auch ihrem Anteil in den kardiologischen und Präventions-Kliniken. In der Orthopädie machten sie 5,3% und in den Präventionskliniken knapp 1% aus. Die Geschlechtsverteilung bei den Rentenantragstellern zeigte keine auffälligen Unterschiede zur Gesamtstichprobe. Damit spielt diese spezielle Gruppe von Rehabilitanden, denen wegen ihrer Motivationslage häufig nur geringe Erfolgsaussichten eingeräumt werden, in der PROTOS-Studie zahlenmäßig keine große Rolle. Aus diesem Grunde sind sie bei den Auswertungen zu den Reha-Effekten auch nicht getrennt berücksichtigt worden. Das gleiche gilt für die ausländischen Patienten, die nur mit etwa 2% in der Studie vertreten waren und deshalb nicht gesondert ausgewertet wurden.

Kostenträger der Rehabilitation

Bei der Struktur des Systems der sozialen Sicherung in Deutschland läßt die Kostenträgerschaft einer Rehabilitationsmaßnahme bereits relativ weitgehende Rückschlüsse auf die soziale Situation des betreffenden Patienten zu. Personen, deren Rehabilitation von einer gesetzlichen Krankenkasse (GKV) finanziert wird, sind in der Regel nicht erwerbstätig, also Hausleute oder Rentner, oder aber die Maßnahme war eine Präventionsmaßnahme, die auch bei erwerbstätigen Personen nur durch die Krankenversicherung finanziert wird. Bei Kostenträgerschaft durch eine Landesversicherungsanstalt (LVA) sind die Rehabilitanden erwerbstätige Arbeiter, und tritt die Bundesversicherungsanstalt (BfA) als Kostenträger auf, handelt es sich um erwerbstätige Angestellte. Bei privat krankenversicherten Personen (priv. KV) ist die soziale Zuordnung nicht ganz so eindeutig, in der Regel aber wird man es hier mit Selbständigen oder Personen aus höheren Sozialschichten zu tun haben. In der Tabelle 4.2 ist die Kostenträgerschaft nach Indikationsgebieten aufgeschlüsselt dargestellt:

Tab. 4.2: Kostenträger der Rehabilitations- bzw. Präventionsmaßnahmen (Angaben in %)

	Kardiologie	Orthopädie	Prävention	Psychosomatik	Neurologie
GKV	42,5	36,1	97,0	43,6	61,7
LVA	17,5	13,5	0,2	3,8	8,8
BfA	20,1	29,6	0,0	41,3	10,4
priv. KV	6,7	6,6	1,9	6,2	4,0
Sonstige	13,3	14,2	1,0	5,0	15,2

In den kardiologischen, orthopädischen und psychosomatischen Kliniken waren damit die GKV und die gesetzlichen Rentenversicherungen (LVA / BfA) mit jeweils etwa 40% gleich stark vertreten, während die Präventionskliniken fast ausschließlich von Versicherungen der GKV belegt wurden. In den neurologischen Kliniken überwiegt entsprechend der Altersstruktur in diesem Indikationsgebiet mit ca. 60% der Belegung die GKV als Kostenträger.

Zusammenfassend kann die Stichprobe der PROTOS-Studie im Hinblick auf ihre demographische Struktur damit so charakterisiert werden, daß sie einen relativ hohen Anteil von über sechzigjährigen und berenteten Personen enthält und daß Angehörige höherer sozialer Schichten (Mittel-/Oberschicht) v.a. in den psychosomatischen und Präventionskliniken stark überrepräsentiert sind. Die Kostenträgerschaft weist eine breite Streuung auf. Ob die Studienpopulation die Situation in der Rehabilitation insgesamt (d.h. Renten-, Kranken- und Unfallversicherung) widerspiegelt, kann hier nicht entschieden werden, da entsprechende Vergleichsdaten fehlen. Auf jeden Fall aber unterscheidet sich die Studienpopulation in demographischer Hinsicht deutlich vom Durchschnitt der Rehabilitanden in der Rentenversicherung.

4.2 Eingangsbefunde

In diesem Abschnitt werden einige Merkmale analysiert, die Rückschlüsse auf die Problemlagen zulassen, mit denen die Patienten die Rehabilitation angetreten haben. Dazu zählen Art und Schweregrad der Hauptdiagnosen, Krankheitstage im Jahr vor der Reha, Chronifizierungsdauer sowie die subjektive Belastung der Patienten im somatischen, funktionalen und psychosozialen Bereich.

4.2.1 Hauptdiagnosen

In den Arztbögen waren Felder für insgesamt 5 Diagnosen vorgesehen, die freitextlich und mit ihrem fünfstelligen ICD(9)-Code notiert werden sollten. Die in der Rentenversicherung eingeführten drei Diagnosezusätze sollten über die Arzteinschätzungen zu Akuität, Diagnosesicherheit und Schweregrad der jeweiligen Diagnose informieren. Die Reihenfolge der Diagnosen stellt insofern ein gewisses Problem dar, als die schwerste Diagnose oder die „Grunderkrankung" nicht notwendigerweise an die erste Stelle gesetzt wurde. Diesen Platz nahm vielmehr häufig die wichtigste Diagnose aus dem betreffenden Indikationsgebiet bzw. die Einweisungsdiagnose ein. Da jedoch die Angaben im Arztbogen keine andere Gewichtung als die vom behandelnden Arzt angegebene Reihenfolge der Diagnosen zulassen, beziehen sich die folgenden Analysen v.a. auf die an erster Stelle genannte Diagnose. Der Übersichtlichkeit halber werden dabei die zahlreichen Einzeldiagnosen zu Diagnosegruppen zusammengefaßt. Die Darstellung erfolgt getrennt nach den verschiedenen Indikationsbereichen.

Kardiologie

In den drei kardiologischen Kliniken zeigte sich die in Abbildung 4.4 dargestellte Verteilung der wichtigsten Diagnosegruppen.

Abb. 4.4: Verteilung der Hauptdiagnosen in den kardiologischen Kliniken

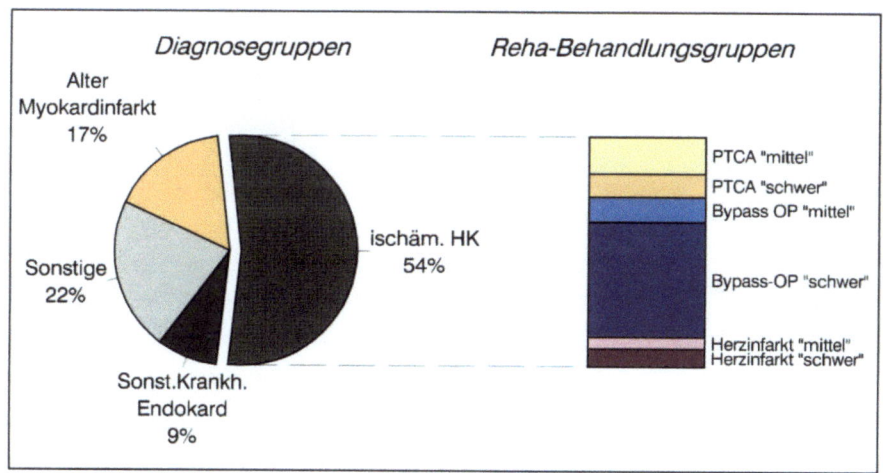

In der linken Hälfte der Grafik ist die Verteilung der häufigsten ICD-Diagnosen (nach dem dreistelligen Schlüssel) wiedergegeben. Demnach wird das Diagnosespektrum von den chronischen ischämischen Herzkrankheiten beherrscht, die über die Hälfte aller Fälle ausmachen. Innerhalb dieser Gruppe wurde bei etwa einem Drittel (36%) eine Drei-Gefäßerkrankung und zu jeweils ca. 20% eine Zwei- bzw. Ein-Gefäßerkrankung diagnostiziert. Bei etwa einem Viertel wurden keine Angaben zur Anzahl der erkrankten Gefäße gemacht. Ein „alter Myokardinfarkt" wurde in 16,5% und „sonstige Krankheiten des Endokards" in 8,5% aller Fälle als Hauptdiagnose angegeben. In der Kategorie „Sonstige" sind Patienten mit essentieller Hypertonie (2,3%), Herzrhythmusstörungen (2%), Myokardiopathien, Herzinsuffizienz, Arteriosklerosen (jeweils 1-2%) sowie weitere Diagnosen (unter 1%) zusammengefaßt.

In den „Reha-Behandlungsgruppen", die in der rechten Hälfte der Grafik aufgeführt sind, werden die AHB-Fälle mit ischämischen Herzkrankheiten näher aufgeschlüsselt. Die Schweregradeinstufung erfolgte dabei nach einer Entscheidungsmatrix, in der die maximale symptomlimitierte Wattleistung, die Zahl der erkrankten Gefäße und die linksventrikuläre Funktion berücksichtigt werden (vgl. Tab. 7.1). Die Reha-Behandlungsgruppen bildeten im späteren Verlauf der PROTOS-Studie auch die Grundlage für eine modellhafte Erprobung der Vergütung nach „Fallpauschalen" in den kardiologischen und orthopädischen Kliniken der WKA.

Orthopädie

Die Abbildung 4.5 zeigt die Verteilung der Diagnosegruppen in den beiden orthopädischen Kliniken.

Abb. 4.5: Verteilung der Hauptdiagnosen in den orthopädischen Kliniken

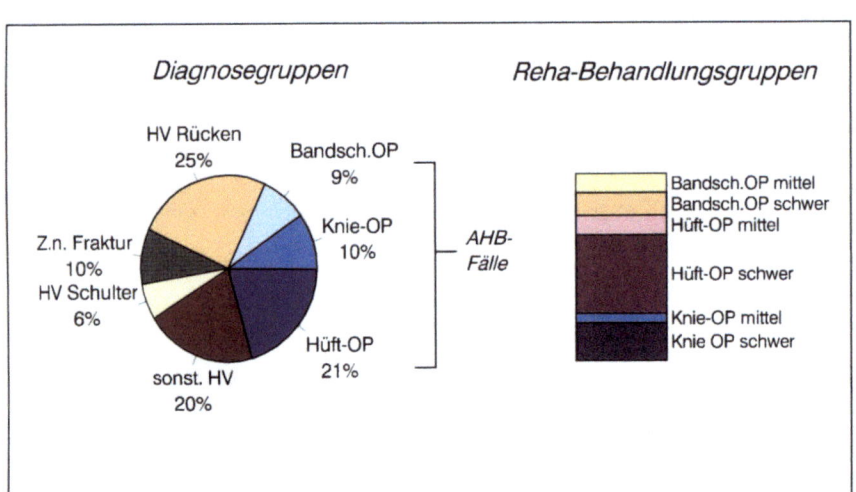

Die Schweregradverteilung innerhalb der AHB-Gruppen, die insgesamt etwa 40% aller Patienten stellten, ist in der rechten Hälfte der Graphik dargestellt. Die Schweregradeinteilung wurde dabei nach der Arzteinschätzung im Arztbogen (Diagnosezusatz 3) vorgenommen. Für die

Kap. 4: Beschreibung der Stichprobe - 45 -

Erprobung von Fallpauschalen wurde inzwischen auch hier - wie in der Kardiologie - eine stärkere Standardisierung der Schweregradeinteilung vorgenommen, in die Faktoren wie „Gelenkfunktion" und „Betroffenheit anderer Gelenke" eingehen.

Bei den 60% der Reha-Maßnahmen, die als stationäre Heilverfahren (HV) durchgeführt worden waren, standen erwartungsgemäß die Maßnahmen wegen chronischer Rückenschmerzen im Vordergrund. In der Kategorie „Sonstige" sind Diagnosen wie Arteriosklerosen, Wirbelsäulen- und Muskel-Skelett-Deformationen, Osteoporosen (jeweils 5-1%) sowie weitere Diagnosen mit einer Häufigkeit von weniger als 1% enthalten.

Zwischen den beiden Kliniken gab es hinsichtlich der Diagnosestruktur beträchtliche Unterschiede, die in Kapitel 8 eingehender diskutiert werden - und zwar v.a. auch wegen der methodischen Probleme, die sich bei Klinikvergleichen aus solchen Unterschieden ergeben.

Prävention

Mit über einem Drittel aller Fälle standen in den Präventionskliniken Erschöpfungssyndrome im Vordergrund, gefolgt von psychovegetativen Syndromen, Rücken- und Schulterbeschwerden, Adipositas und Hypertonie (vgl. Abbildung 4.6). Diagnosen mit geringerer Häufigkeit sind unter „Sonstige" zusammengefaßt. Dazu zählen Arthrosen (2,6%), koronare Herzkrankheiten, Diabetes, maligne Neubildungen, Atemwegserkrankungen, Bandscheibenschäden (jeweils 1-2%) sowie weitere Diagnosen mit Häufigkeiten unter 1%.

Abb. 4.6: Verteilung der Hauptdiagnosen in den Präventionskliniken

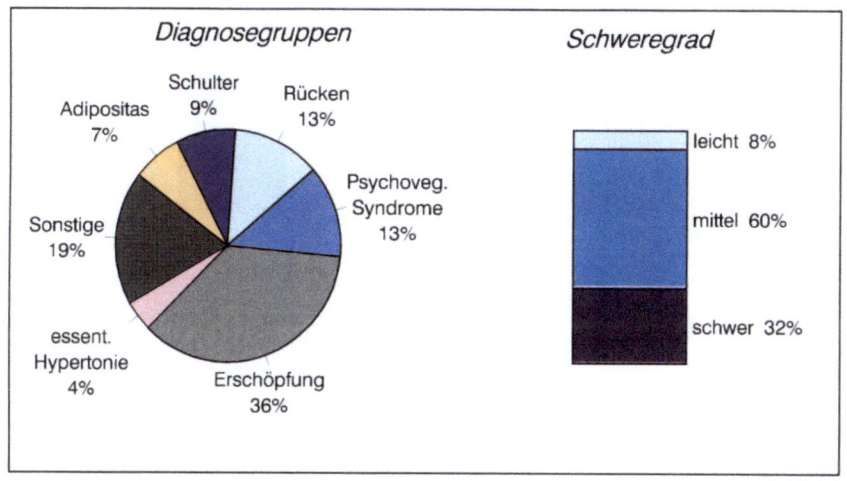

Daß es in den Präventionskliniken nicht um organisch gravierende Diagnosen i.e.S. ging, kann nicht überraschen, da diese Kliniken definitionsgemäß auf präventive Maßnahmen im Vorfeld schwerer Erkrankungen ausgerichtet sind. Nach dem Urteil der behandelnden Ärzte bedeutete

dies allerdings nicht, daß es in der Mehrzahl um „leichte Fälle" ging: Die Schweregradeinschätzung im Diagnosezusatz 3 zeigt vielmehr, daß die Hauptdiagnose zu fast einem Drittel aller Fälle als „schwer" (32,2%) und zu knapp zwei Dritteln als „mittelschwer" (59,8) eingestuft wurde. Mit 8% machten die als „leicht" beurteilten Fälle nur einen sehr kleinen Anteil aus.

Der Gesamteindruck, in den Präventionskliniken gehe es bei der weitaus überwiegenden Mehrzahl der Patienten um Fälle ausgeprägter „Reha-Bedürftigkeit", wird u.a. durch eine Auswertung der zusätzlichen Diagnosen gestützt, in der sich eine verbreitete Multimorbidität zeigte: Bei zwei Drittel aller Patienten wurden mindestens vier und bei über einem Drittel sogar fünf Diagnosen angegeben.

Psychosomatik

In den drei psychosomatischen Kliniken wurden die Diagnosen nach der ICD 10 verschlüsselt. Mit einem Anteil von 33% standen neurotische Belastungs- und somatoforme Störungen bei einem Drittel aller Patienten im Vordergrund. Die Häufigkeiten der übrigen Diagnosen ist der Abbildung 4.7 zu entnehmen:

Abb. 4.7: Verteilung der Hauptdiagnosen in den psychosomatischen Kliniken

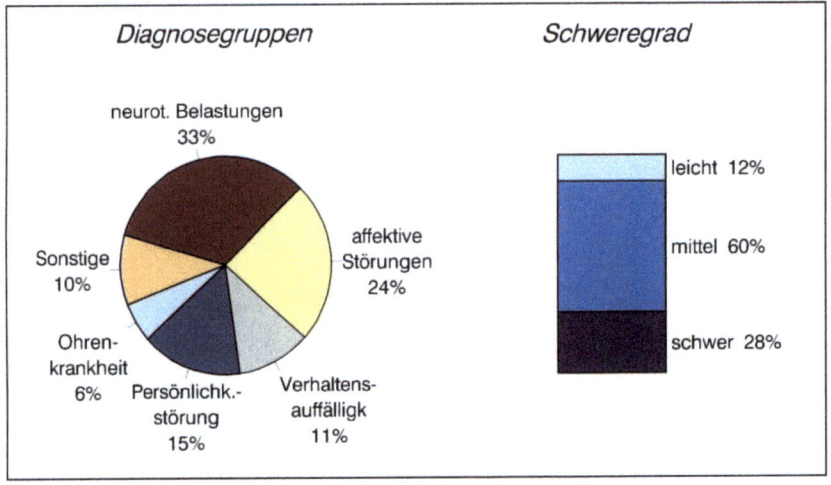

Die Schweregradeinstufung der Hauptdiagnose erfolgte auch hier nach der Einschätzung des behandelnden Arztes im Diagnsoezusatz 3. Danach wurden etwa zwei Drittel aller Patienten einem mittleren Schweregrad zugeordnet, und bei einem Viertel wurde die Störung als „schwer" eingestuft.

Neurologie

In den vier neurologischen Kliniken war das Diagnosespektrum durch die Vorgaben zu den Einschlußkriterien auf Patienten mit Schlaganfall, zerebralen arteriellen Verschlußkrankheiten oder Gehirnblutungen begrenzt. Die Häufigkeitsverteilung dieser Diagnosen ist in der Abbildung 4.8 dargestellt. In der Kategorie „Sonstige" sind Patienten mit Subarachnoidalblutung (2,7%), sonstigen Hirngefäßerkrankungen (3,2%) und weiteren Diagnosen aus dem zerebralen Bereich zusammengefaßt.

Abb. 4.8: Verteilung der Hauptdiagnosen in den neurologischen Kliniken

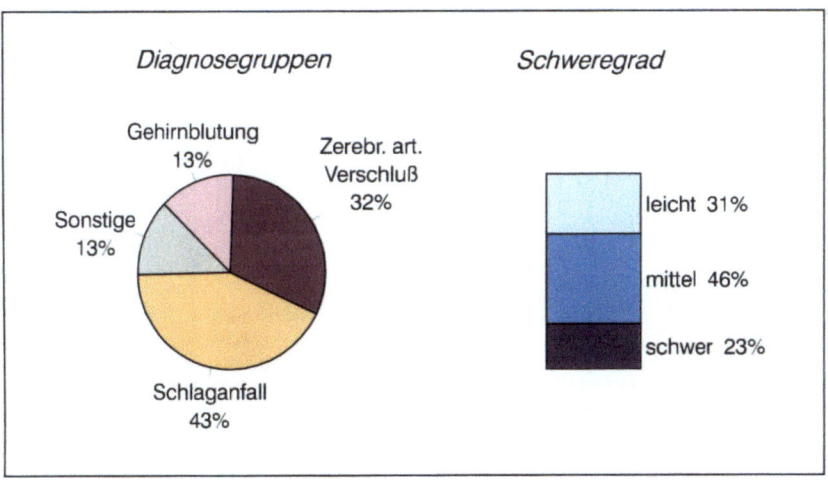

Überraschend für alle Beteiligten war der mit 31% recht hohe Anteil von Fällen, die von den Ärzten als „leicht" eingestuft wurden. Diese Arztangaben im Diagnosezusatz 3 stimmen jedoch recht gut überein mit den Angaben zum Barthel-Index, der in ca. 52% aller Fälle Werte zwischen 90 und 100 Punkten erreichte und damit nur geringe Einschränkungen der Fähigkeit zur Selbstversorgung anzeigte. Bei der Ergebnismessung resultierte aus dieser Situation insofern ein gewisses Problem, als die eingesetzten Meßinstrumente, die auf schwerere Fälle ausgelegt waren, bei den leichten Fällen kaum noch Verbesserungen anzeigen konnten, weil die Maximalwerte bereits bei der Anfangsmessung erreicht wurden (sog. „Deckeneffekte").

Für nachfolgende Studien in den neurologischen Kliniken wurde daraus die Konsequenz gezogen, daß der Arztbogen um „sensitivere" Parameter ergänzt wurde und daß als zusätzliches Erhebungsinstrument für die leichteren Fälle auch in der Neurologie der IRES-Patientenfragebogen eingesetzt werden sollte.

4.2.2 AHB-Anteil

Bei der Konstruktion des Arztbogens ist leider versäumt worden, eine direkte Frage aufzunehmen, die angibt, ob die betreffende Reha-Maßnahme eine Anschlußheilbehandlung (AHB) darstellte oder nicht. Der AHB-Anteil konnte deshalb nur aus dem Diagnosezusatz 1 indirekt erschlossen werden. Dabei wurden die Kategorien 4 - 7 („Zustand nach ...", „Endoprothese, Schrittmacher, Bypass") als Indiz für eine AHB-Maßnahme gewertet. Rückfragen in verschiedenen Kliniken haben ergeben, daß der so ermittelte AHB-Anteil größenordnungsmäßig den Klinikunterlagen aus dem Jahre 1996 entspricht.

Abb. 4.9.:   AHB-Anteil nach Indikationsgruppen

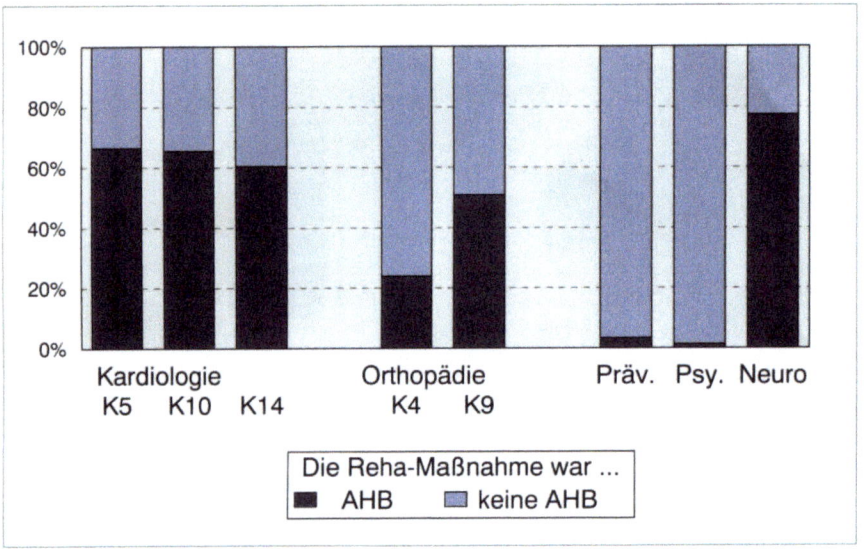

Die Abbildung 4.9 zeigt den AHB-Anteil in den 5 Indikationsbereichen. Im kardiologischen und orthopädischen Bereich wird er nach Kliniken aufgeschlüsselt, da es v.a. in den orthopädischen Kliniken deutliche Unterschiede im AHB-Anteil gab, die sich bei der Ergebnismessung als relevant für die Interpretation unterschiedlicher Effekte in den beiden orthopädischen Kliniken herausstellen werden (vgl. Kap. 8). Dabei wird sich zeigen, daß beim Vergleich der Ergebnisqualität zwischen verschiedenen Kliniken der AHB-Anteil als wichtige Störgröße kontrolliert werden muß.

Im Bereich der Psychosomatik und Prävention gab es so gut wie keine AHB-Fälle. (Die wenigen Nennungen in Abb. 4.9 resultieren möglicherweise aus Fehlcodierungen im Diagnosezusatz 1.) In den vier neurologischen Kliniken dagegen war der AHB-Anteil mit über drei Viertel aller Fälle besonders hoch.

4.2.3 Krankheitsdauer, AU-Zeiten und frühere Reha-Maßnahmen

Damit man sich zumindest in Umrissen ein Bild von der „Vorgeschichte" machen kann, die von den Patienten zur Rehabilitation mitgebracht wurde, werden in diesem Abschnitt einige Merkmale analysiert, die Angaben zur Chronizität der behandelten Krankheiten ermöglichen.

Krankheitsdauer

Im Arztbogen war eine Frage enthalten, in der um eine ärztliche Einschätzung der „Chronifizierung der Haupterkrankung" gebeten wurde. Die Antworten auf diese Frage (vgl. Abbildung 4.10) sind aus mehreren Gründen mit einiger Vorsicht zu interpretieren: Zum einen gab es hier über 40% fehlender Werte, weil die Frage entweder mit „keine Einschätzung möglich" oder gar nicht beantwortet wurde.

Zum anderen ist in den kardiologischen und neurologischen Kliniken in vielen Fällen offensichtlich die Zeit seit dem Akutereignis (Herzinfarkt oder Schlaganfall) angegeben worden, ohne daß berücksichtigt worden wäre, daß „hinter" solchen Akutereignissen meistens bereits eine lange Dauer der Grunderkrankung liegt. Die auswertbaren Angaben dürften deshalb in diesen beiden Indikationsbereichen die wahre Dauer der Grunderkrankung erheblich unterschätzen.

Abb. 4.10: Krankheitsdauer (in Jahren) nach Indikationsgruppen

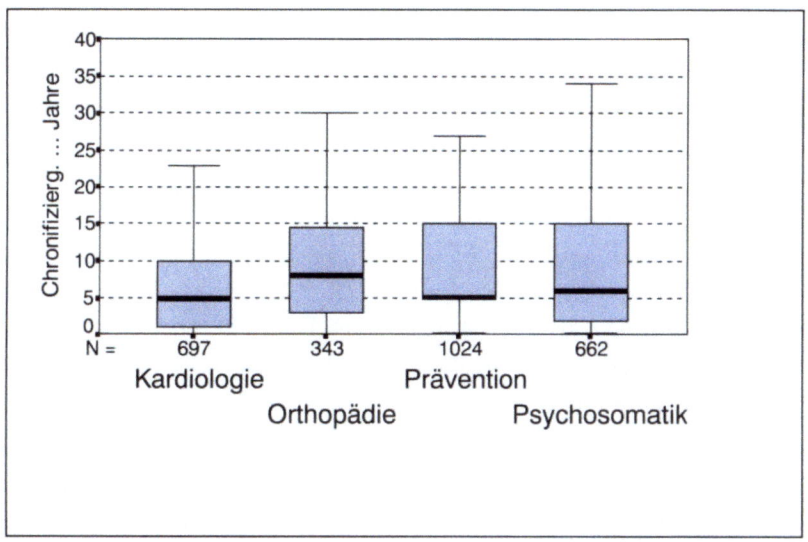

Bei einer mittleren Chronifizierungsdauer von 8,3 Jahren - die bei Korrektur der o.a. Faktoren in Wirklichkeit noch erheblich höher liegen dürfte - ist die überwiegende Mehrzahl der Studienpatienten mit Krankheitsbildern zur Rehabilitation gekommen, die schon seit langem chronifiziert waren

Krankheitstage im Jahr vor der Rehabilitation

In die gleiche Richtung weisen auch die Krankheitstage bzw. Arbeitsunfähigkeitstage, die nach Angabe der Patienten im Jahr vor der Rehabilitation aufgetreten sind. Abgesehen von den Präventionskliniken lagen die durchschnittlichen Krankheitstage bei ca. 60 Tagen im Jahr vor Beginn der Rehabilitation. Bei den Männern in den orthopädischen Kliniken wurden im Durchschnitt sogar fast 90 Tage angegeben.

Dies bedeutet, daß die Rehabilitanden gegenüber der normalen Bevölkerung massiv erhöhte Arbeitsunfähigkeits- und Krankheitstage aufweisen (vgl. auch Gerdes 1993). Lediglich in den Präventionskliniken lagen die Krankheitstage mit 15 Tagen bei den Männern bzw. 22 Tagen bei den Frauen im normalen Bereich. (In den neurologischen Kliniken wurden keine Angaben zu den Krankheitstagen erhoben.)

Abb. 4.11: Krankheitstage im Jahr vor der Rehabilitation nach Indikationsgruppen (Mittelwert ± 95% Konfidenzintervall)

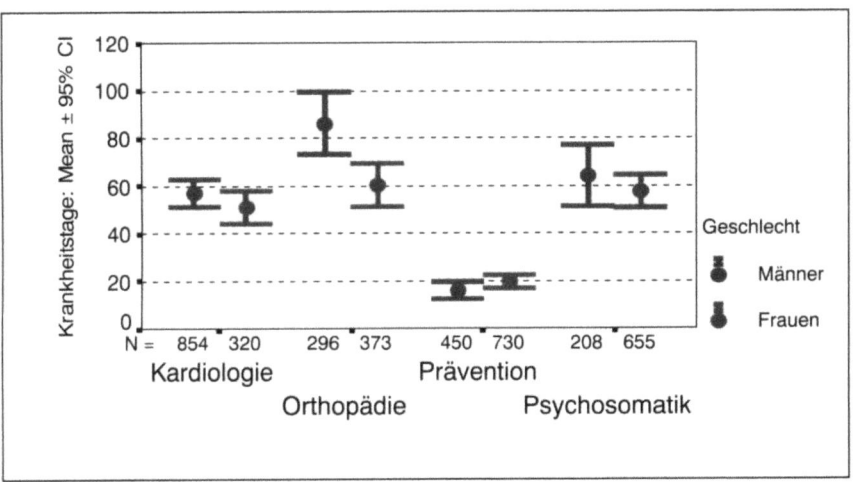

In der Abbildung 4.11 sind - getrennt für Männer und Frauen in den verschiedenen Indikationsgebieten - die Mittelwerte (der Punkt in der Mitte jedes Balkens) und das 95%-Konfidenzintervall der Krankheitstage im Jahr vor der Rehabilitation abgetragen.

Der mit dem Konfidenzintervall angezeigte Bereich bezeichnet die Ober- und Untergrenzen, innerhalb derer mit einer Wahrscheinlichkeit von 95% der „wahre" Mittelwert liegt. Die sehr großen Konfidenzintervalle v.a. in den orthopädischen und psychosomatischen Kliniken signalisieren, daß die Verteilung stark um die Mittelwerte herum streut.

Neben der deutlichen Abweichung der Patienten in den Präventionskliniken zeigt die Abbildung die meistens etwas niedrigeren Krankheitstage bei den Frauen im Vergleich zu den Männern. In der Gesamtstichprobe ist der Unterschied zwischen Männern (50,3 ± 83,3 Tage) und Frauen (37,4 ± 63,5 Tage) hochsignifikant (p<0,001). Interessanterweise wird dieser Unterschied ab dem 60. Lebensjahr erheblich geringer und ist dafür in den jüngeren Jahrgängen umso stärker ausgeprägt. Wie die Abbildung 4.12 zeigt, steigen die Krankheitstage mit zunehmendem Alter stetig an, um nach dem 60. Lebensjahr zunächst rapide abzufallen und dann wieder etwas zuzunehmen.

Abb. 4.12: Krankheitstage nach Altersgruppen und Geschlecht

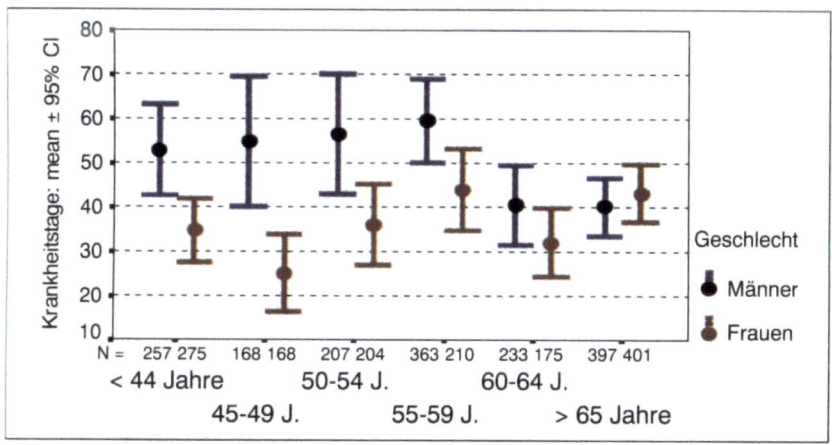

Zusätzlich zu Alter und Geschlecht variieren die Krankheitstage (Mittelwerte) hochsignifikant mit folgenden Merkmalen:
- Rentenantragsteller weisen über viermal soviele Krankheitstage auf wie Nicht-Rentenantragsteller (168 vs. 39 Tage).
- Patienten, die ihren Gesundheitszustand als „nicht so gut" oder „schlecht" beschreiben, haben doppelt so viele Krankheitstage wie die übrigen (62 vs. 30 Tage).
- Etwas schwächer zeigt sich der gleiche Zusammenhang, wenn beim medizinischen Schweregrad der Hauptdiagnose die Kategorie „schwer" einerseits mit den Kategorien „leicht" und „mittel" andererseits verglichen wird (56 vs. 35 Tage).
- Bei den Anschlußheilbehandlungen liegen die Krankheitstage doppelt so hoch wie bei den normalen Heilverfahren (63 vs. 31 Tage).

In einer Regressionsanalyse konnte über ein Viertel (27,6%) der Varianz der Krankheitstage durch die drei Variablen „AHB ja/nein", „Summenscore des IRES bei Aufnahme" und „Rentenantrag ja/nein" erklärt werden. Durch die Hinzunahme weiterer Variablen, die ebenfalls hochsignifikant mit den Krankheitstagen korrelieren (Alter, Geschlecht, soziale Schicht, Schweregrad der Hauptdiagnose, Rentner ja/nein) konnte jedoch der „fit" der Regressionsgleichung nur unwesentlich erhöht werden (32,3% erklärte Varianz).

Insgesamt zeigt sich damit die Zahl der Krankheitstage als ein äußerst komplexes Geschehen, das von vielen Faktoren bestimmt wird. Nimmt man die Krankheitstage als Indikator für die individuelle gesundheitliche Belastung, so zeigt sich bei den meisten Patienten (außer in den Präventionskliniken) ein weitaus überdurchschnittliches Ausmaß an Belastung.

Der deutliche Zusammenhang zwischen Krankheitstagen und dem Summenscore des IRES ist in der Abbildung 4.13 dargestellt: Dabei sind die Stichproben aus den vier Indikationsbereichen jeweils in drei Untergruppen aufgeteilt worden, und zwar je nachdem, ob die Patienten bei Reha-Beginn im Summenscore des IRES „unauffällige", „auffällige" oder „extrem auffällige" Werte aufwiesen. Für jede der Untergruppen ist dann der Mittelwert der Krankheitstage und das 95%-Konfidenzintervall) abgetragen.

Wenn Konfidenzintervalle verschiedener Untergruppen sich nicht überschneiden, bedeutet dies gleichzeitig, daß die Unterschiede statistisch signifikant sind.

Abb. 4.13:   Krankheitstage nach IRES-Schweregraden (Aufnahme)

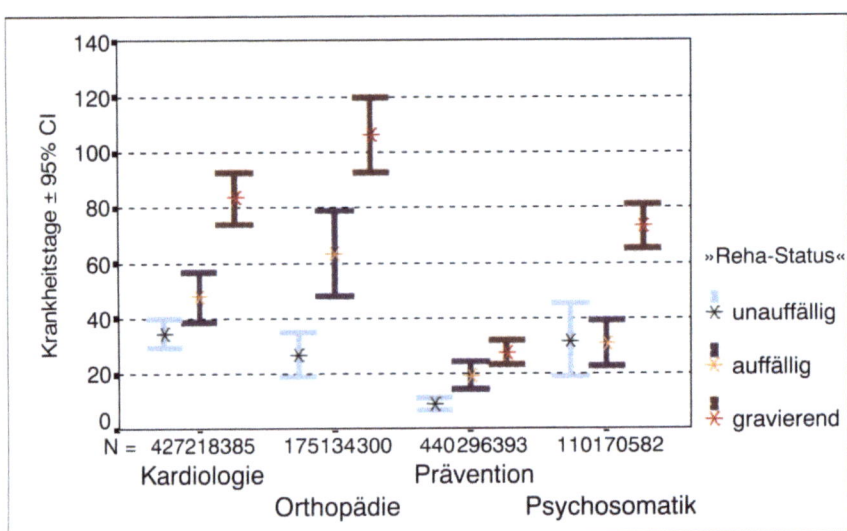

In methodischer Hinsicht liefert diese Auswertung einen Beleg sowohl für die Sensitivität des IRES-Summenscores als auch für die Angemessenheit des Verfahrens, mit dem die Schweregradeinteilung vorgenommen wird: Nimmt man die Zahl der Krankheitstage als externes Kriterium für den Schweregrad von gesundheitlichen und funktionalen Beeinträchtigungen, so reproduzieren die Schweregrade des IRES ausgesprochen deutlich die Schweregrade der Krankheitstage. Vor allem die Unterschiede der mittleren Krankheitstage zwischen den im IRES unauffälligen und den extrem auffälligen Patienten sind eklatant. Die große Streuung der Mittelwerte, die sich in den relativ weitgespannten Konfidenzintervallen ausdrückt, signalisiert aber auch, daß die Krankheitstage noch sehr stark von anderen Einflüssen abhängen.

Anzahl früherer Reha-Maßnahmen

Zu den langen Chronifizierungsdauern bei vielen Patienten paßt die Angabe, daß die aktuelle Reha-Maßnahme nur bei knapp der Hälfte aller Patienten die erste Erfahrung mit der Rehabilitation war. Etwa ein Viertel hatte zuvor eine und ein weiteres Viertel bereits zwei bis drei

Reha-Maßnahmen absolviert. 5-10% hatten sogar viermal oder öfter an einer Reha-Maßnahme teilgenommen. Zwischen den Indikationsbereichen gab es dabei keine nennenswerten Unterschiede.

Erwartungsgemäß variierte die Zahl früherer Reha-Maßnahmen dagegen mit dem Lebensalter, wo die über 55-Jährigen im Durchschnitt 1,8 und die unter 55-Jährigen nur 0,8 Maßnahmen aufwiesen, sowie bei den Rentenantragstellern, die mit 1,8 Maßnahmen fast doppelt so viele Maßnahmen hatten wie die übrigen (0,97). Mit 1,5 Maßnahmen bei den Männern und 1,3 bei den Frauen waren die Geschlechtsunterschiede zwar statistisch signifikant (p=0,001), aber praktisch nicht sehr bedeutsam ausgeprägt.

4.2.4 Reha-Motivation und „Aggravationstendenzen"

Die individuelle Motivation zur Rehabilitation wird häufig als der wichtigste Faktor benannt, der auch die Effekte der Maßnahmen bestimmt. Um diesen Faktor kontrollieren zu können, ist in den Arztbogen eine Frage aufgenommen worden, in der die Reha-Motivation vom behandelnden Arzt bei der Aufnahme eingeschätzt wurde („Schulnoten" von 1 - 6). Die Antworten auf diese Frage sind in Abbildung 4.14 dargestellt.

<u>Abb. 4.14:</u>   Reha-Motivation (Arzteinschätzung) nach Indikationsbereichen

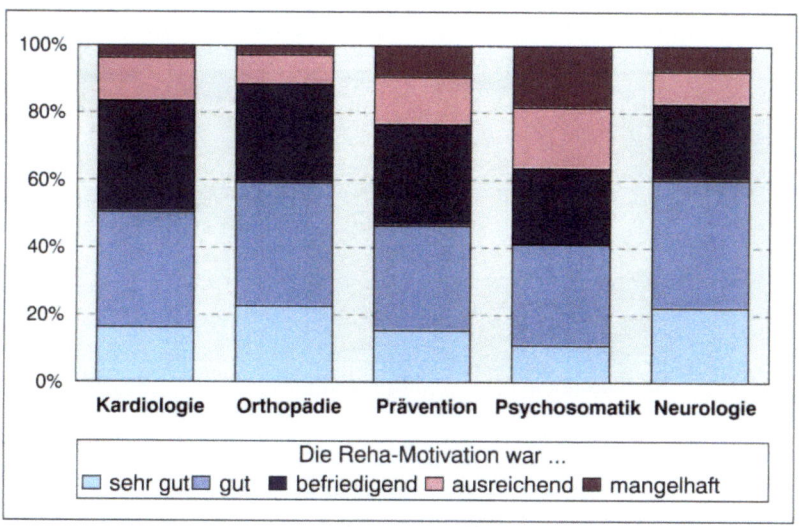

Die Abbildung zeigt, daß die Motivation der Patienten von den Ärzten durchaus nicht unkritisch beurteilt wurde. Zwar wurde im Durchschnitt bei ca. 50% die Note „gut" oder „sehr gut" vergeben, aber bei 20-30% auch nur die Note „ausreichend" bis „mangelhaft". Und wahrscheinlich ist auch eine als „befriedigend" eingestufte Motivation kaum hinreichend, wenn es darum geht, langjährige Lebensgewohnheiten umzustellen, mit Schmerzen leben zu lernen, gestörte Fähigkeiten zu verbessern etc. Insofern werden von den Ärzten bei etwa der Hälfte der Patienten mehr oder weniger stark ausgeprägte Motivationsmängel gesehen. Dabei gab es keine signifikanten Unterschiede zwischen den sozialen Schichten oder zwischen den Geschlechtern, und auch die Rentenantragsteller zeigten keine signifikant schlechtere Motivation als die anderen Patienten.

Daß Motivationsmängel v.a. in den psychosomatischen Kliniken häufiger konstatiert wurden, kann nicht überraschen, da die Therapiemotivation in der Psychosomatik - und hier besonders bei Patienten aus der sozialen Grundschicht - häufig eines der Hauptprobleme darstellt (vgl. z.B. Gelbhaar et al. 1998). Möglicherweise könnten spezielle Motivationsprogramme, die der eigentlichen Rehabilitation vorgeschaltet sind, Motivationshindernisse ausräumen und dann auch die Effekte verbessern (vgl. ebd.).

In engem Zusammenhang mit einer kritischen Beurteilung der Reha-Motivation wird häufig der Verdacht geäußert, viele Patienten stellten ihre Beschwerdeproblematik in einer weitaus übertriebenen Weise dar („Aggravation"), die jedenfalls medizinisch nicht nachzuvollziehen sei. Dieser Vorwurf ist sowohl innerhalb als auch außerhalb des Reha-Systems weit verbreitet und stellt natürlich generell die Gültigkeit von Patientenangaben in Frage.. Um seine Berechtigung zu prüfen, enthielt der Arztbogen eine Frage zur Einschätzung „Subjektive Angaben versus objektive Befunde" mit den Kategorien „dissimuliert", „adäquat" und „aggraviert". Die Auswertung brachte ein völlig überraschendes Ergebnis, das in Abbildung 4.15 dargestellt ist.

Abb. 4.15: Subjektive Angaben *versus* objektive Befunde (Arzteinschätzung)

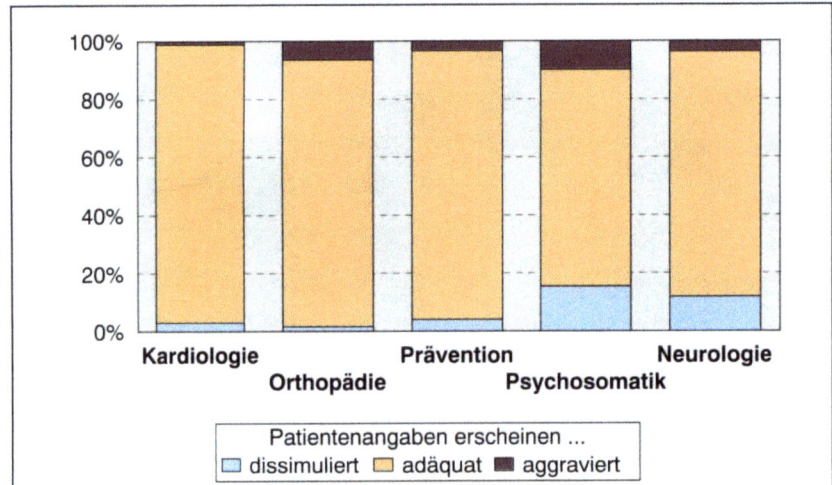

Der Anteil der Patienten, die nach Einschätzung des behandelnden Arztes ihre Beschwerden und Beeinträchtigungen in einer übertriebenen Weise darstellen, ist demnach so gering, daß er bei der Auswertung vernachlässigt werden kann. Allenfalls in den psychosomatischen Kliniken werden Aggravation und Dissimulation in einem gewissen Ausmaß als Problem gesehen, dürften dort aber auch Teil des Krankheitsbildes sein, um dessen Behandlung es geht.

Inhaltlich interessant ist in diesem Zusammenhang die Frage, woher eigentlich der - gerade auch in den Reha-Einrichtungen selbst weit verbreitete - Eindruck stammt, dieser Anteil sei sehr viel größer und Aggravation stelle für die Rehabilitation insgesamt ein beträchtliches Problem dar. Wir vermuten, daß sich hier in beinahe exemplarischer Weise Verzerrungen in Form von „selektiver Wahrnehmung" auswirken: Da Patienten, die massiv aggravieren, die Behandler vor besondere Probleme stellen und überdies negative Emotionen bei ihnen auslösen, bleiben sie stärker im Bewußtsein haften und scheinen einen viel größeren Platz einzunehmen, als dies tatsächlich der Fall ist. Unsere Daten jedenfalls zeigen ganz eindeutig, daß Aggravation kein nennenswertes Problem darstellt.

4.2.5 Eingangsbelastung der Patienten

Um zumindest einen summarischen Eindruck von den Belastungen und Problemen zu gewinnen, mit denen die Patienten zur Rehabilitation gekommen sind, werden hier die Schweregrade der Reha-Diagnosen im Arztbogen sowie die Schweregrade im Patientenfragebogen IRES (Aufnahme) näher analysiert.

Arztbogen

Der Schweregrad der Reha-Diagnosen wurde vom behandelnden Arzt auf einer vierstufigen Skala mit den Ausprägungen „unauffällig", „leicht", „mittel" und „schwer" eingeschätzt und im Diagnosezusatz 3 entsprechend codiert. Bei der an erster Stelle genannten Diagnose zeigte sich die in Abbildung 4.16 dargestellte Verteilung der Schweregradeinschätzungen, wobei die Ausprägungen „unauffällig" und „leicht" zur Kategorie „leicht" zusammengefaßt wurden.

Abb. 4.16: Schweregrade (Arzteinschätzung) der Hauptdiagnose

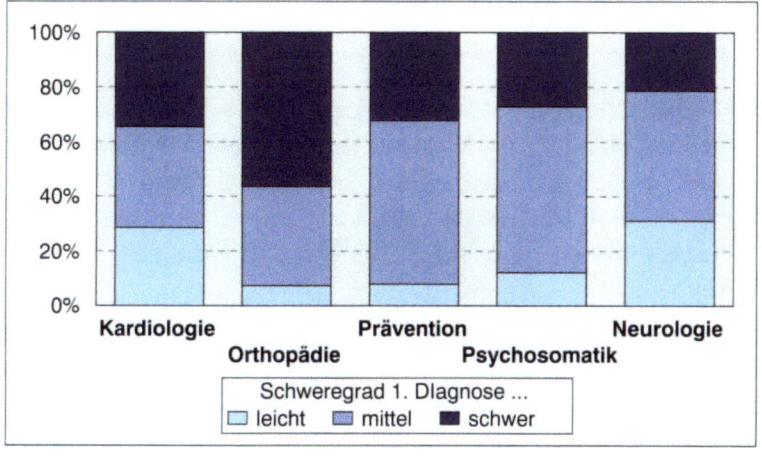

Neben dem relativ großen Anteil „schwerer" Fälle in den orthopädischen Kliniken ist auffällig, daß in den kardiologischen und neurologischen Kliniken bei ca. 30% der Patienten die Hauptdiagnose als „unauffällig oder leicht" eingeschätzt wurde. Bei etwa der Hälfte dieser Fälle wur-

de jedoch in beiden Indikationsgebieten mindestens eine der weiteren Diagnosen als „mittel"
oder „schwer" eingestuft, so daß nur ein Anteil von ca. 15% aus medizinischer Sicht insgesamt
als „leichte" Fälle beurteilt wurden.

Unter Einbeziehung der Schweregrade aus allen fünf Diagnosen, die im Arztbogen eingetragen
werden konnten, zeigt sich das in Abbildung 4.17 gezeigte Bild, das angibt, wieviele der fünf
Diagnosen in den einzelnen Indikationsgebieten als „mittel" oder"schwer" eingestuft wurden.

Abb. 4.17:   Anzahl der als „mittel" oder „schwer" eingeschätzten Diagnosen

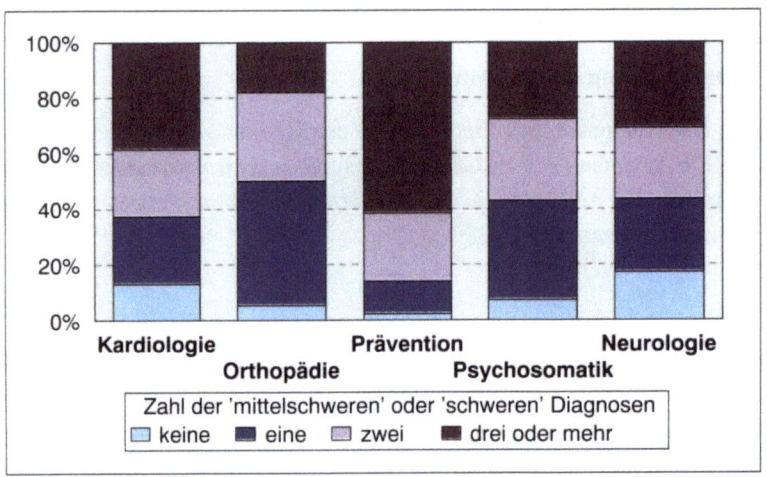

Wie bei der Altersstruktur der Stichprobe erwartet werden konnte, wurden bei ca. 60% der
Patienten Mehrfacherkrankungen mit zwei oder mehr mittelschweren bis schweren Diagnosen
festgestellt. Bei diesen „Nebendiagnosen" ist für Einzelfälle beinahe der ganze ICD-Katalog
vertreten; in größerer Anzahl wurden allerdings meistens Krankheitsbilder aus dem selben Indikationsgebiet aufgeführt, zu dem auch die Hauptdiagnose gehörte:

So standen in der Kardiologie alte Myokardinfarkte, chronische ischämische Herzkrankheiten,
Störungen des Lipidstoffwechsels und essentielle Hypertonien im Vordergrund, während in der
Orthopädie Osteoarthrosen, Adipositas, Rückenschmerzen und Hypertonie die häufigsten Ne-
bendiagnosen waren. In den Präventionskliniken wurden v.a. chronische Rückenschmerzen,
Störungen des Lipidstoffwechsels, Adipositas und essentielle Hypertonie als zusätzliche Diag-
nosen benannt.

In der Psychosomatik zogen Persönlichkeitsstörungen, somatoforme Störungen, rezidivierende
depressive Störungen und Angststörungen die meisten Nebendiagnosen auf sich, und in den
neurologischen Kliniken dominierten Hemiplegien, Hypertonie, Diabetes und Störungen des
Lipidstoffwechsels das Feld der Zusatzdiagnosen. Krankheitsbilder, die typischerweise als
Zweit- oder Drittdiagnose, nicht aber als Hauptdiagnose auftauchen, konnten im Grunde nicht
identifiziert werden, obwohl Diagnosen wie Störungen des Lipidstoffwechsels, Hypertonie
oder Adipositas tendenziell eher an zweiter oder dritter Stelle genannt wurden.

Eingangsbelastung im Patientenfragebogen IRES

Wie in Kap. 2.4 erläutert wurde, können die Patientenangaben im IRES-Fragebogen über einen Vergleich mit der Normstichprobe so interpretiert werden, daß sie den drei Schweregraden „unauffällig", „auffällig" oder „extrem auffällig" zugeordnet werden. In der Abbildung 4.18 sind die Häufigkeitsverteilungen dieser Schweregrade für die drei Hauptdimensionen des IRES, nämlich den somatischen, den funktionalen und den psychosozialen Status, angegeben, wobei für jede Dimension die Häufigkeitsverteilung in den verschiedenen Indikationsgebieten nebeneinandergestellt ist. (Da in den neurologischen Kliniken der IRES nicht erhoben wurde, ist diese Indikation in der Graphik nicht aufgeführt.) Die Säule am äußersten rechten Rand illustriert die Verteilung der entsprechenden Schweregrade in der Normstichprobe.

<u>Abb. 4.18:</u>   Schweregrade im Patientenfragebogen IRES (bei Aufnahme)

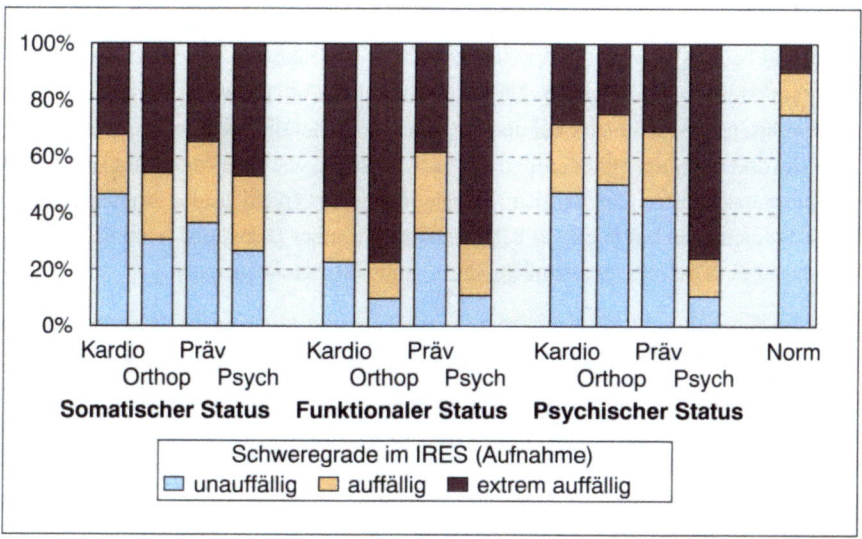

Diese Auswertung zeigt eine ganze Reihe von überraschenden Ergebnissen: Erwartet worden war, daß die Patienten aus den „somatischen" Indikationsgebieten (Kardiologie und Orthopädie) im somatischen Status des IRES weitaus höhere Belastungen zeigen würden als die Patienten aus den psychosomatischen Indikationen (zu denen man in gewisser Weise auch die Präventionskliniken zählen könnte), und daß es beim psychosozialen Status eher umgekehrt aussehen würde. Wie die Abbildung 4.18 sichtbar macht, wiesen im Bereich des somatischen Status jedoch die Patienten in den psychosomatischen Kliniken eine ganz ähnliche Schweregradverteilung auf wie in den orthopädischen Kliniken, und in der Präventionskliniken zeigte sich eine ähnliche Verteilung wie in den kardiologischen Kliniken. In der subjektiven Wahrnehmung von „Schmerzen/Symptomen" und „Risikofaktoren" (den beiden Unterdimensionen des somatischen Status) gibt es demnach keine systematischen Schweregradunterschiede zwischen den somatischen und den psychosomatischen Indikationen.

Ein etwas anderes Bild zeigt sich beim funktionalen Status (mit den Unterdimensionen „Beanspruchung im Beruf" und „Behinderung im Alltag"). Hier ist zunächst festzuhalten, daß die Patienten aus allen Indikationen auf dieser Dimension ausgeprägtere Belastungen angegeben haben als auf den beiden anderen IRES-Dimensionen: Mit durchschnittlich ca. 60% extrem auffälliger Werte stellen sich die Patienten der gesamten Stichprobe als Personen dar, die in ihrer Leistungsfähigkeit in Beruf und Alltagsleben stark beeinträchtigt sind. Lediglich in den Präventionskliniken sind die funktionalen Einschränkungen nicht ganz so stark ausgeprägt, wenngleich auch hier bei ca. 40% der Patienten extrem auffällige und bei weiteren 30% auffällige Werte registriert wurden. Da die Funktionsfähigkeit in Beruf und Alltagsleben die zentrale Zieldimension der Rehabilitation darstellt, läßt sich bereits an dieser Stelle sagen, daß bei ca. 80% der Patienten eine eindeutige Reha-Bedürftigkeit allein aufgrund der Belastungen und Einschränkungen im funktionalen Bereich gegeben war.

Die Schweregradverteilung im Bereich der psychischen Belastungen zeigt in den kardiologischen, orthopädischen und Präventions-Kliniken bei etwa einem Viertel der Patienten „extrem auffällige" und bei einem weiteren Viertel „auffällige" Belastungen. Wie der Vergleich mit der Schweregradverteilung in der (nach Alter und Geschlecht adaptierten) Normstichprobe zeigt, sind die psychischen Belastungen bei den Patienten zwar deutlich stärker ausgeprägt als in der normalen Bevölkerung, aber wiederum doch nicht so stark, wie man es bei langjährig chronisch Kranken vermuten könnte. Im Bereich „soziale Probleme" (nicht in der Abbildung enthalten) weisen die Studienpatienten in diesen Kliniken sogar weniger Belastungen auf als der Bevölkerungsdurchschnitt in den entsprechenden Alters- und Geschlechtsgruppen.

Völlig anders dagegen sieht die Schweregradverteilung der psychischen Belastung erwartungsgemäß in den psychosomatischen Kliniken aus: Mit ca. 75% extrem auffälliger und zusätzlich etwa 15% auffälliger Werte verbleiben nur etwa 10% der Patienten, die hier im unauffälligen Bereich liegen. Und von diesen wurde über ein Viertel (28%) von den behandelnden Ärzten als „stark dissimulierend" eingestuft, so daß bei fast allen Patienten in den psychosomatischen Kliniken von deutlichen bis sehr starken Belastungen im psychischen Bereich ausgegangen werden kann.

Unter methodischen Gesichtspunkten kann in dem klaren Unterschied zwischen den kardiologischen, orthopädischen und Präventionskliniken einerseits und den psychosomatischen Kliniken andererseits eine Bestätigung für die Validität des IRES-Fragebogens im Bereich psychischer Belastungen gesehen werden, da die entsprechenden IRES-Skalen die zu erwartende stärkere psychische Belastung der Patienten in den psychosomatischen Kliniken so deutlich widerspiegeln.

4.2.6 „Über-Inanspruchnahme"?

In der „Multizentrischen Reha-Studie 1992/93", die wir im Auftrag der LVA Württemberg an einer für die Rehabilitanden dieser LVA repräsentativen Stichprobe von 28 Reha-Kliniken durchgeführt haben, ist u.a. der Frage nachgegangen worden, wie groß eigentlich der Anteil von Reha-Patienten ist, deren gesundheitliche, funktionale und psychosoziale Einschränkungen so gering sind, daß eine Reha-Maßnahme nicht wirklich indiziert war. Diese Gruppe wird häufig mit dem Schlagwort „Kurlauber" bezeichnet, und übertriebene Vorstellungen über ihren größenmäßigen Anteil sind geeignet, die gesamte Rehabilitation in Mißkredit zu bringen.

Bei einer Diskussion dieser Frage wird man davon ausgehen müssen, daß das Rehabilitationssystem in Deutschland wegen seiner spezifischen Eigenarten immer mit dem Problem der Über-Inanspruchnahme konfrontiert sein wird. Zur Grundorientierung unseres Rehabilitationssystems gehört nämlich, Rehabilitationsmaßnahmen nicht nur nach gravierenden Akutereignissen (z.B. Herzinfarkt, Schlaganfall, schwere Operationen) einzusetzen, sondern bei chronisch Kranken auch bereits im Vorfeld manifester Gesundheitsschäden zu intervenieren mit dem Ziel, progrediente Verläufe zu stoppen oder zu verlangsamen, die Funktionsfähigkeit in Beruf und Alltagsleben aufrechtzuerhalten und nach Möglichkeit zu verhindern, daß es überhaupt zu gravierenden Akutereignissen kommt.

Dieser (tertiär-)präventiv ausgerichtete Zweig des deutschen Rehabilitationssystems ist notwendigerweise mit einer gewissen Gefahr der Über-Inanspruchnahme verbunden, weil die Beurteilung der Reha-Bedürftigkeit in diesen Fällen mit einem viel größeren Ausmaß an Ungewißheit behaftet ist, als beispielsweise die Diagnose eines Herzinfarkts. Völlig verhindern ließe sich Über-Inanspruchnahme demnach nur, wenn man diesen präventiv-rehabilitativen Zweig des Versorgungssystems aufgeben und die Indikation von Rehabilitationsmaßnahmen (wie in fast allen anderen Ländern auch) auf Zustände nach gravierenden Akutereignissen beschränken würde. Nach dem bislang geltenden Verständnis von Rehabilitation würde man sich dadurch allerdings ein Problem von massiver *Unter*-Inanspruchnahme bei den Personen einhandeln, die zwar mit chronischen Krankheiten und ihren Folgen leben müssen, aber (noch) keine medizinisch gravierenden Gesundheitsschäden aufweisen. Angesichts der menschlichen und ökonomischen Folgekosten muß bezweifelt werden, ob dies ein Fortschritt wäre (vgl. Gerdes 1995).

Eine andere Frage ist freilich, welche Größenordnung die nicht ganz zu vermeidende Über-Inanspruchnahme annehmen darf, ohne das System insgesamt zu gefährden, und wie groß die Rate der Über-Inanspruchnahme denn eigentlich faktisch ist. Zu dieser zweiten Frage lagen bis zur „Multizentrischen Reha-Studie" keine empirischen Daten, sondern nur Expertenschätzungen vor, die von Größenordnungen zwischen 20% und 40% ausgingen (vgl. Gerdes et al. 1993). Und dies wäre sicherlich eine Rate von Über-Inanspruchnahme, die für ein rational arbeitendes System nicht vertretbar ist.

Um diese Frage mit empirischen Daten beantworten zu können, waren in der Multizentrischen Reha-Studie patientenseitige und arztseitige Daten erhoben worden, aus denen u.a. vier Schweregrade der Reha-Bedürftigkeit nach folgenden Regeln definiert werden konnten:

„Stufe 2":	medizinisch gravierende Fälle: AHB und/oder ärztliche Beurteilung mindestens einer Diagnose als „schwer";
„Stufe 1":	gravierende subjektive Belastungen, aber keine „schweren" Diagnosen: „extrem auffällige" Belastungen in mindestens einer der sechs Unterdimensionen des IRES; keine AHB; Diagnoseschweregrade maximal „mittel";
„unklar"	keine gravierenden subjektiven Belastungen im IRES; „mittlerer" Schweregrad bei mindestens einer Diagnose im Arztbogen;
„Over-use":	eindeutige Über-Inanspruchnahme: keine gravierenden subjektiven Belastungen im IRES; nur „leichter" Schweregrad der Diagnosen im Arztbogen.

Die Studienergebnisse hatten damals für einige Aufregung gesorgt, weil sie zeigten, daß 12% der Stichprobe zur Kategorie „eindeutige Über-Inanspruchnahme" gehörten. Weitere 13% waren als „unklare Fälle" klassifiziert worden, von denen zumindest ein gewisser Prozentsatz ebenfalls zur Kategorie „Über-Inanspruchnahme" gezählt werden müßte, so daß sich insgesamt eine Rate der Über-Inanspruchnahme von 15-20% ergeben hatte (vgl. Gerdes 1996). Diese Rate lag zwar niedriger, als von vielen Experten geschätzt worden war, erschien aber dennoch zu hoch, als daß man sie ohne weiteres tolerieren könnte. Zur „Stufe 1" waren damals 40% und zur „Stufe 2" (medizinisch gravierende Fälle) 35% der Stichprobe zugeordnet worden.

Eine wichtige Frage an die Daten aus der PROTOS-Studie ist deshalb, wie es hier mit der Rate der Über-Inanspruchnahme und den anderen Schweregraden der Reha-Bedürftigkeit aussah. Dazu sind diese Schweregrade nach den gleichen Regeln wie in der Multizentrischen Reha-Studie 1992/93 gebildet worden. Eine zweite Frage ist, ob sich Unterschiede zwischen beiden Studien möglicherweise als Auswirkungen der massiven Umbrüche erklären lassen, denen das Reha-System seit 1994 - also genau zwischen den beiden Studien - ausgesetzt war. Diese zweite Frage wird allerdings nur mit Einschränkungen beantwortet werden können, da die beiden Studienpopulationen nicht ohne weiteres vergleichbar sind.

Die erste Frage wird durch die Abbildung 4.19 beantwortet, in der die Schweregrade der Reha-Bedürftigkeit nach ihrer Häufigkeitsverteilung in der gesamten PROTOS-Stichprobe (mit Ausnahme der neurologischen Kliniken) dargestellt ist.

Abb. 4.19: Schweregrade der Reha-Bedürftigkeit (gesamte Stichprobe)

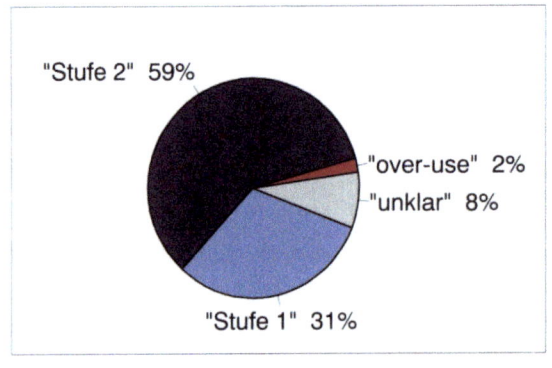

Etwa 60% der gesamten Stichprobe gehörten demnach zur Kategorie „medizinisch gravierende Fälle", weil es sich um eine AHB-Maßnahme handelte und/oder mindestens eine Reha-Diagnose als „schwer" beurteilt wurde. Ca. 30% waren Patienten mit gravierenden subjektiven Belastungen bzw. Funktionseinschränkungen, aber (noch) ohne „schwere" Diagnosen. Wenn man zur Sicherheit zusätzlich die Hälfte der „unklaren" Fälle zur Kategorie „over-use" zählt, ergibt sich eine Rate der Über-Inanspruchnahme von 5-6%, und dies dürfte in der Größenordnung liegen, die man wird tolerieren müssen, wenn man auf der anderen Seite – angesichts diagnostischer Unsicherheit o.ä. – nicht ein neues Problem von Unter-Inanspruchnahme erzeugen will.

Die Frage nach den Schweregraden der Reha-Bedürftigkeit stellt sich allerdings für die Präventions- und psychosomatischen Kliniken noch einmal in verschärfter Form, weil diese Indikationsbereiche häufig im Verdacht stehen, Patienten anzuziehen, die nicht wirklich reha-bedürftig sind. In der Abbildung 4.20 sind deshalb die Schweregrade der Reha-Bedürftigkeit nach Indikationsbereichen aufgeschlüsselt dargestellt.

<u>Abb. 4.20:</u>   Schweregrade der Reha-Bedürftigkeit nach Indikationsbereichen

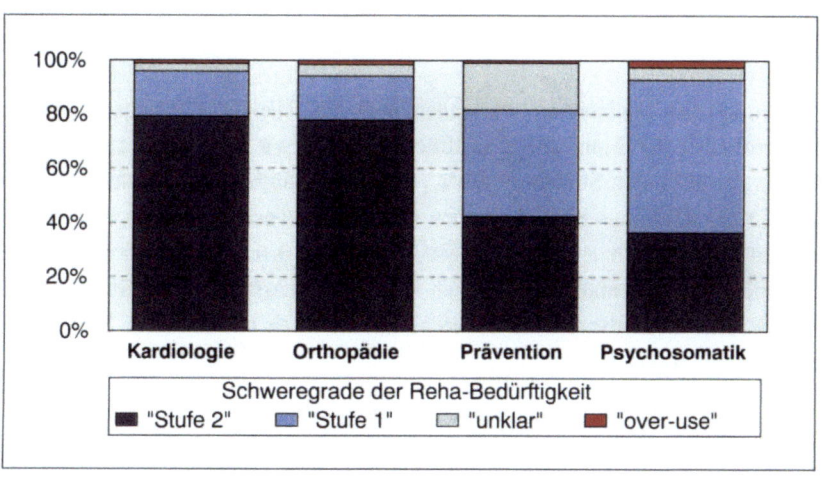

Das Bild aus der Gesamtstichprobe verschiebt sich jetzt insofern, als in den kardiologischen und orthopädischen Kliniken wegen des relativ hohen Anteils an AHB-Fällen ca. 80% der Patienten als „medizinisch gravierende Fälle" eingestuft werden, während der präventiv-rehabilitative Zweig (Stufe 1) nur noch mit ca. 15% besetzt ist. Die Rate der Über-Inanspruchnahme ist in diesen beiden Indikationen so gering, daß sie vernachlässigt werden kann. In den Präventions- und psychosomatischen Kliniken ist der Anteil medizinisch gravierender Fälle mit ca. 40% naturgemäß niedriger, da hier keine AHB-Verfahren vorkommen. Dafür nimmt der präventiv-rehabilitative Zweig mit 40% (Prävention) bzw. 56% (Psychosomatik) einen erheblich größeren Raum ein. In den Präventionskliniken, nicht aber in den psychosomatischen Kliniken, gibt es in der Tat ein gewisses Problem von Über-Inanspruchnahme, wenngleich die Rate von ca. 10%, die sich ergibt, wenn man etwa die Hälfte der „unklaren Fälle" als „over-use" interpretiert, geringer ausfällt, als in diesem Indikationsgebiet zu erwarten war.

Wenn man diese Angaben aus der PROTOS-Studie zunächst einmal in methodisch naiver Weise direkt mit den Daten aus der Reha-Studie von 1992 vergleicht, so zeigen sich einige charakteristische Unterschiede, die möglicherweise nicht nur die beiden Studienpopulationen kennzeichnen, sondern gleichzeitig Entwicklungstendenzen der Rehabilitation in den Jahren 1992 bis 1996 widerspiegeln. Genau zwischen den beiden Studien hat das Rehabilitationssystem massive Umbrüche durchgemacht, die durch Veränderungen der gesetzlichen Rahmenbedingungen und durch eine Verschärfung der Arbeitsmarktsituation letztlich zu einem Rückgang der beantragten und durchgeführten Reha-Maßnahmen um etwa 30% geführt hat. Die Frage ist nun, ob dieser Rückgang alle Schweregrade der Reha-Bedürftigkeit in gleicher Weise betroffen hat, oder ob dadurch strukturelle Veränderungen in der Zusammensetzung der „Reha-Klientel" entstanden sind, so daß auch die Kliniken vor veränderten Aufgaben stehen.

Die Unterschiede zwischen den beiden Studien lassen sich in den folgenden drei Punkten zusammenfassen: In der PROTOS-Stichprobe ist der Anteil medizinisch gravierender Fälle deutlich höher, während der präventiv-rehabilitative Zweig („Stufe 1") geringer besetzt ist. Die Rate der Über-Inanspruchnahme ist in den kardiologischen, orthopädischen und psychosomatischen Kliniken der PROTOS-Studie so gering, daß sie vernachlässigt werden kann, und selbst in den Präventionskliniken liegt sie mit ca. 10% noch erheblich niedriger als in der Reha-Studie von 1992.

Um zu prüfen, ob sich in diesen Unterschieden auch generelle Entwicklungstendenzen der Rehabilitation zwischen 1992 und 1996 ausdrücken, haben wir eine Auswertung für Patienten durchgeführt, die in beiden Studien in etwa vergleichbar sind: Dabei wurden aus beiden Studien nur LVA-Patienten aus kardiologischen und orthopädischen Kliniken einbezogen. Da in diesen Indikationsbereichen der PROTOS-Studie nur AHB-Kliniken vertreten sind, wurden aus der Reha-Studie 1992 ebenfalls nur Kliniken mit AHB-Zulassung ausgewählt. Die Abbildung 4.21 zeigt die Schweregradverteilung der Reha-Bedürftigkeit in den beiden nach diesen Kriterien parallelisierten Stichproben:

Abb. 4.21: Schweregrade der Reha-Bedürftigkeit

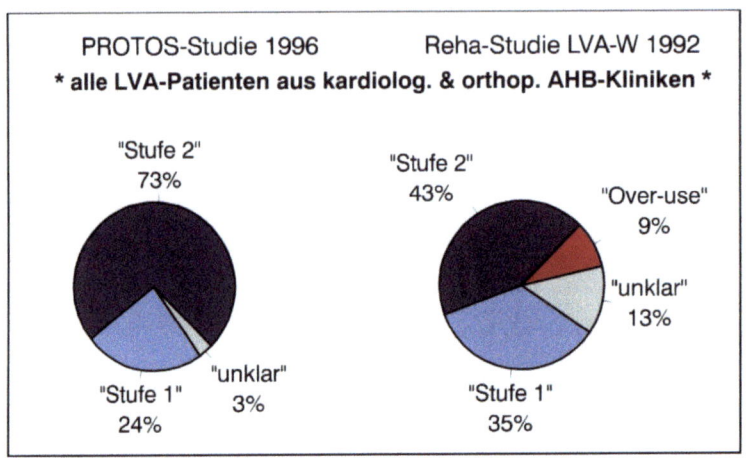

Die beim „naiven Vergleich" der beiden Studien sichtbar gewordenen Unterschiede zeigen sich bei diesem parallelisierten Vergleich in einer eher noch stärker ausgeprägten Weise: Das Problem der Über-Inanspruchnahme ist in der 1996er Stichprobe fast verschwunden, der „präventiv-rehabilitative Zweig" ist auf ein Viertel zurückgegangen, und die medizinisch gravierenden Fälle beherrschen mit einem Anteil von 73% das Gesamtbild. Dieser große Anteil an Fällen der „Stufe 2" resultiert u.a. aus dem relativ hohen AHB-Anteil auch bei den LVA-Patienten aus den kardiologischen und orthopädischen Kliniken der PROTOS-Studie. Aber auch, wenn man die Analyse der Reha-Bedürftigkeit auf die Nicht-AHB-Patienten aus den beiden parallelisierten Stichproben beschränkt, zeigen sich die oben konstatierten Entwicklungstendenzen in gleicher Weise, wie durch die Tabelle 4.3 illustriert wird.

Tab. 4.3: Schweregrade der Reha-Bedürftigkeit bei LVA-Patienten *ohne AHB* (aus kardiologischen oder orthopädischen AHB-Kliniken) PROTOS-Studie 1996 vs. Reha-Studie 1992

	„Stufe 2" (%)	„Stufe 1" (%)	„unklar" (%)	„over-use" (%)
PROTOS-Studie 1996	44	50	6	0
Reha-Studie 1992	27	39	24	10

Natürlich macht auch die parallelisierte Auswertung die beiden Studien noch nicht direkt vergleichbar. Sie zeigt jedoch die Tendenzen einer Entwicklung auf, die in vielen Kliniken beobachtet wird: Die Rate der Über-Inanspruchnahme hat drastisch abgenommen, der präventiv-rehabilitative Zweig hat sich reduziert und dafür ist der AHB-Anteil und der Anteil der anderen medizinisch gravierenden Fälle ganz erheblich angestiegen.

Für die Kliniken bedeutet dies, daß sie es in der weitaus überwiegenden Mehrzahl mit schweren Fällen zu tun haben und daß die Spielräume schwinden, die früher mit dem nicht unbeträchtlichen Prozentsatz leichter Fälle gegeben waren. Möglicherweise zeigen sich diese Tendenzen in den Kliniken der WKA deutlicher als in anderen Reha-Einrichtungen, weil ihnen von den Kostenträgern vielleicht ein größerer Anteil schwerer Fälle zugewiesen wird. Bei der Vielzahl der beteiligten Kostenträger dürfte sich dieser Faktor aber höchstens als Verstärkung eines Trends auswirken, der die Situation auch in den anderen Rehabilitationskliniken zunehmend prägt.

4.3 Reha-Dauer

In der Abbildung 4.22 ist die Dauer der Rehabilitation in den einzelnen Indikationsgruppen dargestellt, wobei die Angaben in der ersten Zeile das arithmetische Mittel der Aufenthaltsdauer bezeichnen:

Abb. 4.22: Dauer der Rehabilitation (Wochen) nach Indikationsgruppen

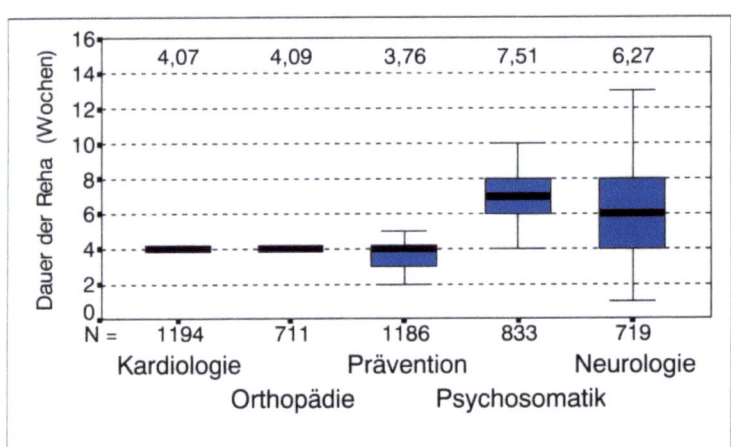

In den kardiologischen und orthopädischen Kliniken haben sich die Reha-Maßnahmen, von wenigen Ausnahmen abgesehen, an die 1996 noch geltende Regeldauer von vier Wochen gehalten. Für zwei Drittel aller Fälle galt dies auch in den Präventionskliniken; für gut ein Viertel war hier allerdings die Maßnahme auch schon nach drei Wochen beendet. In den psychosomatischen Kliniken haben zwei Drittel aller Maßnahmen zwischen 6 und 8 Wochen gedauert und bei immerhin 15% 12 Wochen oder länger. Mit einem Mittelwert von 7,51 Wochen war die Aufenthaltsdauer in diesem Indikationsgebiet im Durchschnitt fast doppelt so lange wie in den kardiologischen und orthopädischen Kliniken. In der Neurologie zeigte die Aufenthaltsdauer mit jeweils 30% bei vier bzw. sechs Wochen und noch einmal 20% bei acht Wochen sowie 15% bei mehr als acht Wochen die größte Variationsbreite.

Bei der Interpretation der Reha-Effekte wird v.a. die längere Aufenthaltsdauer in den psychosomatischen Kliniken als zusätzliche Einflußgröße zu berücksichtigen sein.

KAPITEL 5: ANALYSE DER ZIELAUSWAHL

Wie in Kap. 2.4 erläutert wurde, waren sowohl im Patientenfragebogen als auch im Arztbogen eine Vielzahl möglicher Zielparameter vorgegeben, aus denen bei Reha-Beginn je nach individueller Situation der Patienten die jeweils für den Einzelfall relevanten und aussagekräftigen Parameter ausgewählt werden sollten. Von dieser Möglichkeit ist in den Kliniken in unterschiedlicher Weise Gebrauch gemacht worden, und zwar so, daß ganz typische Unterschiede sowohl zwischen den Indikationsgebieten als auch zwischen den verschiedenen Zieldimensionen (über alle Indikationen hinweg) sichtbar werden. Wir meinen deshalb, daß es sich lohnt, diese Unterschiede aufzuzeigen und einige Interpretationen dazu zur Diskussion zu stellen.

5.1 Zielauswahl im IRES-Patientenprofil

Beim Patientenfragebogen IRES wurde die Zielauswahl anhand des sog. „Patientenprofils" vorgenommen, in dem alle Skalen und Summenscores danach markiert waren, ob sie bei dem betreffenden Patienten im unauffälligen, auffälligen oder extrem auffälligen Bereich lagen (vgl. das Beispiel in Abb. 2.5). In gewisser Weise enthielten damit v.a. die als „extrem auffällig" markierten Skalen die Aufforderung zu prüfen, ob an dieser Stelle nicht eine gravierende Belastung und damit auch ein relevantes Therapieziel vorlag.

Abbildung 5.1 zeigt, wie im Bereich „Risikofaktoren" (bei den 5 meistgenannten Risikofaktoren) in den verschiedenen Indikationsbereichen auf diese Aufforderung reagiert worden ist:

<u>Abb. 5.1:</u>   Zielmarkierungen bei (lt. Patientenangaben) vorhandenen Risikofaktoren

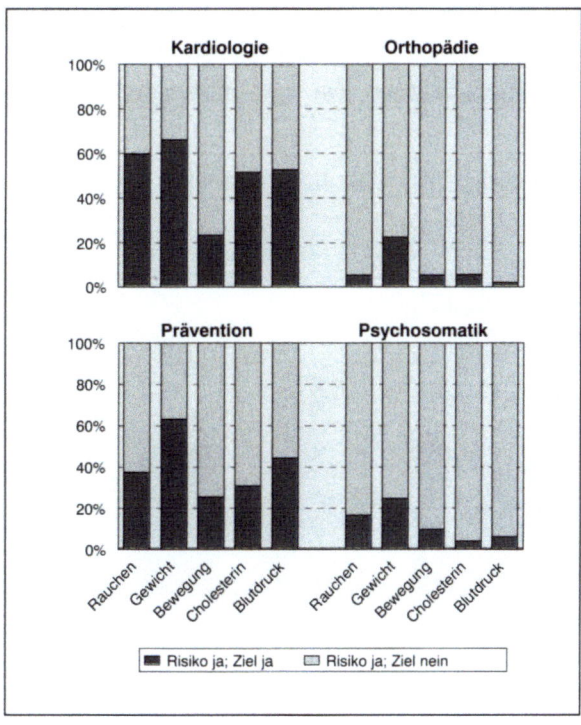

Die Bezugsgröße von 100% enthält jeweils alle Patienten, die im IRES angegeben hatten, der betreffende Risikofaktor liege bei ihnen vor, und im Patientenprofil war dies als „auffällig" gekennzeichnet. Wie die Abbildung 5.1 zeigt, ist in den kardiologischen Kliniken darauf in fast 60% aller Fälle (außer bei „Bewegungsmangel") und in den Präventionskliniken in 30-40% der Fälle mit einer Markierung als Therapieziel reagiert worden. In den orthopädischen und psychosomatischen Kliniken dagegen blieben die Markierungsleisten neben dem Bereich Risikofaktoren (außer gelegentlich bei „Übergewicht) so gut wie unberührt. Überraschend und erklärungsbedürftig ist, daß bei den jeweils ca. 150 Patienten, die in diesen beiden Indikationsgebieten eine Hypercholesterinämie bzw. Hypertonie angegeben hatten, nur bei ca. 3-5% ein entsprechendes Therapieziel im Patientenprofil markiert wurde.

Natürlich kann aus der Nicht-Markierung im IRES-Profil nicht abgeleitet werden, daß der betreffende Risikofaktor nicht zum Gegenstand der Therapie gemacht worden sei und daß in den orthopädischen und psychosomatischen Kliniken Patienten mit Hypertonie oder Hypercholesterinämie nicht behandelt worden seien. Aufgrund der Daten kann nicht mehr gesagt werden, als daß in diesen Fällen im Patientenprofil nichts markiert wurde. Aber auffällig ist schon, daß in den kardiologischen und (in etwas abgeschwächter Form) auch in den Präventionskliniken an diesen Stellen so systematisch anders auf die Signale im Patientenprofil reagiert wurde als in den beiden anderen Indikationsbereichen. Als Erklärung wäre die Hypothese plausibel, daß in Kardiologie und Prävention das gesamte Risikofaktorenkonzept stärker im Bewußtsein der Ärzte verankert ist und daß deshalb Auffälligkeitssignale aus diesem Bereich eher wahrgenommen werden und stärkere Handlungsimpulse auslösen als in Orthopädie und Psychosomatik. Wenn diese Hypothese akzeptiert werden kann, folgt daraus, daß in Orthopädie und Psychosomatik ein gewisser Nachholbedarf in Sachen Risikofaktorenkonzept besteht.

Eine weitere Auswertung zum Thema „Zielauswahl im Patientenprofil" zeigt, daß es ganz typische Präferenzen für bestimmte Zieldimensionen gab - und zwar mehr oder weniger uniform in allen Indikationsgebieten.

Abb. 5.2: „extrem auffällige" Werte vs. Zielmarkierungen (Gesamtstichprobe)

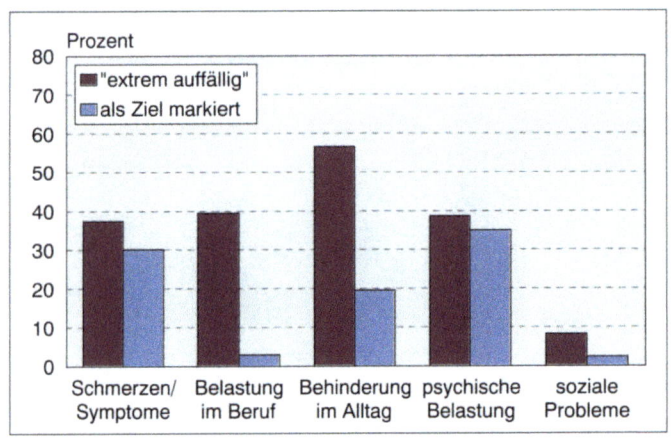

In der Abbildung 5.2 ist dazu für die gesamte Stichprobe dargestellt, welcher Anteil der Patienten in den fünf anderen Unterdimensionen des IRES (außer Risikofaktoren) jeweils „extrem auffällige" Werte aufwies und bei welchem Prozentsatz aller Patienten ein Therapieziel für die betreffende Unterdimension markiert wurde.

In den Bereichen „Schmerzen/Symptome" und „psychische Belastung" wiesen damit ca. 40% der Patienten extrem auffällige Belastungen im Patientenprofil auf, und fast der gleiche Prozentsatz erhielt auch eine Zielmarkierung in diesen Bereichen, wobei die Zielmarkierungen sich nicht nur auf extrem auffällige Belastungen bezogen (vgl. dazu unten Abb. 5.4).

Ganz anders dagegen die Situation in den beiden Unterdimensionen des Funktionalen Status: Bei den „Beanspruchungen im Beruf" waren zwar ebenfalls 40% (der berufstätigen Personen) extrem auffällig, ein Therapieziel wurde hier aber nur bei ca. 5% aller Fälle ausgewählt. Und bei den „Behinderungen im Alltag" war die Diskrepanz mit knapp 60% extrem auffälliger Werte *versus* 20% Zielnennungen kaum weniger krass ausgeprägt. Als Erklärung für diese völlig andere Reaktion auf Auffälligkeitssignale im funktionalen Bereich kommen u.E. zwei Faktoren in Betracht, die sich möglicherweise gegenseitig verstärken:

Zum einen scheinen Belastungen im funktionalen Bereich die Aufmerksamkeit der behandelnden Ärzte nicht in gleicher Weise auf sich zu ziehen, wie dies bei Schmerzen/Symptomen oder psychischen Belastungen der Fall ist. Dies würde bedeuten, daß der ganze funktionale Bereich - der ja eigentlich die zentrale Zieldimensionen der Rehabilitation darstellt (vgl. Kap. 2.3.1) - von den Ärzten in den Rehabilitationseinrichtungen noch nicht mit dem Stellenwert wahrgenommen wird, der ihm eigentlich zukommt.

Ein zweiter Grund für die seltenere Zielauswahl könnte darin liegen, daß die Möglichkeiten zu erfolgversprechenden Interventionen in diesem Bereich als relativ gering eingeschätzt werden. In diesem Fall wäre es ja durchaus vernünftig, auch bei extrem auffälligen Belastungen *kein* Therapieziel zu formulieren, weil man der Ansicht ist, mit den verfügbaren Mitteln sowieso keine Änderung erzielen zu können. Nachfragen bei Ärzten in den betreffenden Kliniken haben ergeben, daß dies v.a. für den Bereich „Beanspruchungen im Beruf" zutrifft. Die Kliniker sehen kaum Möglichkeiten, an belastenden Arbeitsbedingungen etwas zu ändern und verzichten deshalb darauf, Therapieziele zu definieren, die ihnen von vornherein als illusorisch erscheinen. Wenn man in Betracht zieht, daß die Kliniken meistens fernab der Wohnorte und Arbeitsplätze der Rehabilitanden liegen und daß die erforderlichen Interventionen sicherlich nicht nur in einem Telefonat mit dem betriebsärztlichen Dienst der Betroffenen (wenn es ihn denn gibt!) bestehen können, erscheint diese Erklärung plausibel. Wir meinen allerdings, daß die Interventionsmöglichkeiten bei belastenden Beanspruchungen im Beruf noch nicht ausgeschöpft sind und daß an dieser Stelle ein besonders dringlicher Bedarf an der Entwicklung neuer Konzepte und ihrer modellhaften Erprobung besteht. (Zu neueren Ansätzen in dieser Richtung vg. z.B. Persson et al. 1999, Claros-Salinas et al. 1999, Meier et al. 1999.) Das Argument der mangelnden Interventionsmöglichkeiten trifft hier zwar für die einzelnen Kliniken, nicht aber für die Rehabilitation insgesamt zu, denn sie muß sich fragen lassen, weshalb solche Möglichkeiten bisher nicht intensiver entwickelt und erprobt worden sind.

Für den Bereich der Behinderungen im Alltag kann dieses Argument denn auch in den einzelnen Kliniken kaum geltend gemacht werden: Schließlich ist mit Physio-, Ergo- und Bewegungstherapie der wahrscheinlich größte Teil des therapeutischen Arsenals in den Kliniken (außer in der Psychosomatik) auf diesen Bereich gerichtet, und deshalb stellt sich hier die Frage, weshalb Therapieziele trotz massiver Auffälligkeiten bei den Patienten so selten gewählt werden, in verschärfter Form. Als eine mögliche Erklärung käme in Betracht, daß man angesichts der langjährig chronifizierten Krankheitsprozesse und Behinderungen den bestehenden Interventionsmöglichkeiten keine besonders große Wirksamkeit zutraut und deshalb höchstens kleine Verbesserungen erwartet, die keine Definition eines Therapieziels rechtfertigen. Genau das gleiche Argument aber trifft auf den Bereich „Schmerzen/Symptome" ebenfalls zu - und hier werden trotzdem viel häufiger Therapieziele definiert.

Wir meinen deshalb, daß die gesamte funktionale Perspektive, die eigentlich das Spezifische an der Rehabilitation ausmacht, trotz der Verbreitung von Schlagworten wie *„disabilities"*, *„handicaps"* oder „Sicherung der Erwerbsfähigkeit" vor allem bei den Ärzten in den Rehabilitationseinrichtungen noch nicht ausreichend wahrgenommen und in das „medizinische Weltbild" integriert worden ist.

Um zu zeigen, daß es hierbei auch einige indikationsspezifische Unterschiede gibt, ist in Abbildung 5.3 für vier Zielbereiche des IRES die Gegenüberstellung von extremen Belastungen und Zielauswahlen nach Indikationsbereichen aufgeschlüsselt dargestellt.

Abb. 5.3: Extreme Belastungen vs. Zielauswahl nach Indikationsgebieten

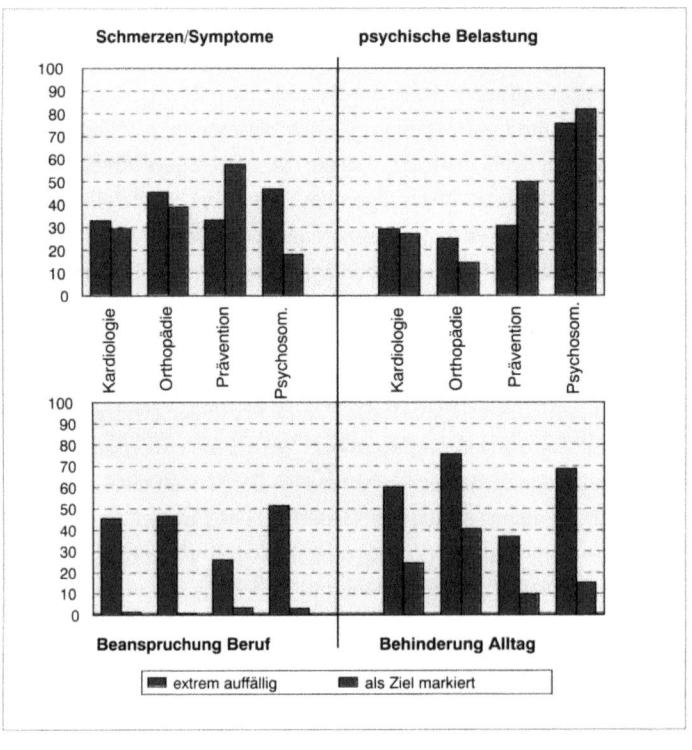

Aus den Unterschieden, die bei diesem Vergleich sichtbar werden, sollen im Folgenden nur die psychosomatischen Kliniken herausgegriffen werden, da hier sowohl im Bereich „Schmerzen/Symptome" als auch im Bereich „Behinderungen im Alltag" einerseits zwar außerordentlich hohe Belastungen vorlagen, andererseits aber darauf am seltensten mit einer Nennung als Therapieziel reagiert wurde. Das gleiche Phänomen war in einer Pilotstudie zum Verfahren der „zielorientierten Ergebnismessung" aufgefallen (vgl. Gerdes 1998), und wahrscheinlich dürfte der damalige Erklärungsversuch auch für die PROTOS-Studie zutreffen:

„Wie Diskussionen mit Therapeuten aus den psychosomatischen Kliniken ergeben haben, erscheinen Schmerzen und Einschränkungen der Funktionsfähigkeit im Alltag aus psychosomatischer Sicht als sekundäre Folgen der psychischen Grundproblematik, und man scheut sich offenbar, eine „oberflächliche" Verbesserung auf der „Symptom-Ebene" als Therapieziel zu deklarieren. Da jedoch die „Funktionsfähigkeit in Beruf und Alltagsleben" die zentrale Zieldimension der Rehabilitation darstellt, müßte u.E. in den psychosomatischen Kliniken neu diskutiert werden, in welchem Verhältnis die funktionalen Ziele der Rehabilitation zu den psychodynamischen bzw. psychostrukturellen Zielen der Psychosomatik stehen. ... Selbst wenn Schmerzen „nur" ein Symptom einer tieferliegenden psychischen Störung sind, sollte sich eine Verbesserung dieser Störung - zumindest mittelfristig - auch in einer Verbesserung von Schmerzen und anderen Symptomen äußern, und insofern wäre es wohl keine Verletzung der psychosomatischen Theorie, wenn Therapieziele auch auf der Symptomebene definiert würden" (ebd., S. 228).

Die Analyse der Zielauswahlen im Patientenprofil soll abgeschlossen werden durch eine Auswertung, in der bei allen Zielnennungen geprüft wurde, mit welchem Schweregrad der betreffende Parameter im Patientenprofil gekennzeichnet war.

Abb. 5.4:   Schweregrade im Patientenprofil bei den ausgewählten Zielen

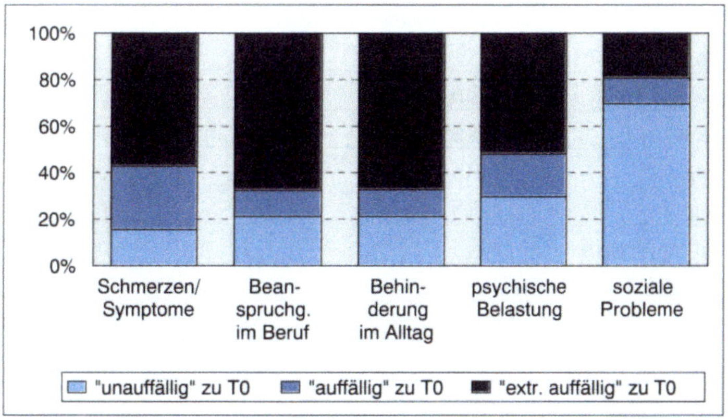

Wie Abbildung 5.4 illustriert, zogen - mit Ausnahme des Bereichs „soziale Probleme", der aber nur selten extrem auffällig war - erwartungsgemäß die extrem auffälligen Belastungen die meisten Nennungen auf sich. In ca. 30-50% aller Fälle aber wurden Therapieziele auch dann ausgewählt, wenn die betreffenden Skalen nur im auffälligen oder unauffälligen Bereich lagen. Auf dieses Ergebnis haben wir bei der Diskussion darüber, ob das ZOE-Verfahren nicht von dem statistischen Phänomen einer „Regression zur Mitte" profitiere, Bezug genommen (vgl. Kap. 2.6).

5.2 Zielauswahl im Arztbogen

Der Arztbogen, der in Kardiologie, Orthopädie und Prävention eingesetzt wurde, bot im kardiologischen Teil 11, im orthopädischen Teil 18 (mit z.T. mehreren Meßgrößen) und im „freien" Teil 7 Zielparameter an, aus denen vom behandelnden Arzt die individuell relevanten ausgewählt werden sollten. In Tabelle 5.1 ist zusammengestellt, wie häufig die einzelnen Ziele in den drei Indikationsgebieten genannt wurden:

Tab. 5.1: Häufigkeitsverteilung der Zielauswahlen (in Prozent) im Arztbogen

Zielparameter	Maß	Kardiologie	Orthopädie	Prävention
kardiologischer Teil				
max. symptomlimit. Wattleistung	Watt	58,6	,1	-,-
Trainingsleistung	Watt	58,6	-,-	-,-
Blutdruck	mm Hg	23,0	1,2	23,9
Gesamt-Cholesterin	mg %	44,0	,9	19,7
LDL-Cholesterin	mg %	39,4	,5	9,9
Gewicht	kg	42,6	12,0	40,4
Rauchen	Zig./Tag	5,4	1,1	5,2
Belastungsdyspnoe	NRS	27,1	,5	5,6
Angina-pectoris-Beschwerden	NRS	12,0	,4	3,0
Herzrhythmus-Störungen	NRS	10,4	,4	1,9
orthopädischer Teil				
1. Dorsopathien				
Wirbelsäulenbeweglichkeit	Winkelmaße	,9	21,8	1,4
Schmerzreduktion	NRS	10,4	48,2	70,4
Muskelkräftigung	NRS	1,3	33,2	22,6
Muskellockerung	NRS	5,5	36,4	58,3
neurologische Symptomatik	NRS	,1	5,4	,2
2. Arthrosen (Gelenk 1 und Gelenk 2)				
Gelenkbeweglichkeit	Grad	,3	49,9	,8
Schmerzlinderung	NRS	2,5	49,7	21,1
Stabilitätsverbesserung	NRS	,1	14,4	,6
Muskelkräftigung	NRS	,2	41,7	,2
3. Arthritiden				
entzündliche Aktivität	Labor / NRS	,2	,5	-,-
Schmerzlinderung	NRS	,2	,5	,3

Wie ein Blick über die Tabelle zeigt, förderte die Analyse der Zielauswahl keine großen Überraschungen zutage: Die ausgewählten Ziele bezogen sich, von wenigen Ausnahmen abgesehen, auf das eigene Fachgebiet, und von der Einladung, die fachübergreifende medizinische Perspektive der Rehabilitation durch Einbeziehung von Therapiezielen aus dem jeweils anderen Fachgebiet zu nutzen, wurde relativ wenig Gebrauch gemacht. In der Kardiologie wurde eigentlich nur bei Rückenschmerzen etwas im orthopädischen Fachgebiet „gewildert", und in der Orthopädie traf dies beim Körpergewicht zu. Am Rande sei hier angemerkt, daß bei den 175 orthopädischen Patienten, die im IRES einen erhöhten Blutdruck als Risikofaktor angegeben hatten, auch im Arztbogen nur in 9 Fällen der Blutdruck als Therapieziel ausgewählt wurde. Beim Risikofaktor Hypercholesterinämie liegen die Dinge ganz ähnlich (7 Zielnennungen im Arztbogen bei 123 Risikoträgern). Damit kann die sehr niedrige Quote von Zielmarkierungen im Bereich Risikofaktoren des IRES-Profils (vgl. Abb. 28) nicht dadurch erklärt werden, daß die Zielmarkierungen vom IRES-Profil auf den Arztbogen verlagert worden wären. Das Fazit aus der Analyse der Zielauswahl im Patientenprofil - daß nämlich in Orthopädie (und Psychosomatik) ein gewisser Nachholbedarf in Sachen Risikofaktorenkonzept bestehe - wird also durch die Zielauswahl im Arztbogen noch einmal bestätigt.

Eine fächerübergreifende Perspektive wurde am ehesten in den Präventionskliniken realisiert, wo orthopädische (Schmerzlinderung, Muskellockerung und -kräftigung bei Patienten mit Rückenschmerzen) und kardiologische Ziele (Senkung von Blutdruck, Cholesterin und Körpergewicht) gleichermaßen ausgewählt wurden - und zwar häufig bei denselben Patienten.

In den psychosomatischen Kliniken war ein Arztbogen eingesetzt worden, der im Ergebnisteil 11 Skalen der „Symptom-Checklist" (SCL-90-R) sowie 4 zusätzliche Zielparameter (Rauchen, Blutdruck, Gewicht und Schmerzen) und 5 sog. „freie" Zielparameter enthielt. Die Skalen des SCL-90-R wurden mit folgenden Häufigkeiten als Ziele ausgewählt: Depressivität 49,8%, soziale Unsicherheit 43,8%, Ängstlichkeit 42,2%, Somatisierung 32,2%, Globalwert 24,2%, Zwanghaftigkeit 21,4%, phobische Angst 18,1%, Aggressivität 13,8%, paranoides Denken 12,6%, Psychotizismus 8,4%, Beschwerdenanzahl 6,6%.

Bei den oben genannten zusätzlichen Zielparametern im psychosomatischen Arztbogen ist ein Vergleich der Zielauswahl mit den Patientenangaben im IRES aufschlußreich, um einschätzen zu können, in wievielen Fällen überhaupt ein Problem vorlag. „Rauchen" wurde in 55 Fällen als Ziel ausgewählt; bezogen auf 266 „Risikoträger" entspricht dies einer Quote von 21%. Beim „Übergewicht" standen 79 Zielnennungen 269 Risikoträgern gegenüber (29%), und beim „Blutdruck" lauteten die entsprechenden Zahlen 8 vs. 131 (6%). Die Skala „Schmerzreduktion" im Arztbogen wurde bei 85 Patienten als Ziel gewählt; im Vergleich zu den 183 Patienten, die auf der Schmerzskala des IRES „extrem auffällige" Werte aufwiesen, ist dies eine Quote von 46%. Damit ist in der Psychosomatik, ebenso wie in der Orthopädie, v.a. die Senkung erhöhter Blutdruckwerte als Therapieziel sehr stark unterrepräsentiert.

Im Arztbogen für die neurologischen Kliniken war eine Zielauswahl nicht vorgesehen, so daß sich hier auch die Analyse der Zielauswahl erübrigt.

„Freie Zielparameter"

Bei den sog. „freien" Zielparametern waren wir aus methodischer Sicht v.a. darauf gespannt, ob die Möglichkeit, freitextlich Zielparameter anzugeben, die aus Sicht der behandelnden Ärzte für die Patienten relevant waren, neue indikationsspezifische oder indikationsübergreifende Parameter ergeben würde, die dann in eine modifizierte Version des Arztbogens übernommen werden könnten. Um das Ergebnis vorwegzunehmen: Von der angebotenen Möglichkeit wurde in größerem Maße nur in den psychosomatischen und Präventionskliniken Gebrauch gemacht, und die dort von den Ärzten zusätzlich vorgeschlagenen Ziele liefern sicherlich für indikationsspezifische Arztbögen wertvolle Hinweise, sind aber für einen möglichst mehrere Indikationsgebiete umfassenden Arztbogen nur begrenzt hilfreich. Positiv gewendet bedeutet dieses Fazit gleichzeitig, daß der in der PROTOS-Studie eingesetzte Arztbogen die meisten praktikablerweise einsetzbaren Zielparameter bereits enthält.

An erster Stelle der zusätzlichen Nennungen standen in allen Indikationsbereichen Ziele, die sich zu zwei generellen Kategorien zusammenfassen lassen, und zwar „Allgemeine Roborierung / Abbau von psycho-physischer Erschöpfung / Belastbarkeit" einerseits und „psychische Stabilisierung" andererseits. Dies sind Ziele, die u.E. zwar im Patientenfragebogen ausreichend vertreten sind, die aber dennoch relativ häufig im Arztbogen vermißt wurden und deshalb möglicherweise auch dort eingefügt werden sollten.

In den kardiologischen Kliniken wurde nur in etwa einem Drittel aller Fälle überhaupt ein freier Zielparameter angegeben. Neben den beiden generellen Zielen wurden v.a. postoperative Symptome (7,4%), Laborparameter wie Blutzucker, Triglyzeride (2,4%), und diagnostische Abklärung (1,7%) angegeben.

In der Orthopädie erschienen den behandelnden Ärzten zusätzliche Parameter nur in 20,5% aller Fälle erforderlich, wobei neben den beiden generellen Kategorien die Verbesserung der Mobilität relativ häufig (6,7%) genannt wurde.

Mit zusätzlichen Zielen in 90,3% aller Fälle war in den Präventionskliniken der Ergänzungsbedarf zum Arztbogen offensichtlich am stärksten ausgeprägt. Die beiden generellen Kategorien standen auch hier weit an der Spitze aller Nennungen. Mit jeweils 10,4% wurden außerdem „Stressbewältigung" und Laborparameter (Blutzucker, Triglyzeride, Nierenparameter) relativ häufig als Therapieziele aufgeführt.

In den psychosomatischen Kliniken wurden in 52,9% aller Fälle ein oder mehrere zusätzliche Ziele angegeben. Erwartungsgemäß gab es dabei eine Fülle von sehr spezifischen Zielen, die von „Äußerung von Gefühlen", „Konfliktfähigkeit", über „psychodynamische Introspektion", „Selbstwert/Selbstbild" bis zu „Sinnfragen", „sozialer Isolierung" und „Suchtproblemen" reichten. Eine Sonderstellung nahm das Ziel „Tinnitus-Symptomatik" ein, das mit 5,5% zwar relativ häufig vorkam, aber nur auf eine Klinik mit einer Spezialisierung auf diesem Gebiet beschränkt war. Insgesamt liegt mit den freien Parametern aus den psychosomatischen Kliniken für die Gestaltung eines spezifischen Arzt- (bzw. Therapeuten-)bogens eine Fülle von Anregungen vor, die wir Interessenten gerne in detaillierterer Form zur Verfügung stellen.

Kap. 5: Analyse der Zielauswahl   - 73 -

Die Anzahl der ausgewählten Ziele in den einzelnen Indikationsgebieten ist aus Abbildung 5.5 ersichtlich:

Abb. 5.5:   Anzahl der ausgewählten Ziele im Arztbogen

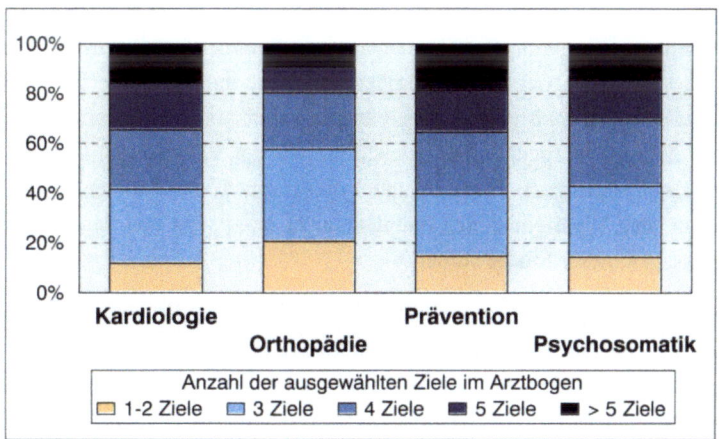

Mit durchschnittlich 4 Zielen ist in den Kliniken eine vernünftig erscheinende Anzahl von Zielen definiert worden, wobei der methodisch etwas problematische Fall einer Definition von nur einem einzigen Ziel relativ selten (bei 2-5%) vorkam. Problematisch ist dieser Fall deshalb, weil mit der Auswahl eines geeigneten Parameters, der z.B. durch Medikamente stark beeinflußt werden kann, der mittlere Zielerreichungsgrad kräftig angehoben werden könnte, da er sich nur auf diesen einen Parameter beziehen würde.

KAPITEL 6: ERGEBNISSE IN DER GESAMTSTICHPROBE

In diesem Kapitel werden die Veränderungen analysiert, die am Ende der Rehabilitation, nach 6 und nach 12 Monaten auf den individuell ausgewählten Zielvariablen festgestellt wurden, und zwar jeweils gegenüber den entsprechenden Werten zu Reha-Beginn.

Im ersten Abschnitt werden einige zusammenfassende Summenscores sowohl für die gesamte Stichprobe (mit Ausnahme der neurologischen Kliniken, in denen der Patientenfragebogen IRES nicht erhoben wurde) als auch für die einzelnen Indikationsgebiete dargestellt, um einen Überblick über die Studienergebnisse zu erleichtern. Bei der Vielzahl von Ergebnisparametern, Indikationen, Diagnosegruppen, Kliniken und Untergruppen von Patienten besteht sonst die Gefahr, daß man „den Wald vor lauter Bäumen" nicht mehr sieht und den Überblick über die wichtigsten Aussagen dieser Studie verliert.

In den weiteren Kapiteln (7-11) folgt dann die Darstellung der Ergebnisse aus den einzelnen Indikationsgebieten, wobei der Patientenfragebogen IRES und der Arztbogen jeweils in getrennten Abschnitten analysiert werden. Vergleiche zwischen den einzelnen Kliniken eines Indikationsgebiets werden nur in Ausnahmefällen vorgenommen - und dann mit dem Ziel zu demonstrieren, wie problematisch solche Vergleiche sind, wenn nicht zuvor geprüft wurde, ob wichtige Einflußgrößen zwischen den Kliniken gleich verteilt sind oder bei der Auswertung kontrolliert werden können.

Wenn im Folgenden nicht durchgängig von „Veränderungen der Zielvariablen im Zeitverlauf", sondern auch von „Ergebnissen der Rehabilitation", „Reha-Effekten" oder „Ergebnisqualität" gesprochen wird, muß darauf hingewiesen werden, daß die kausale Zuordnung, die in den letzteren Ausdrücken als direkte und monokausale Beeinflussung der Zielvariablen durch die Reha-Maßnahmen suggeriert wird, bei der methodischen Anlage dieser Studie als „Verlaufsmessung ohne Kontrollgruppe" im strikten Sinne nicht nachgewiesen werden kann. Für einen solchen Kausalitätsnachweis wäre ein randomisiertes Studiendesign erforderlich, in dem eine Gruppe von positiv begutachteten Reha-Antragstellern randomisiert in eine Reha-Gruppe mit einer normalen Durchführung der Maßnahmen einerseits und eine Kontrollgruppe andererseits aufgeteilt würde, in der während der Studienlaufzeit (ca. 15-18 Monate) keine Reha-Maßnahmen durchgeführt werden. Dieses Design kann jedoch in der Rehabilitation aus juristischen und ethischen Gründen nicht realisiert werden, und deshalb werden Daten aus „naturalistischen" Verlaufsstudien auch weiterhin die wichtigste Informationsquelle bleiben, um die Effekte der Rehabilitation einzuschätzen.

Festzuhalten bleibt jedoch, daß die Zuordnung von gemessenen Veränderungen zu den Wirkungen der Maßnahmen in solchen Verlaufsstudien den logischen Charakter eines „Plausibilitätskalküls", und nicht den eines „Beweiskalküls" hat. Der Grad der Plausibilität kann dabei z.B. durch Auswertungen erhöht werden, in denen gezeigt wird, daß Untergruppen, in denen geringere Effekte zu erwarten sind, auch tatsächlich geringere Veränderungen aufweisen. In unseren Daten können solche Zusammenhänge an mehreren Stellen aufgezeigt werden, und wir werden bei entsprechender Gelegenheit darauf hinweisen. Auf jeden Fall aber ist eine *monokausale* Interpretation der Veränderungen problematisch, wenn z.B. gezeigt werden kann, daß bei Patienten mit Hüftarthrosen die mittel- und längerfristigen Veränderungen nach Implantation einer Endoprothese sehr viel günstiger ausfallen als bei konservativ behandelten Patienten. In diesem Fall setzen sich die gemessenen Veränderungen ganz offensichtlich aus den Wirkungen der Operation und denjenigen der Reha-Maßnahmen zusammen, so daß die Rehabilitation nur einen Teil der Veränderungen als Auswirkungen ihrer Maßnahmen für sich reklamieren könnte.

6.1 Patientenfragebogen IRES

In der Abbildung 6.1 ist ein zusammenfassender Überblick zur patientenseitig erfaßten Ergebnisqualität in den elf WKA-Kliniken dargestellt, in denen der Patientenfragebogen IRES erhoben wurde (ohne Neurologie).

Abb. 6.1: Ziel-Summenscore IRES: Mittelwerte und Effektstärken der Veränderung Aufnahme - Entlassung - nach 6 Mon. - nach 12 Mon.

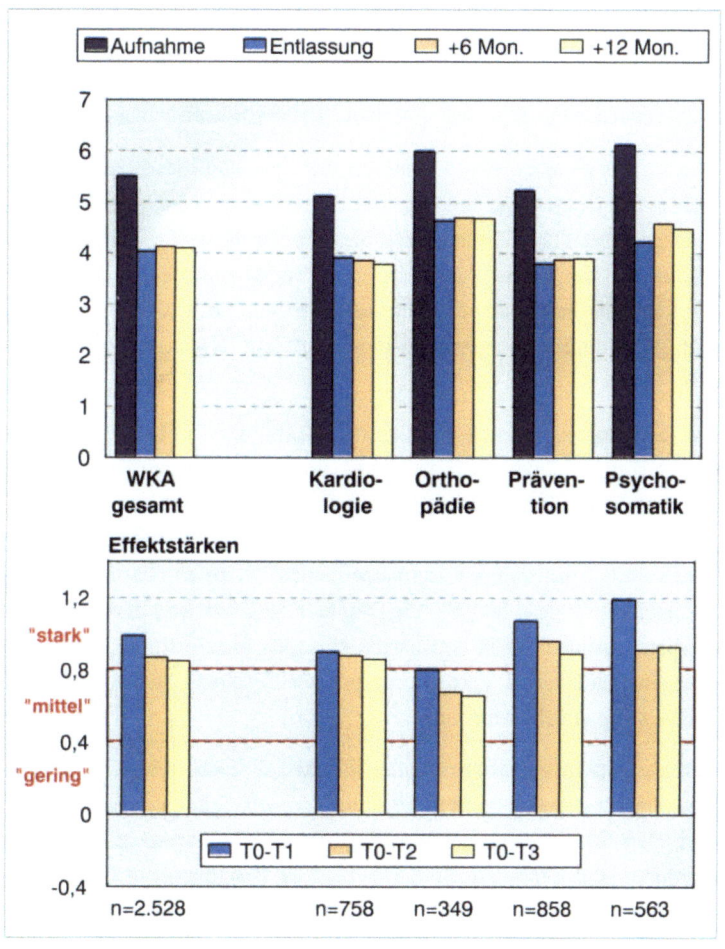

Im IRES-Zielsummenscore der Abbildung 6.1 sind pro Patient die individuell ausgewählten Zielparameter des Patientenfragebogens enthalten, so daß dieser Parameter als zusammenfassender Ausdruck der individuellen reha-relevanten Problemlagen im somatischen, funktionalen und psychosozialen Bereich zu verstehen ist. Der Score ist von 0 - 10 skaliert und negativ gepolt (hohe Werte = hohe Belastungen). Im unteren Teil der Graphik sind die Effektstärken der Veränderung (jeweils gegenüber der Aufnahmemessung) angegeben, wobei Werte bis 0.4 als „geringe", Werte zwischen 0.4 und 0.8 als „mittlere" und Werte über 0.8 als „starke" Effekte interpretiert werden. Außerdem sind die Fallzahlen aufgeführt, auf die sich die Auswertungen beziehen, wobei nur Patienten berücksichtigt wurden, bei denen zu allen Erhebungszeitpunkten gültige Werte vorlagen.

Die Abbildung 6.1 bildet in gewisser Weise den Hintergrund, auf dem alle weiteren Einzelanalysen zu sehen sind: Bezogen auf die gesamte Stichprobe zeigten sich am Ende der Rehabilitation starke Effekte, die nach 6 und 12 Monaten zwar leicht zurückgingen, aber immer noch im Bereich starker Effekte lagen. Überraschend an diesem Ergebnis ist, daß die Rückbildung der Effekte nach 6 Monaten bei weitem nicht so deutlich ausfiel, wie erwartet worden war, und daß vor allem die Effekte nach 12 Monaten beinahe noch auf dem gleichen Niveau lagen wie nach 6 Monaten. Dies bedeutet, daß die subjektiven Belastungen und Funktionseinschränkungen, die in besonderer Weise zum Gegenstand der Rehabilitation gemacht worden waren, sich in ihrer Summe ausgesprochen nachhaltig und dauerhaft verbessert haben.

Dieses Fazit kann in fast gleicher Weise auch auf die einzelnen Indikationsgebiete übertragen werden. Lediglich in der Orthopädie scheinen die Effekte eine ganze Stufe niedriger zu liegen. Bei näherem Zusehen zeigt sich allerdings, daß dies nur für die eine der beiden orthopädischen Kliniken zutrifft, in der ein großer Anteil an konservativ behandelten Patienten mit Osteoarthrosen und mit chronischen Rückenleiden vertreten war. In der anderen Klinik mit einem höheren Anteil an AHB-Patienten lagen die Effekte auf dem Niveau der kardiologischen Kliniken (vgl. Kap. 8).

Besonders starke Effekte zeigten sich zu allen Meßzeitpunkten in den Präventions- und psychosomatischen Kliniken, in denen auch die mittel- und längerfristigen Veränderungen eindeutig im Bereich großer Effektstärken lagen. Dieses Resultat verdient besonders hervorgehoben zu werden, weil in gesundheitspolitischen Diskussionen und auch in medizinischen Fachkreisen immer wieder bezweifelt wird, daß bei den betreffenden Patienten überhaupt eine begründete Indikation zur Rehabilitation bestehe. Wie die Daten zeigen, war jedoch die Eingangsbelastung dieser Patienten nicht geringer als in den kardiologischen oder orthopädischen Kliniken, und die Effekte lassen eine nachhaltige Verbesserung dieser Belastung auch noch 12 Monate nach Abschluß der Reha-Maßnahmen erkennen.

Trotz der im Durchschnitt ausgesprochen guten Effekte hat es aber in allen Indikationsgebieten natürlich auch Patienten gegeben, deren Belastungen sich kaum verändert oder sogar verschlechtert haben. Den Mittelwerten der Veränderungen sieht man nicht an, ob sie nicht auch so zustandegekommen sind, daß sich für einen Teil der Patienten sehr hohe Verbesserungen und für einen vielleicht auch recht großen Teil kleinere oder größere Verschlechterungen ergeben haben. (Eine solche sehr ungleichmäßige Verteilung der Effekte würde allerdings bei der

Kap. 6: Ergebnisse in der Gesamtstichprobe — 77 —

von uns gewählten Variante der Effektstärkenberechnung durch eine niedrige Effektstärke „bestraft".) Die Häufigkeitsverteilung der Verschlechterungen und Verbesserungen des Zielsummenscores ist in Abbildung 6.2 für die gesamte Stichprobe dargestellt.

<u>Abb. 6.2:</u>   IRES-Zielsummenscore: Differenz Aufnahme vs. Entlassung.

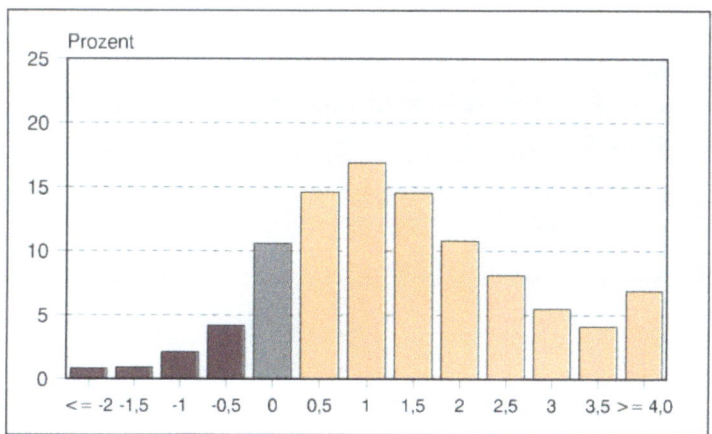

Die in der Graphik angegebenen Differenzen zwischen Aufnahme- und Entlassungswert umfassen jeweils ein Intervall von 0,25 Skalenpunkten unter- und oberhalb des aufgeführten Wertes. Unter Berücksichtigung der Standardabweichung von ca. 1,5 können die Differenzen folgendermaßen interpretiert werden: 0,5 bedeutet eine „leichte", 1 eine „mittlere" und alle Werte von 1,5 und darüber eine „starke" Verbesserung. Im Bereich der Verschlechterung (negative Werte der Differenzen) gelten die gleichen Interpretationsregeln.

Leichte bis starke Verschlechterungen haben sich demnach in ca. 8% aller Fälle, keine nennenswerten Veränderungen bei 10%, leichte Verbesserungen bei 15%, mittlere Verbesserungen bei 17% und starke Verbesserungen bei 50% ergeben. Dies bedeutet, daß bei zwei Drittel aller Patienten mittlere bis starke Verbesserungen erzielt werden konnten.

Zwischen den Indikationen gab es in dieser Verteilung lediglich Unterschiede in der Weise, daß der Anteil der leichten bis starken Verschlechterungen in Kardiologie und Orthopädie mit 10% bzw. 10,8 % etwas höher als im Durchschnitt lag und daß in den psychosomatischen Kliniken bei 63% aller Patienten „starke" Verbesserungen erzielt wurden.

Bei den Nachbefragungen nach 6 und 12 Monaten stieg der Anteil der leichten bis starken Verschlechterungen auf ca. 13%, wobei etwa die Hälfte in den Bereich der leichten Verschlechterungen fiel. Die Besetzung der leichten und mittleren Verbesserungen war leicht rückläufig, während der Anteil starker Verbesserungen konstant blieb. Damit ist die Verteilung der Differenzen bei den Nachbefragungen recht ähnlich wie in Abb. 6.2, nur daß der Anteil „leichter Verschlechterungen" etwas höher und der Prozentsatz leichter und mittlerer Verbesserungen geringfügig niedriger ausfiel.

Das Fazit der ausgesprochen guten kurz-, mittel- und längerfristigen Effekte gilt für den Zielsummenscore des IRES, in dem alle individuell ausgewählten Zielparameter zusammengefaßt sind. Bezogen auf die Unterdimensionen des IRES zeigten die Effektstärken der Veränderungen sehr charakteristische Unterschiede, die in der Abbildung 6.3 für die gesamte Stichprobe dargestellt sind. Danach wurden in den Bereichen „Schmerzen/Symptome" und „psychische Belastung" die besten Effekte erzielt. Als „gering" zu interpretierende Veränderungen resultierten für den Bereich „Beanspruchung im Beruf", der auch nur sehr selten als Therapieziel ausgewählt wurde, und für den Bereich „Risikofaktoren", wo sich die Effekte bei den follow-up-Erhebungen allerdings noch leicht verbesserten. Mit stabilen „mittleren" Effekten nahmen die Bereiche „Behinderung im Alltag" und „soziale Probleme" einen mittleren Rang ein.

Abb. 6.3:   Effektstärken der Veränderung auf den Unterdimensionen des IRES (ZOE-Messung)

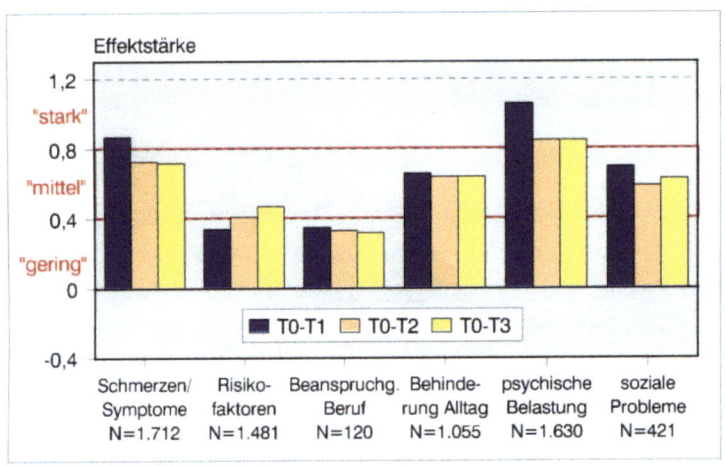

Betrachtet man die Abbildung 6.3 auf dem Hintergrund der Zielauswahlen, die zu Reha-Beginn im IRES-Profil getroffen wurden (vgl. Abb. 5.2 und 5.3), so fällt auf, daß der Anteil der Zielnennungen gerade in den Bereichen am höchsten war, in denen auch die besten Effekte erzielt wurden. Werden die Präferenzen bei der Zielauswahl (als Verhältnis der ausgewählten Ziele zu den extrem auffälligen Belastungen im Patientenprofil) in eine Rangreihe gebracht, so ergibt sich genau die gleiche Reihenfolge wie bei den Effekten: von den „Beanspruchung im Beruf" mit den seltensten Nennungen und geringsten Effekten über „Risikofaktoren", „soziale Probleme", „Behinderung im Alltag", bis zu „Schmerzen/Symptome" und „psychische Belastungen" mit den höchsten Nennungsquoten und den besten Effekten.

Ganz ähnliche Zusammenhänge sind in der Pilotstudie zum ZOE-Verfahren ermittelt worden (vgl. Gerdes 1998). Da aber die Ergebnisse dieser Studie erst nach Abschluß der Erhebungen in der PROTOS-Studie publiziert worden sind und auch sonst keine Veröffentlichungen über die unterschiedlichen Effekte auf den einzelnen Unterdimensionen des IRES vorlagen, bleibt als plausible Erklärung für die frappierende Konkordanz zwischen Zielauswahlen und Effekten eigentlich nur, daß es in den Reha-Einrichtungen anscheinend ein sehr gutes Gespür dafür gibt, in welchen Bereichen mit den verfügbaren Mitteln Verbesserungen bewirkt werden können und in welchen nicht.

Die **Krankheitstage** im Jahr vor der Rehabilitation haben sich in den 12 Monaten danach um durchschnittlich ca. 12 Tage verringert. Ohne die Präventionskliniken, deren Patienten im Jahr vor der Rehabilitation mit 15,6 Tagen bereits einen „normalen" Krankenstand aufwiesen, betrug die durchschnittliche Abnahme in den anderen Kliniken 16,2 Tage. Wie die Abbildung 6.4 veranschaulicht, war die Reduktion in den psychosomatischen Kliniken mit 22,3 Tagen am stärksten ausgeprägt (bei allerdings fast doppelt so langer Dauer der Rehabilitation!).

Abb. 6.4: Veränderung der Krankheitstage 12 Mon. vor Reha vs. 12 Mon. nach Reha
Mittelwerte und ± 95% Konfidenzintervalle der Mittelwerte

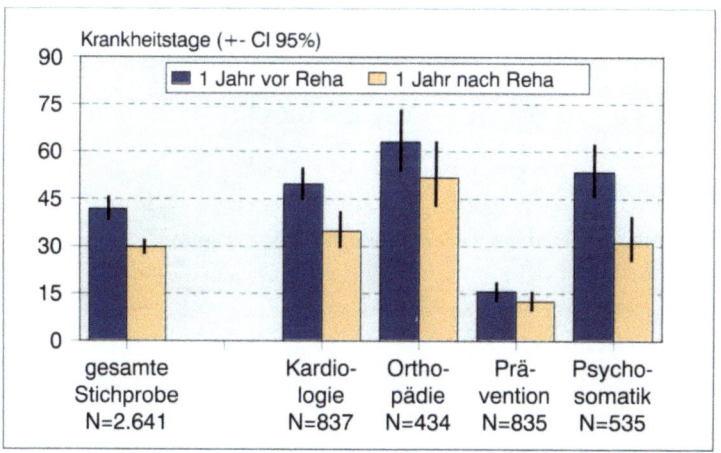

Die großen Konfidenzintervalle (die den Bereich angeben, in dem mit einer Wahrscheinlichkeit von 95% der „wahre" Mittelwert liegt) v.a. in der Orthopädie und Psychosomatik signalisieren, daß die Krankheitstage sowohl bei der ersten als auch bei der zweiten Messung sehr stark um die Mittelwerte herum streuen, d.h. daß es zahlreiche Patienten gab, die in sehr beträchtlichem Ausmaß nach oben oder unten von den angegebenen Mittelwerten abwichen. Entsprechend betrug die Standardabweichung des Mittelwerts für die gesamte Stichprobe ca. 80 Tage, und die Standardabweichung der Differenz zwischen den beiden Messungen war mit ca. 79 Tagen fast ebenso groß. In den orthopädischen und Präventions-Kliniken war die Abnahme nur knapp signifikant (p=0.022 bzw. 0.035), während sie in den beiden anderen Indikationsgebieten hochsignifikant ausfiel (p < 0,000).

Bei der Analyse der Krankheitstage im Jahr vor der Rehabilitation (vgl. Kap. 4.2.3) hatten wir gezeigt, daß die Ausprägung dieser Variablen offensichtlich von einer Vielzahl von Einflußfaktoren abhängt. Aus diesem Grunde kann auch nicht damit gerechnet werden, daß die Auswirkungen der Maßnahmen sich im Verhältnis 1:1 als Veränderung der Krankheitstage im Jahr nach der Rehabilitation niederschlagen. Außerdem mahnen die Arbeiten zum sog. „epidemiologischen AU-Trend" (vgl. Wagner 1977, Gerdes 1993, Stallmann 1996) zur Vorsicht bei der kausalen Zuordnung der Veränderung von Arbeitsunfähigkeitszeiten (AU-Zeiten) zu den Wirkungen von Rehabilitationsmaßnahmen.

6.2 Arztbogen

Für den Arztbogen ist ein einziger Summenscore, der einen ersten Anhaltspunkt für eine zusammenfassende Einschätzung der Studienergebnisse vermitteln kann, nicht so leicht zu konstruieren wie für den IRES, weil die verschiedenen Parameter des Arztbogens - von Wattleistung über Winkelmaße der Gelenkbeweglichkeit bis zu Schätzskalen zu den verschiedensten Themen - nicht auf ein einheitliches Skalenniveau gebracht werden können, das eine Mittelwertbildung über mehrere Parameter erlaubte. Ein Maß, das aber für alle Parameter in gleicher Weise gilt, ist der sog. „Grad der Zielerreichung" (GRAZIE), der aus den Angaben der Ärzte über die Eingangswerte, die Zielwerte und die Entlassungswerte berechnet werden kann. Und dieser Grad der Zielerreichung kann über die verschiedensten Parameter aggregiert werden.

Abbildung 6.5 zeigt die Häufigkeitsverteilung des GRAZIE-Mittelwertes aus allen individuell ausgewählten Zielparametern des Arztbogens. (Zur Interpretation der sog. „boxplot-Graphik" vgl. die Erläuterung zu Abb. 4.2).

Abb. 6.5: Mittlerer „Grad der Zielerreichung" im Arztbogen:

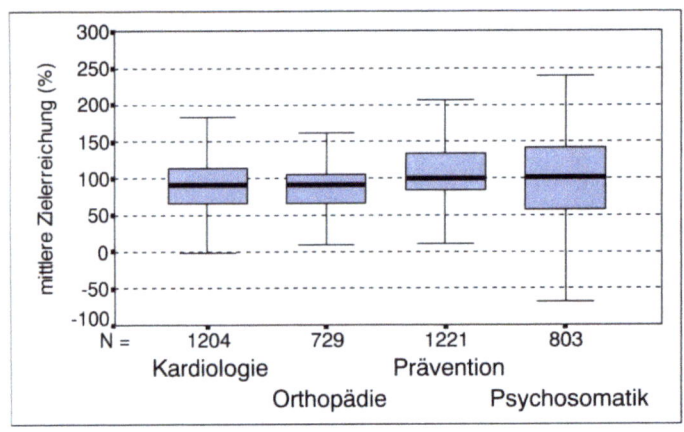

Demnach konnten die zu Beginn angestrebten Ziele im Durchschnitt am Ende auch tatsächlich erreicht werden, wenngleich bei einem nicht unbeträchtlichen Teil die Zielprojektionen über- oder auch unterschritten wurden. (Um die Mittelwerte nicht durch grobe „Ausreißer" zu verfälschen, sind bei der Ermittlung des Grades der Zielerreichung alle Fälle mit Werten unter -250% bzw. über 250% Zielerreichung gestrichen worden.)

Bei der Vorstellung der Auswertungsverfahren zum Arztbogen (Kap. 2.5.4) ist bereits darauf hingewiesen worden, daß der Grad der Zielerreichung allein wenig aussagekräftig ist, solange nicht geprüft wurde, ob das projizierte Ziel in einer angemessenen Distanz zum Eingangswert lag.

Das Ergebnis einer solchen Prüfung läßt sich dahingehend zusammenfassen, daß zwar in einer Reihe von Einzelfällen unsinnige Zielprojektionen vorgekommen sind, die zu absurden Graden der Zielerreichung geführt haben (und bei der Auswertung gestrichen wurden), daß aber die Differenzen zwischen Eingangs- und Zielwerten im Durchschnitt bei allen Parametern eine medizinisch sinnvolle Größenordnung aufwiesen. Mit dieser Feststellung aber kann auch der mittlere Grad der Zielerreichung als aussagekräftiger Parameter gelten.

Einen weiteren Anhaltspunkt für eine zusammenfassende Einschätzung der Ergebnisse im Arztbogen gibt ein Überblick zu den erzielten Effektstärken der Veränderungen.. Dazu sind in der Tabelle 6.1 die am häufigsten genannten Parameter aus den Arztbögen mit ihren Aufnahme- und Entlassungswerten sowie den Effektstärken der Veränderung zusammengestellt.

Tab. 6.1: Ausgewählte Zielparameter aus den Arztbögen: Aufnahme vs. Entlassung

Parameter	N	Einheit	Mittelwert Beginn (A)	Mittelwert Ende (E)	Differenz A-E Mittelwert	Differenz A-E Std.-Abw.	Effektstärke
max. Wattleistung	702	Watt	67,0	94,4	27,4	24,7	**1,11**
Trainingsleistung	715	Watt	29,1	55,7	26,6	18,3	**1,45**
LDL-Cholesterin	602	mg %	162,5	126,2	36,4	33,9	**1,07**
Blutdruck systolisch	575	mm Hg	156,5	131,3	25,1	19,8	**1,27**
Blutdruck diastolisch	565	mm Hg	94,3	81,2	13,1	12,3	**1,06**
Körpergewicht	1.138	kg	86,1	83,3	2,8	3,0	**0,93**
Finger-Boden-Abstand	136	cm	29,0	17,6	11,4	11,3	**1,01**
Schmerzen WS	1.340	NRS	4,3	2,5	1,8	0,9	**1,90**
Schmerzen Gelenke	520	NRS	4,1	2,5	1,6	1,0	**1,59**
Flexion Hüfte	195	Grad	80,8	94,6	13,8	9,6	**1,44**
Flexion Knie	86	Grad	85,6	99,9	14,3	21,4	**0,67**
Somatisierung SCL90	270	t-Wert	73,5	62,8	10,7	11,9	**0,90**
soz. Unsicherheit SCL90	364	t-Wert	75,2	62,9	12,3	12,9	**0,95**
psycho-phys. Erschöpfung	649	NRS	4,6	2,5	2,1	0,8	**2,61**
Stroke-Scale (Neurologie)	623	13 Items	7,1	5,1	2,0	1,9	**1,07**

Bei den häufig genannten Zielen zeigten sich damit am Ende der Rehabilitation auch in den Arztbögen starke bis sehr starke Effekte, die z.T. noch über den Werten des IRES-Zielsummenscores liegen.

Nimmt man die Patientenselbsteinschätzungen im IRES und die Fremdeinschätzungen in den Arztbögen zusammen, so zeigen sich in beiden Erhebungsinstrumenten ganz ähnliche Effektstärken der Veränderungen auf den ausgewählten Zielparametern. Unseres Erachtens ist dies ein Indiz dafür, daß sich bei den untersuchten Patienten in der weitaus überwiegenden Mehrzahl der Fälle tatsächlich bedeutende (und, wie die IRES-Daten zeigen, langanhaltende) Verbesserungen ergeben haben.

Wenn *beide* Datenquellen zu einem vergleichbaren Ergebnis führen, ist es unwahrscheinlich, daß man in beiden Fällen nur Artefakte gemessen hat. Wir sind deshalb der Ansicht, daß sich die beiden Instrumente gegenseitig validieren und die Ergebnisse des einen durch die des anderen gestützt werden.

Die bei diesem kursorischen Überblick sichtbar gewordenen guten Gesamtergebnisse bilden gleichzeitig eine standfeste Grundlage, auf der eine detailliertere Analyse der Stärken und auch der Schwächen in den einzelnen Indikationsgebieten relativ entspannt durchgeführt werden kann. Dieser Aufgabe sind die folgenden Kapitel gewidmet.

KAPITEL 7: ERGEBNISSE IN DEN KARDIOLOGISCHEN KLINIKEN

7.1 Einleitende Übersicht zur kardiologischen Rehabilitation

Vor Beginn der PROTOS-Studie wurde im Koordinationsbüro für Forschung der Wittgensteiner-Kliniken-Allianz eine orientierende Übersicht zur Phaseneinteilung der Rehabilitation und zu den vier Komponenten der stationären kardiologischen Rehabilitation erarbeitet und publiziert (Weidemann 1996). Diese Arbeit wurde als Ausgangspunkt für das kardiologische Studienkonzept der drei an der der PROTOS-Studie beteiligten kardiologischen Kliniken deklariert, und es konnte festgestellt werden, daß die Studienkliniken hinsichtlich Strukturqualität und Prozeßqualität den Anforderungen der vier Komponenten der kardiologischen Rehabilitation entsprechen.

Es handelt sich dabei um folgende Komponenten: *Komponente 1* - Die abgestufte kardiologische Funktions- und Leistungsdiagnostik in Ergänzung und/oder Erweiterung der Diagnostik der Akutklinik. Bereitstellung einer diagnostisch und therapeutisch vollständig ausgerüsteten Intensiv-Überwachungseinheit für kardiale Notfälle. *Komponente 2* - Bewegungstherapie in der kardiologischen Rehabilitation. *Komponente 3* - Sozialmedizinische Kompetenz zur Beurteilung und Förderung der beruflichen und sozialen Reintegration chronisch Herzkranker. *Komponente 4* - Gesundheitstraining mit verhaltensmedizinischer Intervention.

Die Europäische Gesellschaft für Kardiologie hat sich im Jahre 1992 ausführlich mit kardiologischen Rehabilitationskonzepten beschäftigt und dazu Empfehlungen publiziert. Nach Auffassung dieser Fachgesellschaft kann die Organisation der kardiologischen Rehabilitation von Land zu Land in Europa differieren und zwar mit Rücksicht auf sozioökonomische Strukturen, gesetzliche und versicherungsrechtliche Vorschriften und nationale Traditionen. Empfehlungen zu den Standards der kardiologischen Rehabilitation müssen flexibel sein und anpassungsfähig für die Organisation in jedem einzelnen europäischen Land gestaltet werden (European Society of Cardiology 1992).

Die Projektierung einer prospektiven therapiezielorientierten kardiologischen Multicenter-Studie hatte sich auch auszurichten nach den Erkenntnissen, die die Weltgesundheitsorganisation (WHO) und der Verband Deutscher Rentenversicherungsträger seit Jahrzehnten gewonnen hatten und praktisch richtlinienmäßig für die Arbeit an kardiologischen Rehabilitationskliniken herausgegeben hatten.

Nach einer Definition der Weltgesundheitsorganisation (WHO) versteht man unter Rehabilitation in der Kardiologie die Gesamtheit aller Maßnahmen, die erforderlich sind, um für einen Herzpatienten die bestmöglichen körperlichen, seelischen und sozialen Bedingungen zu schaffen, die ihn aus eigener Kraft befähigen, einen möglichst normalen Platz in der Gesellschaft wiederzugewinnen, um so ein aktives und produktives Leben führen zu können. Vor dem Hintergrund der zitierten Definition sah M.J. Halhuber (1987) die kardiologische Rehabilitation unter den 3 Aspekten, die in der PROTOS-Studie für die arztseitige und patientenseitige Ergebnisanalyse maßgebend waren:

Unter einem medizinisch-physiologischen Aspekt stellt sich für die kardiologische Rehabilitation die Aufgabe der Kompensation irreparabler Folgezustände durch noch vorhandene Funktionsmöglichkeiten des Organismus. Unter dem sozialpsychologischen Aspekt ist die kardiologische Rehabilitation auf die Wiederherstellung der Leistungsfähigkeit und die Reintegration in die Leistungsgesellschaft ausgerichtet. Unter dem edukatorischen Aspekt strebt die kardiologische Rehabilitation eine möglichst breite Informationsvermittlung an mit dem Ziel einer Bewußtmachung insbesondere der Risikofaktoren der koronaren Herzkrankheit. Hierdurch wird die Rehabilitation auch zur Sekundär- und Tertiärprävention.

Anfang der 90er Jahre wurde die „Nationale Cholesterin-Initiative", ein Strategie-Papier zur Erkennung und Behandlung von Hyperlipidämien, in Deutschland durch wissenschaftlich ausgewiesene Experten u.a. auch als Richtschnur für die Festlegung von Behandlungszielen zur Beeinflussung der Risikofaktoren empfohlen (Assmann et al. 1990). Bei der Konzeption der PROTOS-Studie spielten diese Empfehlungen eine wesentliche Rolle.

Auch die Rentenversicherungsträger haben zur kardiologischen Rehabilitation klare Positionen bezogen. Versicherte, die einen Anspruch auf eine Rehabilitationsleistung haben, weisen in der Regel einen fortgeschrittenen Schweregrad ihrer chronischen Erkrankung mit daraus resultierenden erheblichen Funktionseinschränkungen auf. Diese Patienten bedürfen einer ganzheitlichen Betreuung aller krankheitsbedingten Störungen unter Berücksichtigung ihrer Persönlichkeit und des beruflichen und sozialen Umfeldes, um das gesetzlich festgelegte Rehabilitationsziel zu erreichen. Die Rahmenbedingungen einer stationären kardiologischen Rehabilitation schaffen hierzu die notwendigen Voraussetzungen (Clausing, 1993). Für die stationäre kardiologische Rehabilitation unter Kostenträgerschaft der Krankenkassen treffen die eben dargelegten Gesichtspunkte in gleichem Maße zu. Die gesetzlichen Voraussetzungen für die kardiologische Rehabilitation, ebenso wie diejenigen der anderen medizinischen Fachrichtungen der PROTOS-Studie, wurden im Zuge der Rentenreform 1957, des Rehabilitationsangleichungsgesetzes 1974 und der Gesetzes zur Strukturreform im Gesundheitswesen 1989 und 1996 jeweils fortgeschrieben. Diese rechtlichen Voraussetzungen der Rehabilitation wurden von uns im Vorfeld der PROTOS-Studie zusammengefaßt (Weidemann & König 1996).

7.2 Stichprobenbeschreibung

ICD-9-Diagnosen

Wie bereits angeführt (Kapitel 4.2.1) wurde die Diagnoseverschlüsselung auf dem Arztbogen nach ICD-9-Code vorgenommen. Aus Abb. 7.1 geht hervor, daß 2/3 aller kardiologischen Patienten der PROTOS-Studie eine koronare Herzkrankheit hatten (28% ICD 414-7: Bypass-OP ACVB; 12% ICD 414-8: Interventionelle Verfahren PTCA; 23% ICD 412: Myokardinfarkt im chronischen Stadium;). Die weiteren Diagnosen verteilen sich auf 9% ICD 424, 394 bis 397-7: Herzklappen-OP; sowie 3% ICD 425 und 428: Cardiomyopathie bzw. Herzinsuffizienz und

25% sonstige kardiologische Diagnosen, wie vor allem essentielle Hypertonie, Herzrhythmusstörungen, Aortenaneurysma, Arteriosklerose u.a..

Die Rentenversicherungsträger haben seit vielen Jahren in ihren Routine-Entlassungsberichten jeweils vom behandelnden Reha-Arzt den Schweregrad des Falles nach allgemeiner ärztlicher Einschätzung abgefragt. Wir haben diesen Paragraphen in den Arztbogen (vgl. Anlage 2) mit aufgenommen, um eine Vergleichbarkeit des kardiologischen PROTOS-Kollektivs mit der Routinepraxis des stationären Rehabilitationsverfahrens zu gewährleisten. Nach dieser Schweregradeinteilung auf Grund der allgemeinen klinischen Arzteinschätzung ergibt sich folgende prozentuale Verteilung: 35% schwer, 37% mittelschwer, 23% leicht, 5% unauffällig (vgl. Abb. 7.1).

Abb. 7.1:   Hauptdiagnosen und Schweregradverteilung

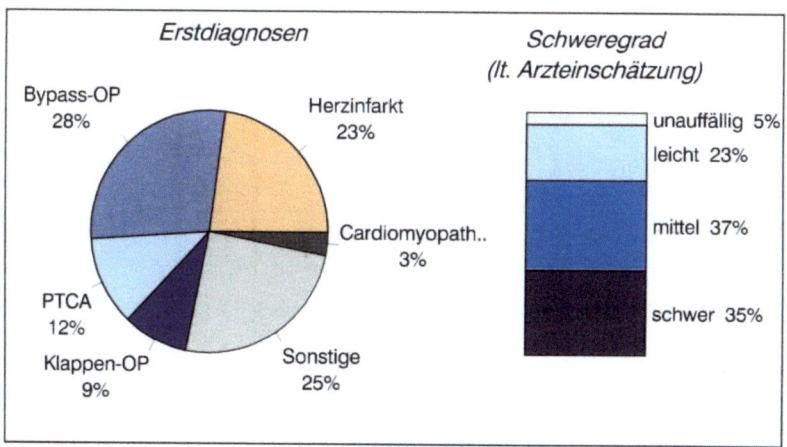

ICD-Diagnosen und Unterteilung nach Rehabilitationsbehandlungsgruppen mit pathophysiologischer Schweregradeinteilung

Eine durchaus andere Aufteilung der Schweregrade ergibt sich, wenn pathophysiologische Meßdaten zur Grundlage genommen werden. Wie aus dem kardiologischen Arztbogen (vgl. oben Abb. 2.3) ersichtlich, wurden für die PROTOS-Studie dann, wenn die entsprechenden Untersuchungsmethoden angewendet worden waren bzw. vergleichbare aktuelle Daten vorlagen, Schweregradbestimmungen auf Grund der maximalen symptomlimitierten Fahrrad-Ergometer-Leistung, der Zahl der pathologisch verengten Gefäße im Koronarangiogramm und der Einschränkung der linksventrikulären Funktion (nach Echokardiogramm, Linksherz- oder Einschwemmkatheter-Messung, röntgenologische Herzgröße) durchgeführt.

In Tab. 7.1 wird eine Entscheidungsmatrix zur Bestimmung des individuellen Schweregrades einer Erkrankung wiedergegeben, die Teil des kardiologischen Arztbogens der PROTOS-Studie war, nachdem sie vorher in einer Studie mit 308 matched-pairs nach PTCA und ACVB evaluiert worden war (Weidemann et al. 1994).

Tab. 7.1: Entscheidungsmatrix zur Bestimmung des individuellen Schweregrades der koronaren Herzkrankheit

0-/1-Gefäßerkrankung

	Watt 150 +	Watt 100-125	Watt 50-75	Watt 25
LV0	0	0	1	2
LV1	1	1	1	2
LV2	2	2	2	3
LV3	3	3	3	3

2-Gefäßerkrankung

	Watt 150 +	Watt 100-125	Watt 50-75	Watt 25
LV0	1	1	1	2
LV1	1	1	2	2
LV2	2	2	3	3
LV3	3	3	3	3

3-Gefäßerkrankung

	Watt 150 +	Watt 100-125	Watt 50-75	Watt 25
LV0	2	2	2	3
LV1	2	2	3	3
LV2	3	3	3	3
LV3	3	3	3	3

Schweregrad 0=unauffällig   1=leicht   2=mittel   3=schwer
LV = linksventrikuläre Funktion

In der Abbildung 7.2 ist die Häufigkeitsverteilung für diese pathophysiologischen Schweregrade dargestellt, wobei die (seltenen) unauffälligen und leichten Fälle zur Gruppe „mittel" zusammengefaßt wurden.

Abb. 7.2: Verteilung der pathophysiologischen Schweregrade

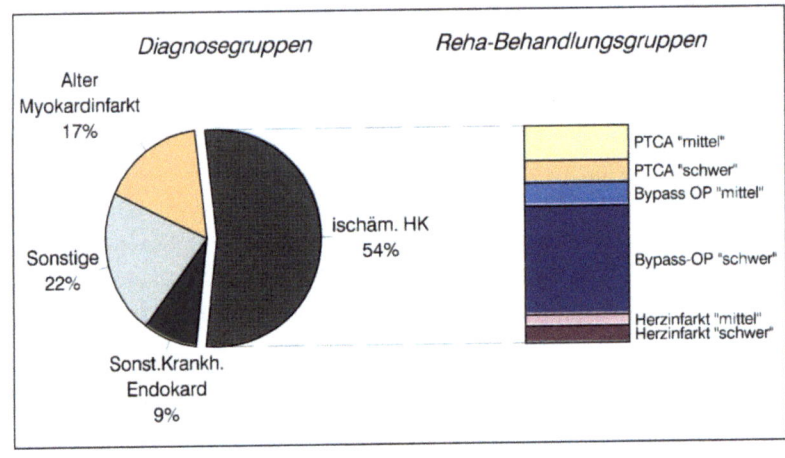

Auf diesen Erkenntnissen wurde im Verlauf der Publikationsphase der PROTOS-Studie die Grundlage für eine modellhafte Erprobung der Vergütungsstrukturen nach Fallpauschalen mit Rehabilitations-Behandlungsgruppen in den kardiologischen Kliniken der WKA erarbeitet (Weidemann et al. 1998).

Alter und Geschlecht

Abb. 7.3:   Alters- und Geschlechtsverteilung nach Diagnosegruppen

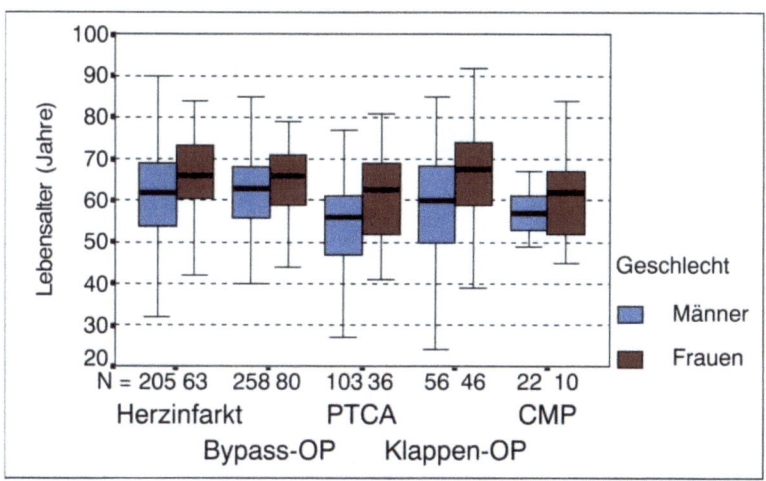

Der Altersdurchschnitt des gesamten kardiologischen Untersuchungskollektivs lag bei 61 Jahren. Was sich bereits auf der Abb. 4.2 für das Gesamtkollektiv andeutete, wird in Abb. 7.3 für die kardiologischen Diagnosegruppen eindeutig. Sowohl bei den Koronar-Erkrankungen als auch bei den Herzklappenerkrankungen und Cardiomyopathien waren die Frauen deutlich älter als die Männer. Für alle kardiologischen Diagnosen zusammengefaßt lag das Durchschnittsalter der Männer bei 60 Jahren und das der Frauen bei 63 Jahren.

Chronizität der Herzerkrankung nach Diagnosegruppen

Dem Datum der Einweisung in eine Rehabilitationsklinik zur stationären Rehabilitation gehen unterschiedliche Zeitverläufe der Grunderkrankung bei den unterschiedlichen Einweisungsdiagnosen voraus. Grundsätzlich soll auf die Ausführungen zur Krankheitsdauer in Kapitel 4.2.3 verwiesen werden. Aus Abb. 7.4 geht hervor, daß die kürzeste Krankheitsdauer vor der Rehabilitationsbehandlung bei den Patienten mit PTCA zu verzeichnen ist. Deutlich länger dauerte die Entscheidung zum Eingriff bei dem Kollektiv mit aortokoronaren Bypass-Operationen. Die längste praeoperative Krankheitszeit ist bei Herzklappenoperierten zu konstatieren, bei denen, abgesehen von akuten Endokarditis-Fällen, über eine langjährige Beobachtung der Herzklappenerkrankung der optimale Operationszeitpunkt abgewartet wird. Die längste Vorlaufzeit vor einer kardiologischen Rehabilitation haben die Patienten mit Cardiomyopathien.

Abb. 7.4: Chronizität der Herzerkrankung nach Diagnosegruppen

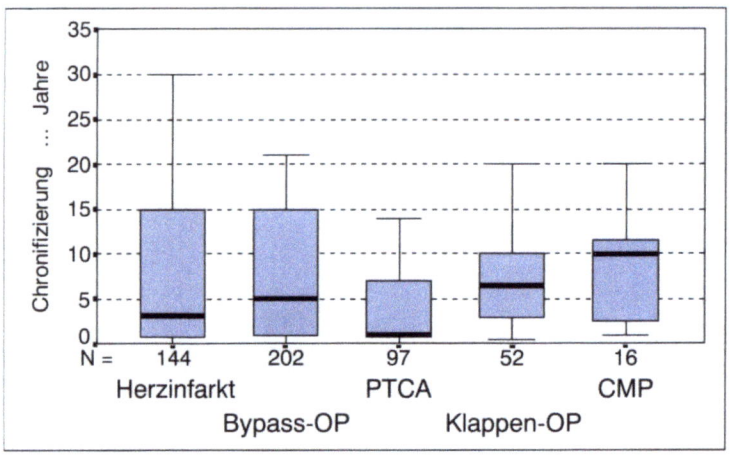

7.3 Arztseitige Ergebnisse

Das Auswertungsverfahren der PROTOS-Studie wurde in Kapitel 2.5 ausführlich beschrieben. Bei allen in Abb. 2.3 tabellarisch aufgeführten Indikatoren medizinischer Therapieziele gibt es wissenschaftlich erarbeitete und anerkannte Größenordnungen, innerhalb derer bei einem bestimmten individuellen Patienten ein Therapieziel erfolgversprechend abgesteckt werden kann. Das entscheidend Neue an dem Vorgehen der PROTOS-Studie ist nun gewesen, daß der behandelnde Arzt die jeweiligen individuellen Ziele nicht nur anstreben sollte, sondern sich zu Beginn der stationärer Rehabilitation auch festlegen mußte auf einen Zielwert, der auf Grund seiner klinischen Kenntnisse mit Wahrscheinlichkeit einen Therapieerfolg darstellen würde. In den folgenden Abschnitten wird gezeigt, welche Zielprojektionen die Ärzte in den kardiologischen Rehabilitationskliniken festgelegt haben und welche Therapieeffekte sich dann am Ende der Maßnahmen gezeigt haben.

7.3.1 Körperliche Leistungsfähigkeit (Ergometerleistung)

Maximale symptomlimitierte Leistung

Für die Gesamtstichprobe aller Patienten, bei denen die Steigerung der maximalen symptomlimitierten Leistung als Therapieziel ausgewählt worden war, kam es zwischen Aufnahme und Entlassung der stationären Rehabilitation zu einer mittleren Zunahme dieses Parameters von 68 Watt auf 94 Watt. Die Rechtsverschiebung der Häufigkeitsverteilungskurven von Aufnahme- und Entlassungsmessung in Abbildung 7.5 verdeutlicht den Leistungszuwachs.

Abb. 7.5:   Maximale symptomlimitierte Wattleistung: Aufnahme vs. Entlassung

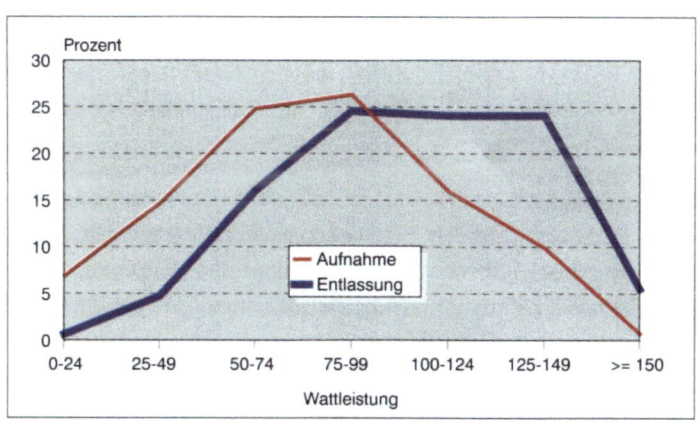

In der folgenden Abbildung 7.6 werden die Eingangswerte, die Zielwerte und die tatsächlich erreichten Entlassungswerte der maximalen symptomlimitierten Leistung für die einzelnen Diagnosegruppen dargestellt. Die Unterteilung in Diagnosegruppen für die Beurteilung der Ergebnisse ist notwendig, weil die Leistungssteigerungen bei den unterschiedlichen Diagnosegruppen auf unterschiedlichen pathophysiologischen Ausgangsbefunden aufbauen müssen.

Abb. 7.6:   maximale Wattleistung: Aufnahme-, Ziel- und Entlassungswerte

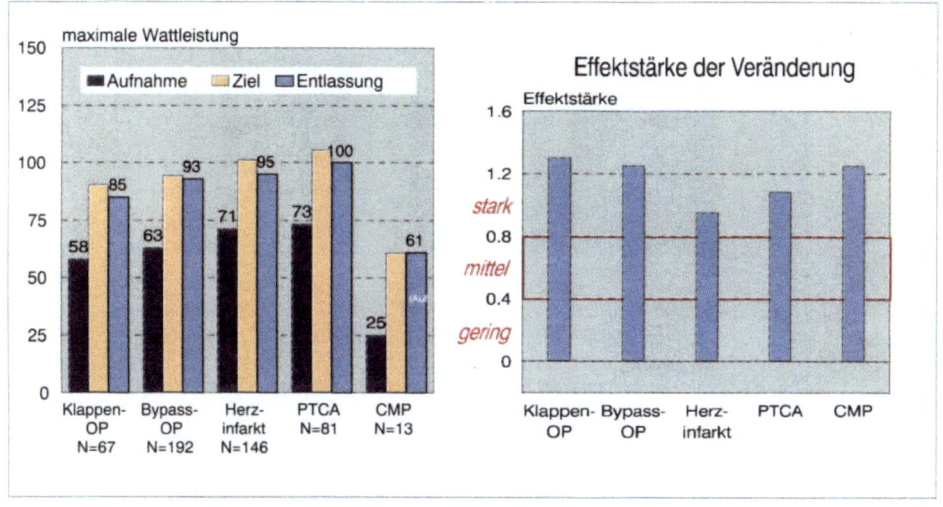

Die Cardiomyopathien und Herzklappenfehler-Erkrankungen sind in der Regel langjährige Erkrankungen mit bedeutsamen Graden der Einschränkung der linksventrikulären Funktion. Dies wurde hier in der Festsetzung des Therapieziels berücksichtigt. Von Patienten mit Cardiomyopathien, gefolgt von Patienten mit Herzklappenoperationen, wurden die niedrigsten Steigerungsraten der maximalen symptomlimitierten Leistung erwartet, demgegenüber von Patienten mit PTCA die höchsten. Der Grad der Zielerreichung, der beim Vergleich zwischen Ziel- und Entlassungswerten sichtbar wird, lag mit Ausnahme der Herzinfarktpatienten (75%) zwischen 80 und 100%. Das Kollektiv der Herzinfarkt-Patienten hatte weder eine Bypass-Operation noch eine PTCA. Im Zusammenhang damit ist eine zurückhaltendere Anforderung an die Leistungssteigerung gestellt worden.

In der Abbildung 7.6 sind neben den Aufnahme- und Zielwerten auch die tatsächlich gemessenen Werte bei der Entlassung mit den Effektstärken ihrer Veränderung dargestellt. Danach kommt es in allen Diagnosebereichen zwischen Aufnahme und Entlassung zu starken Effekten bei der Steigerung der maximalen symptomlimitierten Leistung am Fahrradergometer.

Werden die einzelnen Diagnosegruppen nach pathophysiologischen Schweregraden unterteilt (vgl. Abb. 7.7), so ergibt sich auch hier, daß die Therapiezielsetzung den Schweregrad der Erkrankung für jede einzelne Gruppe berücksichtigt: Patienten mit einem höheren Schweregrad der Erkrankung haben eine geringere Ausgangsleistungsfähigkeit und von Ihnen kann eine geringere Steigerung des Leistungsvermögens erwartet werden. Wie die Abbildung zeigt, stellen sich auf dem angezielten Niveau jedoch gerade auch bei den höheren Schweregraden starke Therapieeffekte ein.

Abb. 7.7: maximale Wattleistung: Aufnahme- vs. Entlassungwerte nach Schweregraden

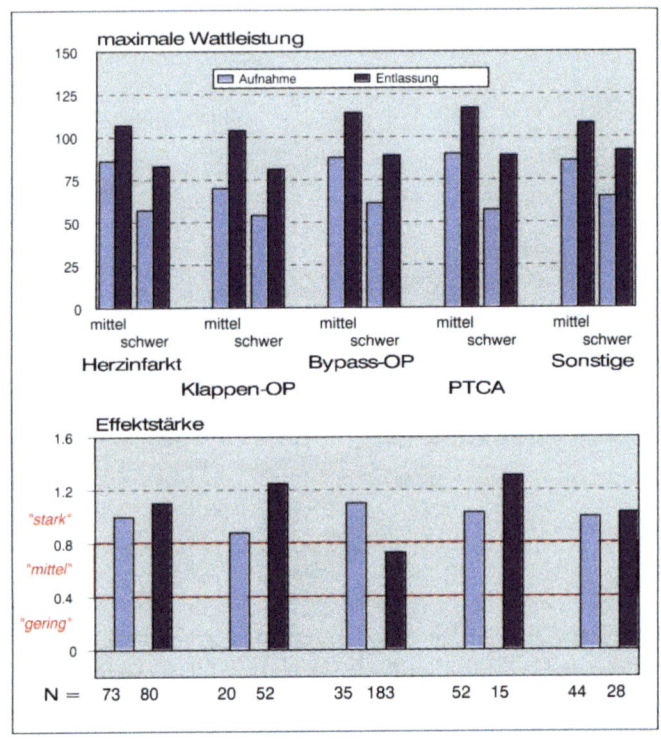

Trainingsleistung in der Bewegungstherapie

Die historische Entwicklung lehrt, daß die kardiologische Bewegungstherapie in der Phase II (im vorliegenden Fall stationäre Anschlußheilbehandlung) in erster Linie trainingsphysiologisch begründbar ist. In Abhängigkeit von funktionsdiagnostischen Parametern sind relativ gut belastbare Patienten (Trainingsgruppen) und gering belastbare Patienten (Übungsgruppen) zu unterscheiden, was besonders für den späteren Übergang von der stationären in die ambulante Bewegungstherapie bedeutsam wird (Weidemann & Meyer 1991). Die Eingruppierung nach Diagnosegruppe und pathophysiologischen Ergebnissen der Funktionsdiagnostik erfordert vom behandelnden Arzt auf der kardiologischen Rehabilitationsstation erhebliche theoretische und praktische Kenntnisse der Pathophysiologie des Herzens und der kardiologischen Bewegungstherapie. Nur diese ermöglichen es ihm, gemeinsam mit dem Bewegungstherapeuten ausgehend von den Werten der Herzfunktionsdiagnostik eine individuelle quantitative und qualitative Therapiesteuerung vorzunehmen.

Die Rechtsverschiebung der Häufigkeitsverteilung der Trainingsleistung in der Bewegungstherapie für die gesamte kardiologische Stichprobe in Abb. 7.8 demonstriert die Breite der Trainingsleistungssteigerung, die sich im Mittelwert von 29 Watt auf 55 Watt erhöhte.

Abb. 7.8: Trainings-Wattleistung: Aufnahme vs. Entlassung

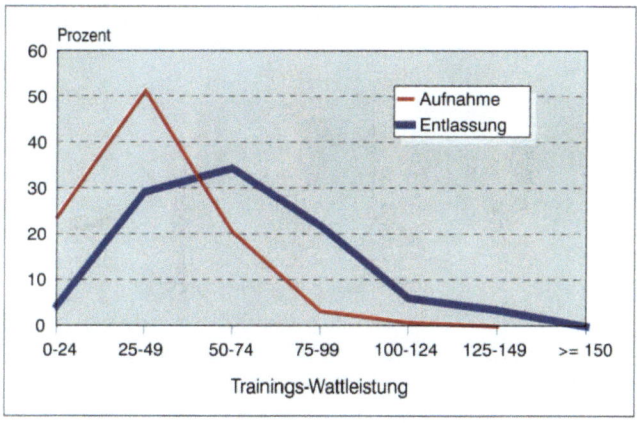

Da die Therapiesteuerung in der kardiologischen Bewegungstherapie u.a. von der maximalen symptomlimitierten Leistung im Fahrrad-Ergometer-Test abhängt, muß sich dies in den angestrebten Zielwerten der Trainingsleistung in der Bewegungstherapie niederschlagen.

Dies wird für die unterschiedlichen Diagnosegruppen in Abb. 7.9 deutlich. Die Gruppen mit den stärksten pathophysiologischen Einschränkungen, nämlich Patienten mit Cardiomyopathien und Patienten nach Herzklappen-OP hatten die niedrigsten Ausgangswerte und die niedrigsten Steigerungswerte im Verlauf der Therapie. Wenn man die Zielwerte mit den Entlassungswerten vergleicht, wird sichtbar, daß die gewählten Ziele für alle Diagnosegruppen etwas über den tatsächlich erreichten Entlassungswerten und damit in einem sinnvollen Bereich lagen. Dementsprechend konnte ein guter Grad der Zielerreichung (75-90%) konstatiert werden.

Der Vergleich zwischen den Aufnahme- und Entlassungswerten zeigt, daß hier durchweg ausgesprochen starke Effekte erzielt werden konnten.. Die Trainingsleistung in der Bewegungstherapie gibt hier die Watt-Stufe an, die von den Patienten zu Beginn und am Ende der stationären Rehabilitation über 15 Min. während des Fahrrad-Ergometer-Trainings geleistet wurde. Andere Trainingseinheiten wie Gymnastik, medizinische Trainingstherapie, Lauf- und Gehtraining, ggf. Schwimmtraining konnten für die Gewinnung von objektiven Meßwerten für die PROTOS-Studie aus naheliegenden Gründen nicht erfaßt werden. Nichts desto weniger muß vermerkt sein, daß die Trainingsleistungssteigerung während einer stationären Rehabilitation von 4 Wochen selbstverständlich von Qualität und Quantität aller bewegungstherapeutischen Einheiten abhängt.

Abb. 7.9: Trainings-Wattleistung: Aufnahme- , Ziel- und Entlassungswerte

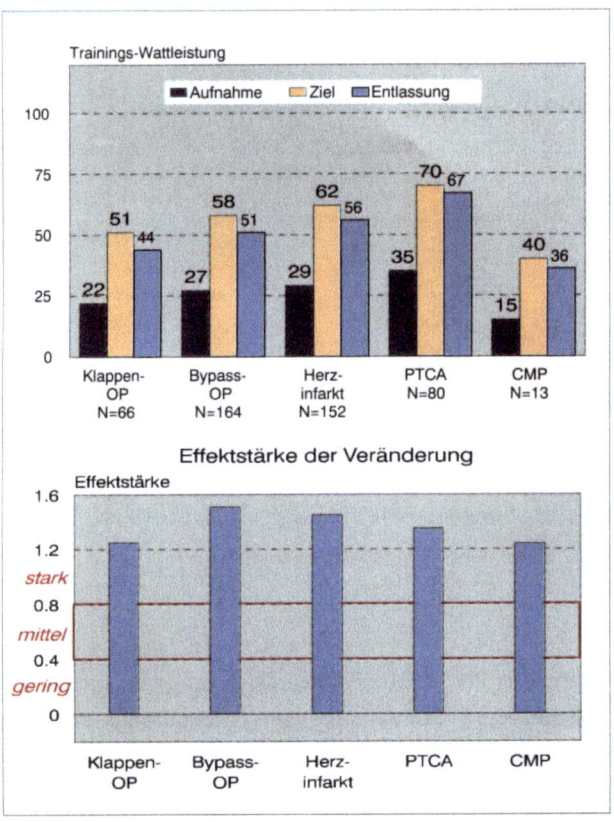

Errechnet man für die einzelnen Diagnosegruppen, wieviel Prozent der maximalen symptomlimitierten Leistung des Entlassungstests jeweils als Trainingsleistung in der Bewegungstherapie bei Entlassung geleistet wurden, so ergeben sich ausgehend von 51% für die Patienten mit

Kap. 7: Ergebnisse in den kardiologischen Kliniken - 93 -

Herzklappen-OP Steigerungen dieses Prozentsatzes bis zu 67% bei den PTCA-Patienten. Damit lagen alle Gruppen im trainingsphysiologisch erstrebenswerten Belastungsbereich.

7.3.2 Risikofaktoren

In den Empfehlungen der Nationalen Cholesterin-Initiative, einem Strategie-Papier zur Erkennung und Behandlung von Hyperlipidämien, wird für eine Strategie zur Diagnostik und Therapie der Hypercholesterinämie die in Tab 7.2 (s. folgende Seite) dargestellte Vorgehensweise vorgeschlagen.

Es wurde ferner konstatiert, daß die Behandlung der Hypercholesterinämie und sonstiger, Dyslipidämien bei koronarer Herzkrankheit der konsequenten Korrektur aller beeinflußbaren Risikofaktoren bedürfe: Übergewicht, Rauchen, Hypertonie, Diabetes mellitus, körperlicher Inaktivität. Das therapeutische Ziel und die Intensität der Behandlung von Fettstoffwechselstörungen sind abhängig von der Anwesenheit zusätzlicher Risikofaktoren (Tab. 7.1).

Tab. 7.1: Zusätzliche Risikofaktoren

Beeinflußbare Risikofaktoren:
- Bluthochdruck
- Zigarettenrauchen
- Diabetes mellitus
- Übergewicht
- niedrige HDL-Cholesterinspiegel
- orale Antikonzeptiva

Andere Faktoren (nicht beeinflußbar, jedoch für Behandlungsziele wichtig)
- Familienanamnese von KHK bzw. peripheren Gefäßerkrankungen
- Patientenanamnese einer KHK
- männliches Geschlecht
- jugendliches Alter

Parameter	Behandlungsziele			
	ohne weiteren ausgeprägten Risikofaktor		mit einem oder mehreren weiteren Risikofaktoren	
	mg/dl	mmol/l	mg/dl	mmol/l
LDL-Cholesterin	155	4	135	3,5
Serumcholesterin	200-215	5,2-5,7	200	5,2
Serumtriglyceride	200	2,3	200	2,3

Tab. 7.2: Strategie zur Diagnostik und Therapie der Hypercholesterinämie

Ist der Cholesterinwert höher als 200 mg/dl

- **nein** → KHK**
  - **nein**: keine weitere Cholesterinuntersuchung notwendig. Wichtig: Kontrolluntersuchung nach dem 35. Lebensjahr alle 2 Jahre***
  - **ja** → (siehe ja-Zweig)

- **ja** → KHK**
  - **nein**:
    - Der Cholesterinwert liegt zwischen 200 und 250 mg/dl
      - Liegen zwei oder mehr der folgenden Faktoren vor?
        - männliches Geschlecht
        - Zigarettenrauchen
        - Hypertonie
        - Diabetes
        - Herzinfarkt in der Familie
        - Herzbeschwerden
        - orale Antikonzeptive
        - jugendliches Alter
      - **nein**: Keine weitere Cholesterinuntersuchung nötig. Ernährungsberatung. Kontrolluntersuchung nach dem 35. Lebensjahr alle 2 Jahre***. Siehe mäßiggradige Hypercholesterinämie
      - **ja**: (siehe unten)
    - Der Cholesterinwert liegt über 250 mg/dl
  - Genaue Aufschlüsselung des Cholesterinwertes erforderlich (Nüchternbestimmung)

    Trifft eines der folgenden Untersuchungsergebnisse zu?
    - LDL-Cholesterin über 155 mg/dl
    - HDL-Cholesterin unter 35 mg/dl
    - Triglyceride über 200 mg/dl

    - **nein**:
      - lipidsenkende Diät
      - Behandlung begleitender Risikofaktoren
      - Nachkontrolle nach dem 35. Lebensjahr alle 2 Jahre*** (siehe mäßiggradige Hypercholesterinämie)
    - **ja**:
      - lipidsenkende Diät
      - Behandlung begleitender Risikofaktoren
      - Abhängig von Serumcholesterin und -triglyceriden Zuordnung zur Therapiegruppe

** gesicherter Herzinfarkt, pathologische Koronarangiographie, Zustand nach Bypass-Operation oder nach Koronardilatation
*** bei Jüngeren ist eine Kontrolluntersuchung alle 5 Jahre wünschenswert

In der PROTOS-Studie wurden die in Tab. 7.1 dargestellten beeinflußbaren Risikofaktoren: Hypercholesterinämie, Bluthochdruck, Übergewicht und Zigarettenrauchen als Behandlungsziele festgelegt mit dem Ziel der Normalisierung der Fettstoffwechselwerte, des Bluthochdrucks, der Beendigung des Zigarettenrauchens und des Ausgleichs des Übergewichts. Für die Serum-Cholesterin-Werte wurden die in Tab. 7.2 wiedergegebenen Zielwerte der Nationalen Cholesterin-Initiative für die behandelnden Ärzte in der Rehabilitationsklinik als bekannt vorausgesetzt.

Die organisatorische Planung für den kardiologischen Teil der PROTOS-Studie erfolgte 1995 auf dem Hintergrund der Methodik und der Ergebnisse einer Studie zur Evaluation der Ergebnisqualität von Anschlußheilbehandlungen nach Koronarangioplastie und Myokardrevaskularisation mit mehrjähriger Verlaufskontrolle, die wir vor Beginn der PROTOS-Studie publiziert haben (Weidemann et al. 1996).

Gesamtcholesterin und LDL-Cholesterin

Die Ende der 90er Jahre vor allem im Zusammenhang mit Studienergebnissen von Lipidsenker-Studien (LIPID-Study Group; Shepherd et al.; Downs et al.) nunmehr zunehmend empfohlenen, gegenüber der Nationalen Cholesterin-Initiative noch niedrigeren, LDL-Werte, wie sie in den Empfehlungen zur umfassenden Risikoverringerung der Patienten mit koronarer Herzerkrankung von der Deutschen Gesellschaft für Kardiologie, Herz- und Kreislaufforschung Ende 1997 herausgegeben worden sind (Gohlke et al. 1997) konnten naturgemäß weder in der Planungs- noch in der Durchführungsphase der PROTOS-Studie berücksichtigt werden, weil sie seinerzeit noch nicht zur Debatte standen. Nichts desto weniger wird in der Diskussion dazu aus der Sicht der PROTOS-Studie Stellung genommen werden.

Die Gegenüberstellung der Häufigkeitsverteilungskurven zu Beginn und am Ende der Rehabilitation für Gesamtcholesterin (Abb. 7.10) und LDL-Cholesterin (Abb. 7.11) zeigen bereits auf den ersten Blick die bedeutsame Linksverschiebung in den therapeutisch angestrebten Zielbereich.

<u>Abb. 7.10:</u>   Gesamtcholesterin: Aufnahme vs, Entlassung

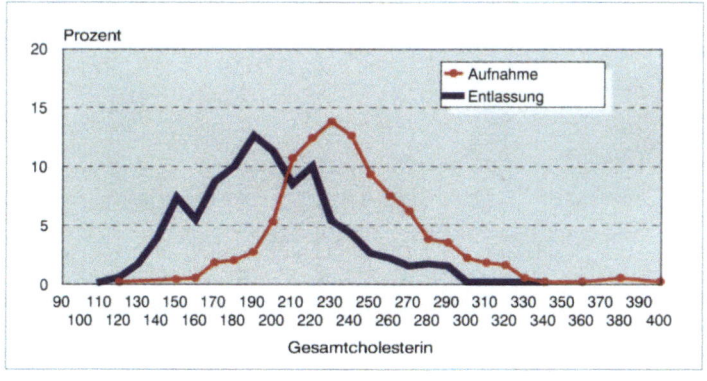

Abb. 7.11   LDL-Cholesterin: Aufnahme vs. Entlassung

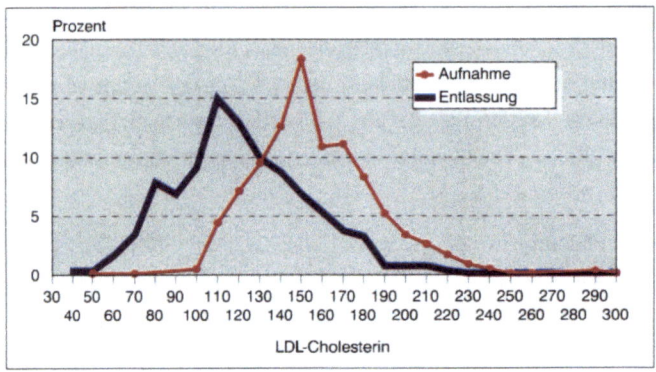

Wie die Abbildung 7.12 sichtbar macht, lag der Grad der Zielerreichung für beide Parameter knapp unter 100%, wenn man die Zielwerte mit den Entlassungswerten vergleicht. (Auf die anderen in der Abbildung aufgeführten Risikofaktoren wird in den nachfolgenden Abschnitten eingegangen.)

Abb. 7.12:   Koronare Risikofaktoren: Aufnahme-, Ziel- und Entlassungswerte

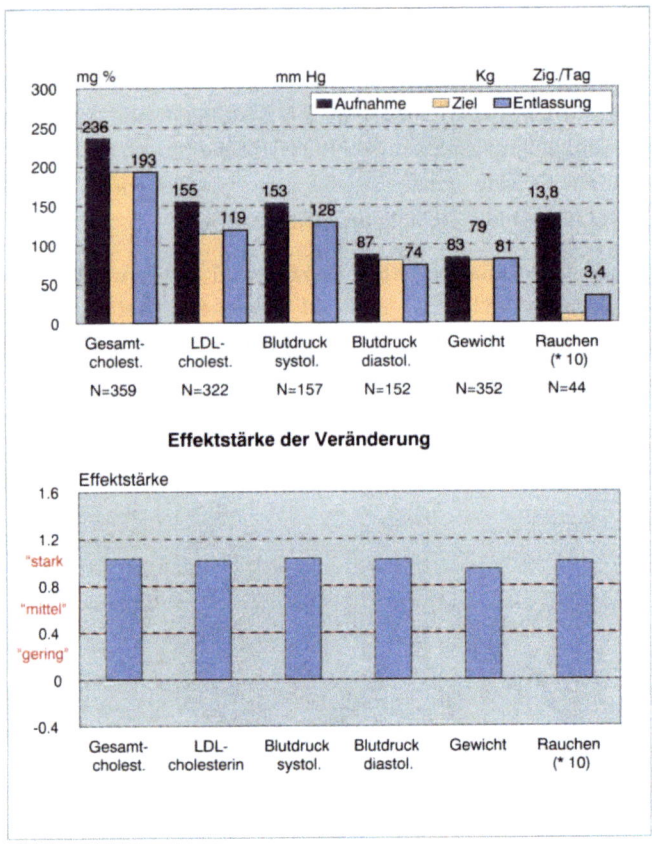

Kap. 7: Ergebnisse in den kardiologischen Kliniken

Der Vergleich der Aufnahme- mit den Entlassungswerten in Abbildung 7.12 zeigt für das Gesamtcholesterin und das LDL-Cholesterin Verbesserungen, die als starke Effekte interpretiert werden können.

Zur Differenzierung wurden Häufigkeitsverteilungskurven für Patienten ohne und mit Lipidsenkertherapie für Gesamtcholesterin (Abb. 7.13) und LDL-Cholesterin (Abb. 7.14) erstellt.

Abb. 7.13: Gesamtcholesterin: Differenz Aufnahme-Entlassung: mit vs. ohne Lipidsenker

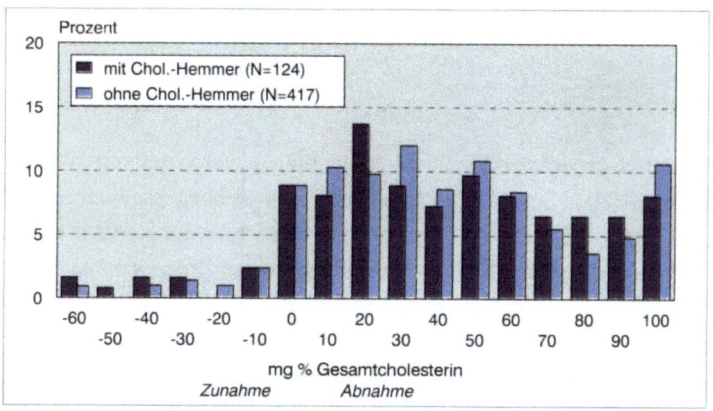

Abb. 7.14: LDL-Cholesterin: Differenz Aufnahme-Entlassung: mit vs. ohne Lipidsenker

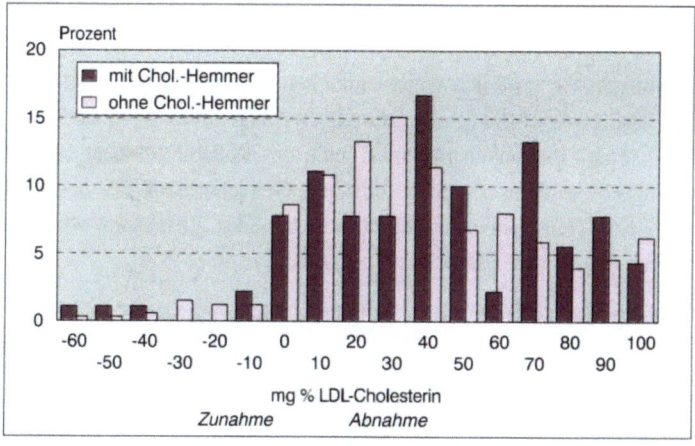

Es lag im Ermessen der behandelnden Ärzte und ihrer therapeutischen Teams, mit welchen Verordnungen sie das Therapieziel „Normalisierung der Cholesterinwerte" erreichen wollten: Ernährungsumstellung und Ernährungsberatung allein oder unter Zuhilfenahme einer medikamentösen Lipidsenkertherapie. Bei Ausgangswerten für die Patienten mit Lipidsenkertherapie von durchschnittlich 231 mg% Gesamtcholesterin kam es nach 4 Wochen Rehbilitation zu einer Senkung auf 186 mg% Gesamtcholesterin (starker Effekt). Einen ebenfalls starken Effekt erzielte die Ernährungstherapie ohne Lipidsenker mit Abnahme des mittleren Gesamtcholesterins von 237 mg% auf 195 mg%. Für beide Gruppen zeigte eine zweifaktoriellen Varianzanalyse mit Meßwiederholung hochsignifikante Veränderungen im Zeitverlauf, jedoch keine signifikanten Unterschiede der Veränderungen zwischen beiden Gruppen.

Schließlich wurde geprüft, ob unterschiedliche Diagnosen oder unterschiedliche Schweregrade der Erkrankungen einen Einfluß auf die Senkung der Cholesterinwerte hatten. Mit Ausnahme der Gruppe schwerkranker Herzklappenoperierter (Effektstärke nur 0.65), bei denen aber sowieso andere therapeutische Prioritäten als die Cholesterinsenkung gelten, gab es keine bedeutsamen Unterschiede zwischen den Diagnosegruppen.

Hypertonie

Für die therapeutisch erreichten Blutdruckveränderungen wurde auf eine Wiedergabe von Häufigkeitskurven verzichtet. Sowohl der Grad der Zielerreichung als auch die Effektstärke der Veränderungen (vgl. oben Abb. 7.12) lagen über 100% bzw. im starken Bereich. Faktisch ist es zu einer Normalisierung der Blutdruckwerte gekommen. Es gehört zu den Selbstverständlichkeiten einer stationären kardiologischen Rehabilitation, das Blutdruckverhalten durch eine entsprechende medikamentöse Therapie positiv zu beeinflussen. Auf eine differenzierte Darstellung des Blutdruckverhaltens von Patienten mit und ohne blutdruckwirksamen Medikamenten wurde deshalb hier verzichtet. In Abb. 7.17 wird eine Übersicht zur medikamentösen Therapie während der PROTOS-Studie vorgestellt, auf die wir hier verweisen.

Körpergewicht

Es wurde bewußt mit der vergleichsweise einfachen Messung des Körpergewichts vorlieb genommen, weil diese etwa im Vergleich zum Body-Mass-Index auch für die Patienten besser verständlich und in der häuslichen Situation nach der Rehabilitation überprüfbar ist. Wie aus Abb. 7.15 hervorgeht, kam es zu einer mittleren Gewichtsreduktion des Kollektivs, für das dieser Parameter eine Therapiezielsetzung war, von 2,2 kg.. Insgesamt wurde somit für diesen Parameter ebenfalls ein starker Effekt erzielt (ES=0.85).

<u>Abb. 7.15:</u> 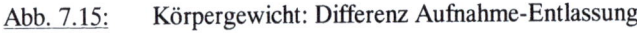 Körpergewicht: Differenz Aufnahme-Entlassung

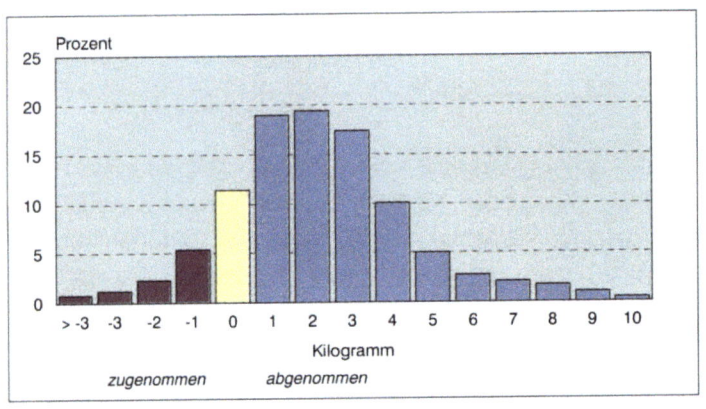

Zigarettenrauchen

Die akute Herzinfarkterkrankung oder eine Herzoperation sind für einen großen Teil bis zu diesem Zeitpunkt zigarettenrauchender Menschen ein existentiell bedrohlicher Einschnitt in das Leben, durch den sie ohne therapeutische Hilfe zum Nichtraucher werden (Seer & Weidemann 1984; Weidemann et al. 1987). Nur bei denjenigen Patienten, die auch nach diesen Ereignissen in der Rehabilitationsklinik weiterrauchen, besteht Therapiebedarf und eine strenge Indikation zur Erreichung des Therapieziels 'Nichtrauchen'. Für die in der PROTOS-Studie erfaßten Patienten wurde ein starker Therapieeffekt erzielt, in dem der mittlere tägliche Zigarettenkonsum des „Raucher-Kollektivs (n=55) von 13,8 Zigaretten auf 3,4 Zigaretten reduziert werden konnte (vgl. oben Abb. 7.12).

7.3.3 Ärztliche Einschätzung klinischer Beschwerden

Anders als bei Parametern, welche „nach Maß und Zahl" Indikatoren medizinischer Therapieziele sind, ist die Beurteilung von klinischen Parametern mit Numerischen Rating-Skalen naturgemäß eher problematisch.

Die Beurteilung eines Therapieerfolgs hinsichtlich der klinischen Befunde Belastungsdyspnoe, Angina pectoris-Beschwerden und Herzrhythmusstörungen hängt in so hohem Maße von dem erfolgreichen oder nicht erfolgreichen Einsatz herzwirksamer Medikamente ab, daß die Angabe eines angestrebten Zielwertes außerordentlich schwierig ist. Ebenso schwierig und subjektiv beeinflußbar ist die Beurteilung des Therapieerfolgs für diese Parameter.

<u>Abb. 7.16</u> Klinische Einschätzungen („Schulnoten"): Aufnahme vs. Entlassung

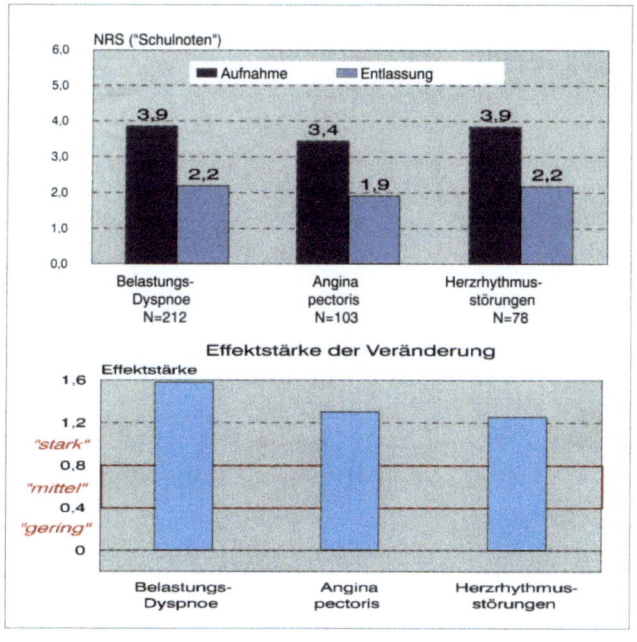

Die in Abb. 7.16 wiedergegebenen Effekte für die Numerischen Rating-Skalen der klinischen Beschwerdekomplexe ist deshalb mit dem entsprechenden Vorbehalt zu bewerten. Dennoch kann konstatiert werden, daß die dargestellten starken Therapieeffekte auf eine optimale medikamentöse Einstellung der Patienten hinweisen, insbesondere unter Berücksichtigung der weiter oben dargestellten signifikanten Leistungsverbesserungen in der Bewegungstherapie.

In Abb. 7.17 folgt eine Dokumentation der prozentualen Häufigkeit von Medikamentenverordnungen bei der kardiologischen Gesamtstichprobe.

Abb. 7.17 Während der Rehabilitation verordnete Medikamente:
koronare Herzkrankheiten (KHK) vs. andere kardiologische Diagnosen

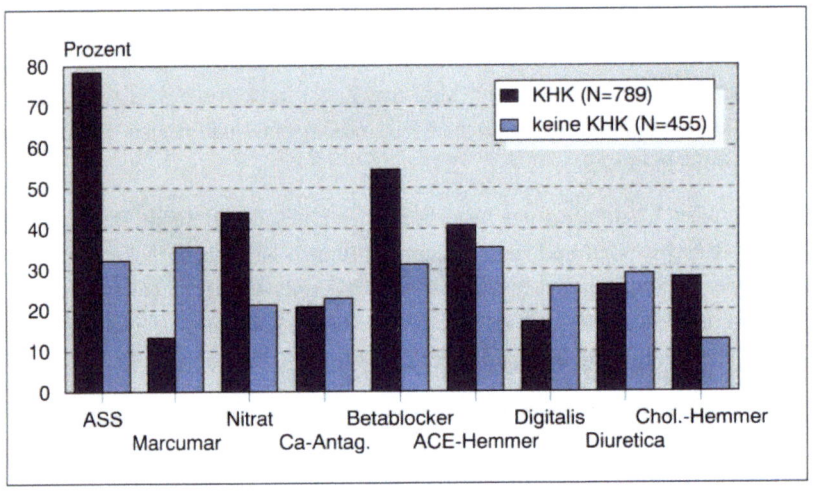

7.4 Patientenseitige Ergebnisse

Im Unterschied zu den Arzteinschätzungen ermöglichen die Selbsteinschätzungen der Patienten auch eine Beurteilung der mittel- und längerfristigen Effekte der Rehabilitation. Dazu gibt die Abbildung 7.18 einen Überblick, in dem der Ziel-Summenscore „Reha-Status" und die Summenscores zu den Unterdimensionen des IRES (vgl. Abb. 2.2) zusammengefaßt sind.

Abb. 7.18: IRES-Unterdimensionen: Aufnahme - Entlassung - +6 Monate - +12 Monate vs. Normstichprobe (adaptiert nach Alter, Geschlecht und soziale Schicht)

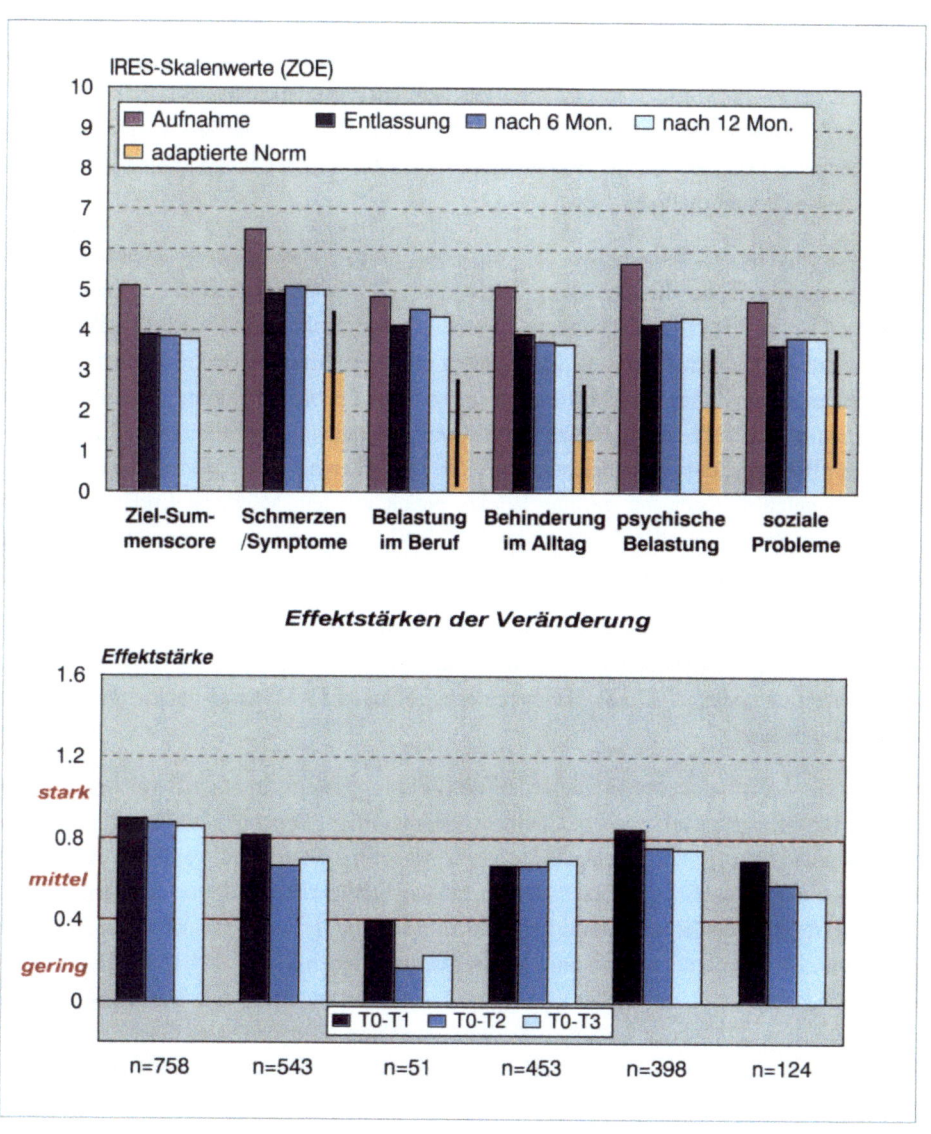

Zu beachten ist, daß die Auswertungen nach Maßgabe der „zielorientierten Ergebnismessung" (ZOE) vorgenommen wurden; d.h. daß nur solche Patienten in die Auswertung einbezogen wurden, für die der jeweilige Parameter zu Beginn der Rehabilitation als individuelles Therapieziel definiert worden war. Dies erklärt die stark differierenden Fallzahlen für die verschiedenen Summenscores, wobei der Bereich „Belastung im Beruf" mit nur 51 Therapiezielnennungen am seltensten besetzt ist. Dies ist zum einen dadurch bedingt, daß gut die Hälfte aller Patienten bereits berentet waren und zum anderen dadurch, daß in der gesamten Studie Therapieziele aus dem beruflichen Bereich nur sehr selten ausgewählt wurden (vgl. Kap. 5.1).

Außer den Skalenwerten für die Patienten bei Aufnahme und Entlassung sowie nach sechs und 12 Monaten sind in der Abb. 7.18 die Mittelwerte und die Standardabweichungen angegeben, die in einer nach Alter, Geschlecht und sozialer Schicht genau an die kardiologischen Studienpatienten adaptierten Normstichprobe ermittelt wurden (vgl. die gelben Säulen in der Abbildung). Der Vergleich der Eingangswerte der Patienten mit den Werten der adaptierten Normstichprobe macht sichtbar, daß die Belastungswerte der für die einzelnen Parameter ausgewählten Patienten weit außerhalb der Norm lagen.

Im Hinblick auf die Veränderungen, die bei diesen Patienten nach der Rehabilitation erzielt werden konnten, geht aus der Abbildung 7.18 hervor, daß für die Zielbereiche „Schmerzen und Symptome" sowie „psychische Probleme" Verbesserungen mit starken Effektstärken erreicht werden konnten, die nach 6 bzw. 12 Monaten im mittleren Bereich erhalten blieben. Auch auf die „Behinderung im Alltag" und die erkannten „sozialen Probleme" konnte nach vier Wochen und über ein ganzes Jahr mit mittleren Effektstärken ein günstiger rehabilitativer Erfolg erzielt werden. Im Bereich „berufliche Belastungen", der nur selten als Therapieziel ausgewählt worden war, konnten dagegen nur geringe Effekte erzielt werden. Mögliche Erklärungen dafür, daß in diesem Bereich in allen Kliniken der PROTOS-Studie nur sehr kleine Verbesserungen beobachtet wurden, sind in Kap. 5.1 diskutiert worden.

Wurden alle individuell ausgewählten IRES-Skalen zu einem „Ziel-Summenscore" gemittelt, der als Ausdruck der individuellen Gesamtbelastung zu verstehen ist, so ergaben sich am Ende der Rehabilitation „starke" Effekte, die auch nach sechs und 12 Monaten gerade noch im „starken" Bereich blieben.

Nicht zu übersehen ist allerdings auch, daß die Belastungswerte in allen Bereichen trotz der guten Verbesserungen nach wie vor deutlich außerhalb der Werte geblieben sind, die in den entsprechenden Alters- und Geschlechtsgruppen als normal angesehen werden können. Darin spiegelt sich die Tatsache, daß bei Patienten mit langjährig chronifizierten Krankheiten auch von einer erfolgreichen Rehabilitation keine *restitutio ad integrum* und damit keine „Rückkehr zur Normalität" erwartet werden kann. Was erwartet werden kann, sind spürbare Verbesserungen bei Schmerzen, körperlichen Symptomen und Beschwerden, eine Erhöhung der Leistungsfähigkeit im alltäglichen Leben sowie eine Abnahme psychosozialer Belastungen. Diese Ziele konnten bei den untersuchten Patienten offensichtlich erreicht werden - und zwar mit einer unerwartet langfristigen Wirkung.

Zu den genannten Zielen kommt gerade in der kardiologischen Rehabilitation als weiteres Ziel der Abbau von Risikofaktoren und damit eine verstärkte tertiäre Prävention hinzu. In den folgenden Abschnitten wird dargestellt, was sich in dieser Hinsicht aus den Angaben der Patienten ableiten läßt.

Veränderungen des Verhaltens in bezug auf kardiologische Risikofaktoren

Im IRES-Fragebogen wurden die Patienten eingehend nach der Bedeutung der einzelnen Risikofaktoren der koronaren Herzkrankheit aus ihrer eigenen Sicht befragt. In Abb. 7.19 wird wiedergegeben, in welchem Prozentsatz die Patienten bestimmte Risikofaktoren, die bei ihnen von Beginn der Rehabilitation als verbesserungswürdiges Therapieziel anvisiert worden waren, in ihrer Bedeutung am Ende der Rehabilitation sowie nach 6 und 12 Monaten genannt haben.

Abb. 7.19: Veränderung der Risikofaktoren (nach Selbstangaben der Patienten)

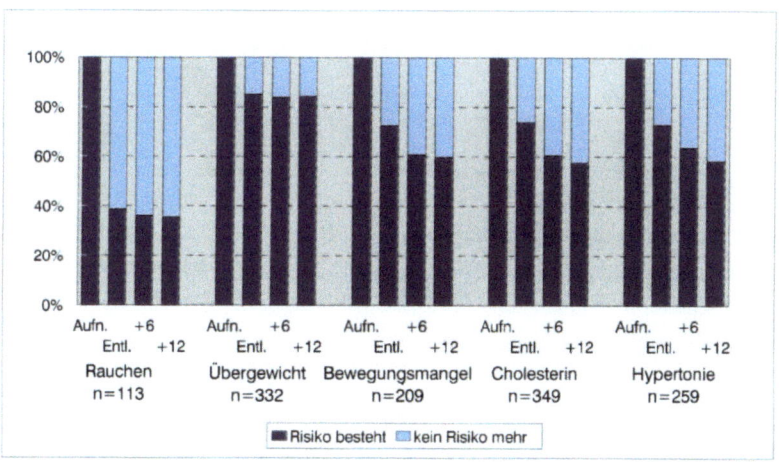

Die Ergebnisse dokumentieren einerseits die über ein Jahr fortdauernden Bemühungen der Patienten, an der Reduktion der bei ihnen bestehenden Risikofaktoren der koronaren Herzkrankheit mitzuwirken. Aufhören des Rauchens mit ca.. 65% und Normalisierung des Risikofaktors Hypercholesterinämie mit 40% sind durchaus als günstige Ein-Jahres-Ergebnisse zu bezeichnen. Ähnlich günstig mit etwa 40% fallen die Selbstangaben der Patienten zu Bewegungsmangel und Hypertonie aus. Andererseits beeindrucken auch die Selbsteingeständnisse derjenigen Patienten, die mit den Problemen des Abbaus von Risikofaktoren nicht fertig geworden sind. Letzteres wird insbesondere bei der Beeinflussung des Übergewichtes deutlich, die nur bei ca. 15% gelang.

Veränderungen in den verschiedenen Rehabilitationsbehandlungsgruppen

Um zu prüfen, ob es zwischen den Diagnosegruppen systematische Unterschiede bei den patientenseitig erfaßten Effekten gegeben hat, sind in der Abbildung 7.20 die Veränderungen des Ziel-Summenscores nach Diagnosegruppen aufgeschlüsselt dargestellt.

Abb. 7.20: Effektstärken der Veränderung des IRES-Ziel-Summenscores nach Diagnosegruppen

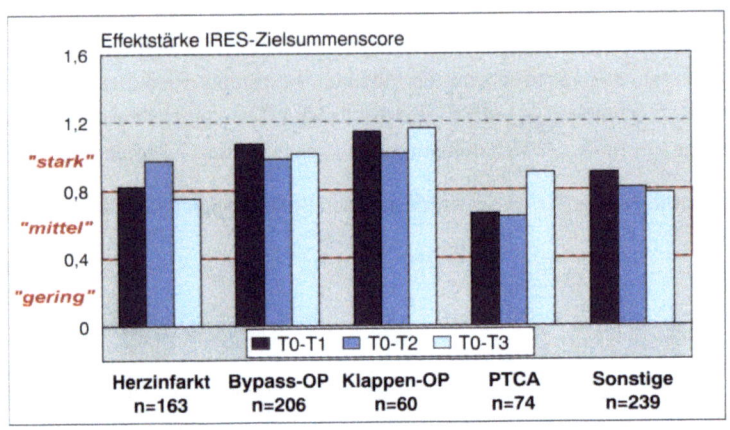

Hierbei zeigt sich, daß die postoperative kardiologische Rehabilitation bei Patienten nach Herzklappen-Operationen und nach aorto-koronaren Bypass-Operationen die stärksten kurz-, mittel- und langfristigen Effekte aufweist. Demgegenüber haben Patienten nach PTCA nur mittlere Effektstärken über den Zeitverlauf erreicht.

Ähnlich wie bei der Analyse des Arztbogens haben wir in der Abbildung 7.21 auch bei den patientenseitigen Ergebnissen untersucht, inwieweit eine Unterteilung in mittlere und schwere Erkrankungsschweregrade sich bei den unterschiedlichen Rehabilitationsbehandlungsgruppen Herzinfarkt, Klappen-OP, Bypass-OP und PTCA auswirkt.

Es ergibt sich das gleiche Bild wie auf der Abb. 7.20, was die Patienten nach Herzklappen-OP und Bypass-OP anbelangt. Für beide pathophysiologischen Schweregrade kommt es für Patienten nach Herzklappen-Operation und nach Bypass-Operation über 6 und 12 Monate zu bleibend starken Therapieeffekten. Demgegenüber kommt es bei Herzinfarkt-Patienten ebenso wie bei PTCA-Patienten mit dem höheren Schweregrad im Zeitverlauf zu einer deutlichen Abschwächung der Effekte über 6-12 Monate noch gerade in den mittleren Effektstärkenbereich.

Hier kann darüber nachgedacht werden, daß der Operationserfolg als solcher mit bleibender Beschwerdefreiheit und guter Herzfunktion bei den klappenoperierten Patienten bzw. bypassoperierten Patienten sich entsprechend niederschlägt, während auf der anderen Seite die Progression der koronaren Herzkrankheit bei den schwergradigen Fällen nach Herzinfarkt und nach PTCA ganz folgerichtig zu einer Abschwächung der Effekte führt.

Abb. 7.21: Effektstärken der Veränderung des IRES-Ziel-Summenscores nach Reha-Behandlungsgruppen (S-1 = „leicht/mittel"; S-2 = „schwer")

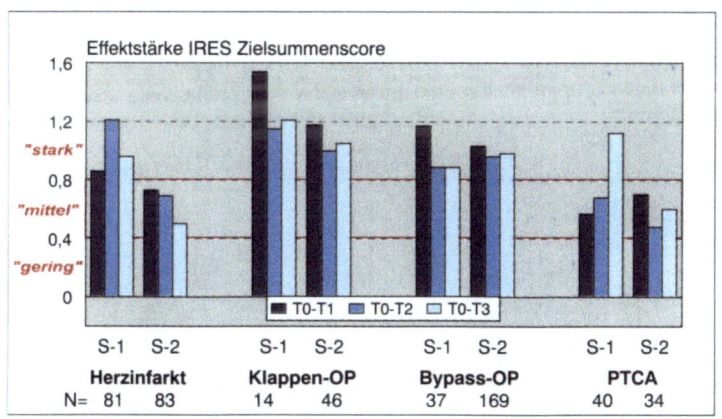

Erwerbsstatus und berufliche Wiedereingliederung

Etwa 55% der Patienten der kardiologischen Gesamtstichprobe waren zum Zeitpunkt des Beginns der stationären Rehabilitation bereits aus Altersgründen berentet bzw. pensioniert, d.h. nur für 45% der Patienten wurde die Frage der beruflichen Reintegration relevant. Wie die Abbildung 7.22 zeigt, traf dies für alle kardiologischen Studienkliniken in beinahe gleicher Weise zu.

Abb. 7.22: Erwerbsstatus bei Reha-Beginn

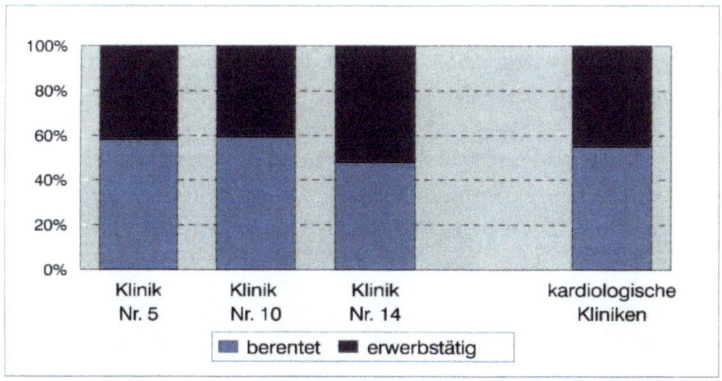

Das berufliche Schicksal der zum Zeitpunkt der stationären Aufnahme noch erwerbstätigen 45% der Patienten wurde mit dem IRES-Fragebogen 6 und 12 Mon. nach Entlassung nachuntersucht. Aus Abb. 7.23 geht hervor, daß nur 17% der Patienten infolge der Herzerkrankung nach Rehabilitation erwerbs-/berufsunfähig berentet werden mußten. Weitere 5% erhielten nach der Rehabilitation wegen Erreichens der Altersgrenze Altersrente. Wenn von den 8% im Haushalt Tätigen abgesehen wird, so waren 70% der Patienten 6 Monate nach Rehabilitationsende arbeitsfähig. Insgesamt 50% bekamen eine Ganztagsarbeit, 11% eine Teilzeitarbeit. 9% wurden nach Rehabilitation durch Verlust des Arbeitsplatzes arbeitslos, obwohl sie als erwerbs- und berufsfähig entlassen worden waren. Letztere Zahl stimmt nahezu mit der Arbeitslosenquote in der Bundesrepublik überein. Auch nach 12 Monaten hat sich diese Statistik der beruflich-sozialen Reintegration der Patienten nicht wesentlich geändert.

Abb. 7.23: Erwerbsstatus der Patienten, die bei Aufnahme nicht berentet waren

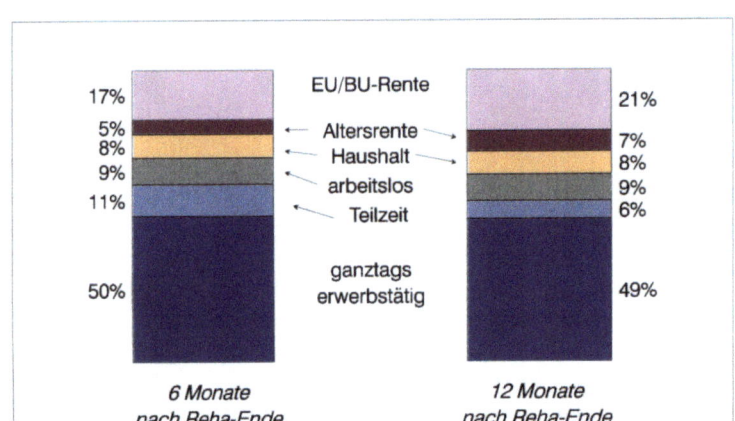

Um zu zeigen, wie entscheidend sich die Erwerbssituation auf die subjektiv wahrgenommenen Belastungen auswirkt, zeigt die Abbildung 7.24, die diesen Teil der Auswertung abschließen soll, die Summenscores in verschiedenen IRES-Bereichen (Schmerzen/Symptome; Behinderung im Alltag; psychische Belastung sowie den Reha-Gesamtstatus) ein Jahr nach Reha-Ende - und zwar für Erwerbstätige, Rentenantragsteller, Arbeitslose und EU/BU-Rentner.

Abb. 7.24: Subjektive Belastung 12 Monate nach Reha; aufgeschlüsselt nach Erwerbsstatus
Signifikanz gegenüber Erwerbstätigen: * p<0.05; ** p < 0.01; *** p< 0.01

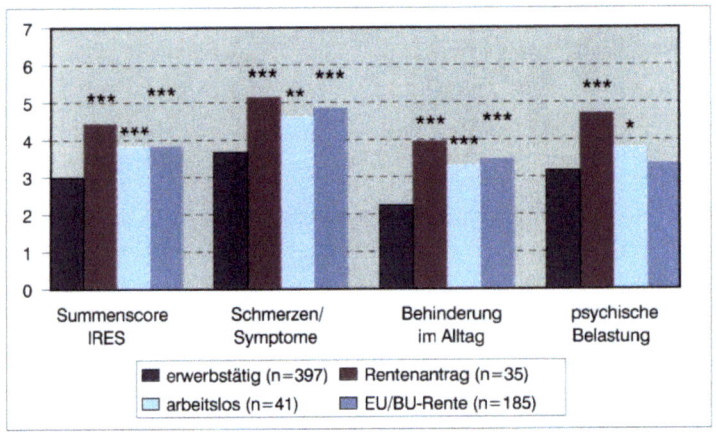

Sowohl Arbeitslose als auch EU/BU-Rentner und Rentenantragsteller weisen demnach deutlich höhere subjektive Belastungen auf als die beruflich erfolgreich wiedereingegliederten Patienten.

7.5 Diskussion der kardiologischen Ergebnisse im Kontext der Literatur

Die Gliederung der Diskussion folgt der Einteilung im vorangegangenen Ergebnisteil dieses Kapitels.

7.5.1 Wiedererlangung und Steigerung der körperlichen Belastbarkeit und Leistungsfähigkeit

Im Rahmen der PROTOS-Studie wurde im Arztbogen bei den Indikatoren medizinischer Therapieziele die Messung der maximalen symptomlimitierten Watt-Leistung und der Trainings-Watt-Leistung von uns bewußt an die erste Stelle gesetzt. Körperliche Belastbarkeit und Leistungsfähigkeit nach einer akuten Herzerkrankung und im Verlaufe einer chronischen Herzkrankheit sind entscheidende limitierende Faktoren für das Alltagsleben und die berufliche Existenz der Herzpatienten. Körperliches Training muß zentraler Bestandteil eines jeden rehabilitativen oder sekundär-präventiven Programms sein. Es ist medizinisch und psychologisch gesehen die eine wirksame Selbsthilfe und kostenmäßig eine der günstigsten therapeutischen Maßnahmen. Wenn in letzter Zeit der Trend zu einer etwas einseitigen Betonung der Bedeutung des Lipidstoffwechsels in der Sekundärprävention dazu führen sollte, die Wichtigkeit der Bewegungstherapie für Herzkranke gegenüber der medikamentösen Therapie mit Lipidsenkern ins zweite Glied zu stufen, so wäre das eine fatale Fehlentwicklung. Faktum ist, daß sowohl die stationäre kardiologische Rehabilitation als auch die ambulanten Herzgruppen das körperliche Training in den Mittelpunkt der Therapieprogramme gestellt haben.

Der Stellenwert der körperlichen Aktivität in der Rehabilitation und Sekundärprävention von Herzkrankheiten ist nur begrenzt als isolierter Faktor im trainingsphysiologischen Sinne zu erfassen. Die Mehrheit der diesbezüglichen Einzel- und Übersichtsarbeiten sahen ein multifaktorielles Interventionsprogramm vor, in dem das körperliche Training eine Teilkomponente der Intervention darstellte (Kubo et al. 1992; Niesten et al. 1994; O'Connor et al. 1989; Schuler et al. 1992).

Kritiker der kardiologischen Rehabilitation und insbesondere der Bewegungstherapie mit Herzkranken reduzieren oft bewußt die Frage nach der Wirksamkeit dieser Therapie auf die Frage nach der lebensverlängernden Wirkung. Man weiß allerdings sehr wohl, daß auch andere therapeutische Maßnahmen, wie z. B. medikamentöse und operative Therapie hinsichtlich ihrer Wirksamkeit nur selten unter quantitativen lebensverlängernden Gesichtspunkten betrachtet werden können. Der weitaus größere Teil medikamentöser und operativer Therapiemaßnahmen erfolgt unter dem Blickwinkel einer verbesserten Lebensqualität für die Patienten: ihr Ziel ist Beschwerdefreiheit, körperliche und psychische Leistungsfähigkeit im Alltag und Berufsleben, sowie die Befreiung von akuter Angst und Depression. Das Kriterium der Verbesserung der Lebensqualität sollte deshalb auch uneingeschränkt einer so humanen und ökonomischen Therapieform wie der Bewegungstherapie zugebilligt werden. An Hand das Literaturstudiums haben wir untersucht, welche Auswirkungen langfristiges körperliches Training bei koronarkranken Patienten hinsichtlich der Reinfarkt-Rate und der Mortalität haben kann (Weidemann & Meyer 1991). Dabei hat sich gezeigt, daß es schwierig ist, beim Vergleich bestimmter Interventionsprogramme mit Bewegungstherapie gegenüber entsprechenden Kontrollgruppen die gleichzeitig einwirkenden Faktoren einer Ernährungstherapie oder einer medikamentösen Therapie zu eliminieren, um damit allein den Effekt des körperlichen Trainings zu erfassen. May et al. 1982 haben 6 Trainingsstudien hinsichtlich des Einflusses von körperlichem Training auf die Letalitätsrate bei Herzinfarkt-Patienten analysiert (Kentala 1972; Wilhelmsen et al. 1975; Palatsi 1976; Kallio et al. 1979; Roman et al. 1983; Vermeulen et al. 1983). Zusammengefaßt zeigte sich bei diesen Studien ein deutlicher Trend zugunsten einer geringeren Letalität bei den trainierenden Herzinfarkt-Kollektiven. Statistisch abgesichert wurde dies jedoch nur von Kallio et al. (1979) und Roman et al. (1983). Um den Problemen der kleinen Zahl von Studien-Patienten zu entgehen, hatte Shepard (1983) in einer kumulativen Analyse 1.318 Patienten aus mehreren vergleichbaren randomisierten Studien zusammengefaßt und durch diese statistische Maßnahme niedrigere Letalitäts- und Reinfarkt-Raten bei trainierenden Herzinfarkt-Patienten gegenüber nicht-trainierenden errechnet.

Auch Oldrige et al. (1988) fanden aus 10 randomisierten Studien, die sie zusammenfaßten, eine signifikante Senkung der gesamten Mortalität und kardiovaskulären Letalität, nicht aber der Re-Infarkt-Rate. In einer noch umfassenderen Studie, die 22 randomisierte Langzeitstudien umfaßte, ergab sich bei O'Connor et al. (1989) nach durchschnittlich dreijähriger Nachverfolgung nach Herzinfarkt mit Rehabilitationsmaßnahmen eine 20%ige Reduktion der Gesamtmortalität, kardiovaskulären Mortalität und tödlicher Re-Infarkte. Das Ergebnis zeigte sich bereits 1 Jahr nach Randomisierung als statistisch signifikant. Die umfassendste Meta-Analyse veröffentliche Antmann et al. (1992) und erbrachten den Nachweis, daß sich die Lebenserwartung derjenigen Patienten verbessert, die im Rahmen der Sekundärprävention nach Herzinfarkt ein rehabilitatives Training durchgeführt hatten. Dem entsprechen auch Ergebnisse von Müller-Fahrnow (1994) über die günstigen Auswirkungen einer konstanten Herzgruppen-Teilnahme nach AHB bei Herzinfarkt- und Bypass-Patienten auf die Lebenserwartung. Teilnehmer an ambulanten Koronargruppen hatten gegenüber Nicht-Teilnehmern eine geringere Mortalität.

Als gesicherte Wirkungen der Bewegungstherapie gelten außerdem die Steigerung der körperlichen Leistungsfähigkeit, die Verminderung des myokardialen Sauerstoffbedarfs und die Reduktion streßinduzierter Myokardischämie (Hedback et al. 1990; Naughton 1992). Darüber hinaus wurde nachgewiesen, daß die koronare Herzkrankheit bei körperlich aktiven Patienten signifikant langsamer fortschreitet als in Kontrollgruppen ohne Training (Lavie et al.1993; Schuler et al. 1992). Körperliches Training wirkt sich auf die kardiovaskulären Risikofaktoren positiv aus. Es kommt zur Gewichtsabnahme (Lavie et al. 1993) und zur Blutdrucksenkung (Schuler et al. 1992). Berg et al. (1993; 1994) wiesen nach, daß körperliches Training zu einer Reduktion des Gesamt- und des LDL-Cholesterins führt mit einer Absenkung der vermutlich atherogenen kleinen LDL-Partikel und einer Zunahme der für den Cholesterin-Rücktransport verantwortlichen HDL-Partikel mit Erhöhung des protektiven HDL-2-Anteils.

Das Projekt, mit der PROTOS-Studie eine prospektive therapiezielorientierte Rehabilitationsstudie durchzuführen, hat eine lange Vorgeschichte und konnte eine umfassende Datensammlung langer wissenschaftlicher Arbeit ausnützen. Seit den 50er Jahren wurden sportphysiologische Untersuchungsmethoden vor allem in Skandinavien und in Deutschland entwickelt, die es einer Reihe von sportmedizinischen Arbeitskreisen ermöglichten, Bewegungstherapie mit gesunden und koronarkranken Menschen wissenschaftlich zu fundieren. Aus der Fülle von Arbeiten über die Wirkungen eines Ausdauertrainings auf das gesunde und kranke Herz seien hier nur die wichtigsten zitiert (Astrand 1952, 1961; Gottheiner 1964, 1968; Hellerstein 1968; Hellerstein et al. 1967; Holmann 1962, 1965; Holmgren 1956; Karvonen 1963; Knipping 1950; Mellerowicz 1956; Reindell et al. 1953, 1954, 1955, 1957, 1960; Roskamm 1964). Diesen grundlegenden Arbeiten folgten in den 70er Jahren nach offizieller Einführung der Anschlußheilbehandlungen durch die Renten- und Krankenversicherungen eine Reihe von Publikationen über die Bewegungstherapie mit größeren Kollektiven von Herzkranken im Rahmen einer Anschlußheilbehandlung, die dieses Therapieverfahren praktisch etablierten (Buchwalsky et al. 1974, 1977, 1982; Halhuber 1972, 1982; König 1971, 1973, 1975, 1977; Weidemann et al. 1974).

Die Ökonomisierung der Herzarbeit durch Training der peripheren Skelettmuskulatur ist eine – wenn nicht überhaupt die wichtigste – der tragenden Säulen der kardiologischen Bewegungstherapie. Sie ist für den Therapeuten durch selbst am Patienten durchzuführende Kontrollen von Leistungswerten, Herzfrequenzwerten und Blutdruckwerten jederzeit reproduzierbar. Voraussetzung für das Eintreten des Trainingserfolges ist bei Patienten genauso wie bei gesunden Normalpersonen die Einhaltung entsprechender trainingsphysiologischer Gesetzmäßigkeiten der Bewegungstherapie im Hinblick auf die Trainingsintensität und -dauer, Wiederholungszahl der Trainingsreize und Trainingshäufigkeit. Aufgabe des Arztes ist es, an Hand der funktionsdiagnostischen Ergebnisse die Indikation zur Bewegungstherapie zu stellen und ein adäquates Therapieziel anzugehen. Aufgabe des Bewegungstherapeuten ist es, unter Befolgung der diagnostischen Vorgaben die Therapie durchzuführen und das Therapieziel zu erreichen (Weidemann & Meyer 1991). Genau dieses Procedere wurde in der PROTOS-Studie prospektiv wissenschaftlich überprüft.

Studien zur Qualitätssicherung der kardiologischen stationären Rehabilitation sollten, wenn sie Bewegungstherapie oder Sporttherapie als eine ihrer Komponenten anerkennen, auf diesem wissenschaftlichen Hintergrund basieren. In diesem Sinne soll hier kurz auf die entsprechenden Studien aus jüngster Zeit eingegangen werden.

1992 förderte die Bundesversicherungsanstalt für Angestellte eine retrospektive Pilotstudie zur Evaluation kardiologischer Parameter der Wirksamkeit von Anschlußheilbehandlungen, welche wir in Zusammenarbeit mit INTERSOFIA Berlin (Gesellschaft für interdisziplinäre Sozialforschung in Anwendung mbH) durchführten (Weidemann et al. 1992). Aus einer Gesamtheit von 5.496 kardiologischen Patienten (60% Anschlußheilbehandlung; 80% Männer, 20% Frauen;

8% ausländische Mitbürger), die in den Jahren 1987, 1988 und 1989 rehabilitiert worden waren, war eine repräsentative Stichprobe von 743 AHB-Fällen bezüglich Indikation, Befundkonstellation, Leistungsfähigkeit, Risikofaktoren, Therapieausnutzung und Therapieeffekten untersucht worden. Die mittlere maximale symptomlimitierte Wattleistung in AHB wurde von 80 Watt auf 91 Watt gesteigert und die mittlere Wattleistung während des Fahrrad-Ergometer-Trainings in der Bewegungstherapie von 40,2 auf 61 Watt. Wattleistung und Wattpuls (Wattleistung/Herzfrequenz) erwiesen sich als aussagekräftige Parameter für die Messung der Effektivität der Bewegungstherapie in der Anschlußheilbehandlung.

Mit Unterstützung durch Forschungsmittel der Landesversicherungsanstalt Württemberg und der Wilhelm-Stiftung für Rehabilitationsforschung (Stifter-Verband für die Deutsche Wissenschaft) führten wir 1994 eine Studie zur Qualitätskontrolle von Rehabilitation und Sekundärprävention nach Koronardilatation (PTCA) und aorto-koronarer Bypass-Operation (ACVB) durch. Aus einer Gesamtstichprobe von 3.300 Patienten wurde eine repräsentative Stichprobe von je 308 Patienten als matched pairs nach PTCA und ACVB gebildet. Untersucht wurde die Ergebnisqualität einer 4-wöchigen stationären Rehabilitation mit einer Nachbefragungsphase 1-6 Jahre. Die erste nach Intervention bzw. Operation ausgetestete mittlere maximale Wattleistung lag für Patienten nach PTCA mit 90,6 Watt signifikant höher als für Patienten nach ACVB mit 81,6 Watt. Während 4 Wochen AHB wurden die Patienten mit einer Trainingsbelastung zwischen 70 und 80% der maximalen Wattleistung trainiert. Am Ende der AHB wurde für Patienten nach PTCA eine mittlere maximale Wattleistung von 104,1 Watt und für Patienten nach ACVB eine mittlere maximale Wattleistung von 99,2 Watt gemessen. Bei der Nachbefragung 1-6 Jahre nach AHB lag diese Leistung für PTCA-Patienten bei 99 Watt und für ACVB-Patienten bei 94 Watt. Jeweils über 40% beider Gruppen hatten während der Nachbefragungszeit an einer ambulanten Herzgruppe teilgenommen und etwa drei Viertel beider Gruppen hat ein regelmäßiges Heimtraining zusätzlich durchgeführt (Weidemann et al. 1994).

1997 erschien eine Publikation von Karoff, die sich erstmals prospektiv in einer Pilotstudie mit dem Problem ambulanter/teilstationärer Rehabilitation auseinandersetzte. Von einem Gesamtkollektiv von 605 Patienten nahmen 15,4% das Angebot einer teilstationären Rehabilitation in AHB an und wurden vergleichend den übrigen 84,5% stationären Rehabilitationspatienten gegenübergestellt. Die maximale symptomlimitierte Leistungsfähigkeit wurde in „Watt x Minuten" errechnet. Bewegungstherapie in AHB steigerte in beiden Gruppen die Leistungen signifikant von 371,25% auf 600,63% bzw. von 396,12% auf 708,62% Watt x Minute (Karoff 1997).

Eine Multicenter-Studie zur Qualitätssicherung der kardiologischen Rehabilitation ist die CARO-Studie der Deutschen Gesellschaft für Prävention und Rehabilitation von Herz-Kreislauf-Krankheiten (DGPR) (CARO= cardiac rehabilitation outcome). Es wurden von 16 kardiologischen Rehabilitationskliniken unterschiedlicher Trägerschaften (Bundesversicherungsanstalt für Angestellte; Landesversicherungsanstalt; private Kostenträger) insgesamt 2.997 Patienten in AHB erfaßt. Auch in dieser Studie wurde die maximale symptomlimitierte Leistungsfähigkeit im Belastungs-EKG zu Beginn und zu Ende der Rehabilitation als Leistungskriterium erfaßt und für die unterschiedlichen Diagnosegruppen errechnet. Für alle Patienten mit koronarer Herzkrankheit kam es zu einer Leistungssteigerung von 18% während der stationären Rehabilitation (Karoff et al. 1999).

Ebenfalls 1999 wurde die PIN-Studie (PIN= Post-Infarkt-Nachsorge) veröffentlicht, in die 18 kardiologische Rehabilitationskliniken mit 2.441 Patienten (78% Männer; 22% Frauen) mit gesicherter koronarer Herzkrankheit einbezogen wurden. Diagnostik, Therapie und standardisierte Erhebungen wurden bei Aufnahme und Entlassung der AHB prospektiv dokumentiert. In der AHB erfolgte ein Gesundheitstraining sowie multimodale Therapieformen. Ergebnisse von ergometrischen Leistungsprüfungen werden nicht beschrieben. Es wird mitgeteilt, daß am Fahrrad-Ergometer-Training 97% der Patienten teilgenommen haben (Völler et al. 1999).

Um zu überprüfen, ob ein optimiertes Schnittstellenmanagement zwischen Rehaklinik und den weiterbehandelnden niedergelassenen Ärzten zu einer längerfristigen Erhaltung des Effektes der stationären Rehabilitation auf die kardiovaskulären Risikofaktoren führt, wurde das PROTECT-Projekt durchgeführt. Auch an diesem Projekt, das in 50 deutschen Rehakliniken 842 Patienten für eine Interventionsgruppe und 160 Patienten für eine Kontrollgruppe rekrutierte und diese 6 Mon. nach Entlassung aus der stationären Rehabilitation nachverfolgte, wurden keine Messungen der körperlichen Leistungsfähigkeit und Belastbarkeit registriert oder als Untersuchungsinstrument eingesetzt (Gohlke H, Jarmatz H, Zaumseil J, Hasford J, Jansen C, Bestehorn K 1999).

Es ist somit festzustellen, daß in wesentlichen neuen Studien genau wie in der PROTOS-Studie die Komponente der Steigerung der Leistungsfähigkeit im Rahmen der stationären Rehabilitation ein fester Bestandteil des Rehabilitationskonzepts geblieben ist. Müller-Fahrnow hält dies noch einmal einleitend für die CARO-Studie fest, wenn er betont, das primäre Ziel der CARO-Studie sei die Optimierung der *comprehensive cardiac rehabilitation* (CCR) in den Phasen II und III sowie die Evaluation der kurz- und mittelfristigen Ergebnisse der kardiologischen Sekundärprävention. Als Untersuchungsinstrumente haben die Autoren der CARO-Studie ärztliche Befunderhebungen und patientenbezogene Assessment-Instrumente (hier u.a. den IRES-Fragebogen) eingesetzt und folgende Daten erfaßt: klinische Parameter, psychosoziale Parameter, Risikofaktoren, Parameter der Lebensqualität, Versorgungsparameter der Phasen I-III, Medikation und sozio-demographische Parameter (Müller-Fahrnow et al. 1999).

Legen wir die in der PROTOS-Studie hier vorgestellten Effektstärken der Steigerung der maximalen symptomlimitierten Leistung und der Trainingsleistung zugrunde, so ergibt die Gegenüberstellung mit methodisch vergleichbaren Studien nahe beieinander liegende Ergebnisse. Somit liegt unseres Erachtens insbesondere durch die aktuellen Studien eine breite Basis für die gesundheitspolitische Beurteilung der stationären kardiologischen Rehabilitation in Bezug auf Bewegungstherapieprogramme vor, die ein besonders kostengünstiger Bestandteil jeglichen Rehabilitationsverfahrens sind und bleiben sollten.

7.5.2 Risikofaktorenprofil

7.5.2.1 Gesamtcholesterin und LDL-Cholesterin

Für die koronare Herzkrankheit zieht man seit Jahrzehnten eine multifaktorielle Genese unter Beteiligung der sogenannten primären Risikofaktoren Hypercholesterinämie, inhalierendes Zigarettenrauchen und arterielle Hypertonie in Betracht und diskutiert die Beteiligung einer Reihe weiterer sogenannter sekundärer Risikofaktoren wie Bewegungsmangel, Diabetes mellitus, psychosoziale Einflußfaktoren und Hyperurikämie (Deutsche Herz-Kreislauf-Präventionsstudie 1998; Gesundheitsökonomische Aspekte der Früherkennung von Herz-Kreislauf-Krankheiten 1991). Über die Auswirkungen des Zusammentreffens mehrerer Hauptrisikofaktoren liegen gesicherte epidemiologische Erkenntnisse vor; der Effekt ist nicht additiv, sondern potenzierend (Hahmann HW 1993). Die Präsenz von Risikofaktoren bei manifester koronarer Herzkrankheit begünstigt Rezidive und vorzeitigen Tod. Werden die Risikofaktoren eliminiert, so verringert sich die Rückfalltendenz, das Fortschreiten der Erkrankung und das Risiko für weitere kardiale Ereignisse werden begrenzt (Assmann et al. 1990, 1993; Niederhauser 1993).

Die Bedeutung des Cholesterins in der Pathogenese der Atherosklerose wird seit über 80 Jahren untersucht. Basierend auf Versuchen mit nahrungsinduzierter Hypercholesterinämie und danach auf prospektiven Langzeitbeobachtungen wurde ein Zusammenhang zwischen der Höhe der im Blut meßbaren Cholesterinkonzentration und dem Auftreten bzw. dem Fortschreiten einer Atherosklerose, insbesondere der koronaren Herzkrankheit, gefunden. Später versuchte man die Frage zu klären, ob durch die Reduktion des Cholesterinspiegels infolge verordneter Diät oder einer medikamentösen Behandlung auch die Morbidität der koronaren Herzkrankheit gesenkt werden kann. Studien, wie die Helsinki Heart Study (Frick 1987) und die Göteborg-Studie (Samuelson et al. 1987) bejahen diese Fragestellung, wobei die günstige Beeinflussung der kardiovaskulären Morbidität als entscheidender Hinweis auf die kausale Beteiligung des Risikofaktors an der Krankheitsentstehung interpretiert wurde.

Law et al. (1994) veröffentlichten Meta-Analysen von 10 Kohortenstudien, in denen anhand von Langzeitbeobachtungen die Beziehung zwischen koronarer Herzkrankheit und Hyperlipidämie untersucht wurden. In die Studien flossen die Daten von insgesamt 494.804 Männern ein. Unter Berücksichtigung des Alters lassen die Verlaufsstudien mit Kohortenbildung der Cholesterin-Serumkonzentration den Schluß zu, daß eine Senkung des Cholesteringehalts um 10% das Risiko einer ischämischen Herzerkrankung im Alter von 40 Jahren um 54%, im Alter von 50 Jahren um 39%, im Alter von 60 Jahren um 27%, im Alter von 70 Jahren um 20% und im Alter von 80 Jahren um 19% vermindern würde (Donat 1994; Law et al. 1994). Das Persistieren von erhöhten Cholesterin-Werten wirkt sich in Patientenpopulationen mit bereits vorbestehender koronarer Herzkrankheit besonders ungünstig aus. So zeigte die LRC-Prävalenzstudie (*The lipid research clinics coronary primary prevention trial*, 1984), daß Herzinfarktpatienten mit einem LDL-Cholesterin von über 160 mg/dl ein mehr als 5fach höheres 10 Jahres-Risiko aufweisen, an einem Zweitereignis zu versterben als Herzinfarkt-Patienten mit einem LDL-Cholesterin von unter 130 mg/dl. Den Ergebnissen der GRIPS-Studie (Cremer et al. 1991) ist zu entnehmen, daß bei Herzinfarkt-Patienten mit persistierenden LDL-

Cholesterin-Werten über 190 mg/dl in praktisch 100% der Fälle innerhalb von 5 Jahren mit einem Re-Herzinfarkt zu rechnen ist. Antmann et al. (1992) führten zu der Fragestellung, ob durch Therapie der Hyperlipidämie eine Reduktion der Mortalität erzielt werden kann, eine Meta-Analyse durch. Dabei wurden 8 randomisierte kontrollierte Studien mit 10.755 Patienten ausgewertet, in denen systematische cholesterinsenkende Maßnahmen (sowohl diätetisch als auch medikamentös) angewandt worden waren. Die Studien hatten 1965 begonnen. Von 1985 bis 1990 konnte die Meta-Analyse eine hochsignifikante Verbesserung der Lebenserwartung für diejenigen Patienten nach Herzinfarkt nachweisen, die sich cholesterinsenkenden Maßnahmen unterworfen hatten (Antmann et al. 1992). Damit war, bereits Jahrzehnte vor den modernen Lipidsenkerstudien mit Statinen, die Wichtigkeit cholesterinsenkender Maßnahmen in der Rehabilitation belegt.

Für den Verlauf der koronaren Herzkrankheit gilt demnach in Übereinstimmung mit der wesentlichen Literatur zu diesem Thema (Aßmann & Schulte 1993; Aßmann et al. 1993; Berg et al. 1994; Bunte 1993; Hamann 1993, Niederhauser 1993; Ornish et al. 1990; Radtke et al. 1981; Seidel 1993), daß dem Cholesterin, insbesondere dem LDL-Cholesterin, in der Primär- und Sekundärprävention die Rolle eines zentralen Risikofaktors zukommt.

Demzufolge wurde in der PROTOS-Studie die Normalisierung von Gesamt-Cholesterin und LDL-Cholesterin in der Studienplanung als eines der wichtigsten Therapieziele proklamiert und zur Erreichung dieses Therapieziels während stationärer Rehabilitation die systematische Anwendung ernährungsphysiologischer Erkenntnisse in der täglichen Ernährung in der Reha-Klinik und Ernährungsberatung alleine oder, wenn vom Rehabilitationsarzt als notwendig erachtet, in Kombination mit Lipidsenkern organisiert.

Werden die Risikofaktoren beim Koronarkranken eliminiert, so verringert sich die Rückfalltendenz. Auf dieser These basieren die sekundärpräventiven Bemühungen auf diesem Gebiet. Letztere verlangen vom Patienten nicht selten einschneidende Änderungen seiner Lebensgewohnheiten und eine hohe Compliance. Um dieses Ziel zu erreichen, wurden in den letzten Jahren von verschiedenen Rehabilitations- und Präventionskliniken systematisch Gesundheitsprogramme entwickelt (Weidemann H et al. 1987), aus denen mittlerweile eine standardisierte Gesundheitserziehung im Rahmen der kardiologischen Rehabilitation hervorgegangen ist (Weidemann H 1990). Ihre wichtigste Funktion ist die Vermittlung eines Lebensstils, der für den Einzelnen das geringste Risiko einer erneuten Manifestation der koronaren Herzkrankheit mit sich bringt (Mathes P 1987).

Daß diese Konzepte wissenschaftlich belegbar sind, konnte von Ornish et al. 1990 nachgewiesen werden. Im 1-Jahresverlauf einer randomisierten prospektiven Studie bewirkten „life-style-changes" mit eingreifenden Änderungen des Lebensstils eine mit den Methoden der quantitativen Koronarangiographie kontrollierte signifikante Regression der Koronarstenosen. Besonders nach den Vorgehensweisen von Ornish erscheint es folgerichtig, daß die intensive Motivation und Schulung der Patienten unter stationären bzw. teilstationären Bedingungen der Anschlußheilbehandlung eine Verhaltensänderung des Patienten und eine Reduktion des Risikofaktorenprofils erwarten läßt. Wir haben bereits im kardiologischen Ergebnisteil der PRO-

TOS-Studie darauf hingewiesen, daß die jüngst publizierten Studienergebnisse über die Wirkung von Statinen als Lipidsenker die Zielwerte für Cholesterinsenkung beeinflußt haben und einen Trend zur kostenintensiven medikamentösen Therapie der koronaren Herzkrankheit mit Statinen eingeleitet haben. Dies kann zur Folge haben, daß sekundärpräventive gesundheitserzieherische ärztliche wie pädagogische Programme möglicherweise in der Rangfolge der Verordnung und Durchführung therapeutischer Maßnahmen heruntergestuft werden (Shepard et al. 1995; LIPID-Study group 1998; Downs et al. 1998; Sacks et al. 1996; Scandinavian Simvastatin survival-Studiengruppe 1994). Offenbar wird sogar der Einsatz von Statinen in der Primärprophylaxe der koronaren Herzkrankheit ins Auge gefaßt (Kübler 2000) wie aus der Ankündigung einer Seminarveranstaltung anläßlich des Kongresses für Aktuelle Kardiologie Bad Gastein 2000 zu entnehmen ist.

Die in der PROTOS-Studie vorgelegten Daten über während 4wöchiger stationärer Rehabilitation ohne und mit Statin-Therapie erzielte Cholesterinwerte unterstreichen unseres Erachtens eindeutig die Notwendigkeit, die ureigenen Aufgaben der Rehabilitation und Sekundärprävention zur Bewältigung einer Lebensstiländerung nun erst recht bewußt in den Mittelpunkt bzw. an erste Stelle der Therapiezielsetzung und Therapieprogramme zu stellen.

Ornish publizierte unlängst 5-Jahres-Ergebnisse seiner Studie (Ornish 1998). Die Ergebnisse zeigen erneut, daß die Therapie mittels Lebensstiländerung (Ernährungsumstellung, körperliche Bewegung und Änderung der Verhaltensweisen) eine Möglichkeit darstellt, eine Regression der koronaren Atherosklerose zu erreichen. Untersucht wurden 48 Patienten mit mittelschwerer bis schwerer koronarer Herzerkrankung, die an der randomisierten Studie teilgenommen haben. In der Interventionsgruppe nahm die Fettaufnahme in der Nahrung von 30% auf 8,5% ab, während sie in der Kontrollgruppe nur von 30 auf 25% abnahm. Nach 5 Jahren waren die Cholesterinwerte in den Gruppen um 20 bzw. 19,3% unter die Ausgangswerte gesunken. Keiner der Patienten der Interventionsgruppe benutzte Medikamente, während in der Kontrollgruppe 60% Medikamente benutzten. Während die Angina pectoris bei der Interventionsgruppe um 72% abnahm, sank sie bei der Kontrollgruppe um 36% ab. Die wichtigste Befunderhebung war die Angiographie. Bei 35% der Patienten mit Intervention zeigte sich eine Verbesserung um 8%, während in der Kontrollgruppe eine Verschlechterung um 28% auftrat. Schwere kardiale Ereignisse, Dilatationen oder Bypass-Operationen wurden doppelt so häufig bei den Kontrollpersonen wie bei Interventionspatienten beobachtet.

Schuler & Hambrecht (1998) weisen zurecht darauf hin, daß es sich bei der Ornish-Studie um ein streng selektioniertes Patientengut handelte und daß es bisher nicht gelungen sei, vergleichbare Langzeitergebnisse an anderer Stelle zu reproduzieren. Sie verweisen auch darauf, daß man in einer Nachfolgestudie mit gleichem Studiendesign in Deutschland sich nicht mehr allein auf den Effekt der Ornish-Diät verließ sondern zusätzlich zu dieser Behandlung auch Lipidsenker einsetzte (Scherwitz et al. 1995).

In den in der PROTOS-Studie vorgelegten Studienergebnissen belegen wir, daß es während stationärer Rehabilitation gelungen ist, die Faktoren Hypercholesterinämie ebenso wie auch Übergewicht und Zigarettenrauchen zu beeinflussen und eine signifikante Reduktion herbeizuführen. Sowohl die mittleren Gesamt-Cholesterin-Werte als auch die mittleren LDL-Cholesterin-Werte unserer Untersuchungskollektive veränderten sich während der Anschlußheilbehandlung in den als Therapieziel angestrebten Normalbereich.

Wir haben auf die Problematik in der Beurteilung Aufnahme-Cholesterinwerte in Abhängigkeit von unterschiedlichen Diagnosegruppen und unterschiedlichen therapeutischen Zeitverläufen innerhalb der einzelnen Diagnosegruppen bereits in unserer Arbeit über die Sekundärprävention nach PTCA und ACVB hingewiesen (Weidemann et al. 1996). Müller-Fahrnow et al. (1999) haben diese Problematik in der CARO-Studie wieder aufgegriffen und erneut bearbeitet. Es soll deshalb an dieser Stelle dieses Problem erneut diskutiert werden, weil die Interpretation von Therapieeffekten u.a. auch davon abhängt.

Gemäß den Richtlinien der Europäischen Atherosklerose-Gesellschaft 1987 und 1998 galten alle Patienten mit Cholesterin-Spiegel über 200 mg/dl auf Grund der vorbestehenden koronaren Herzkrankheit als Risikopatienten. Für diese Patienten wurde eine Senkung der Zielwerte auf 175 - 195 mg/dl Gesamt-Cholesterin und 115 - 135 mg/dl LDL-Cholesterin empfohlen. Ein Vergleich mit Zielwerten aus früheren Jahren wie z. B. denen der Framingham-Studie (Kannel et al. 1979), wo ein Gesamt-Cholesterin-Spiegel über 220 mg/dl bis 260 mg/dl noch als vertretbar galt, zeigt, daß die Richtwerte seitdem von sehr viel härteren Kriterien bestimmt und daher dementsprechend niedriger angesetzt wurden. Bis weit über die Mitte der 80er Jahre galten auf Grund der internationalen Literatur, vor allem der Framingham-Studie, Normal- und Grenzwerte für das Cholesterin, die auch 1977 in einem weit verbreiteten und mehrfach aufgelegten Patientenbuch von Halhuber C. und Halhuber M.J. „Sprechstunde Herzinfarkt" als Richtschnur der Deutschen Gesellschaft für Ernährung herausgestellt waren. Danach hatten sich Ärzte und Patienten bis etwa 1990 gerichtet. Auch wir hatten uns seinerzeit in unserem therapeutischen Handeln an diese Richtlinien gehalten.

Für das Studiendesign unserer Qualitätssicherungsstudie 1996 und das Studiendesign der PROTOS-Studie haben wir uns, wie oben beschrieben, an die strengeren Richtlinien der Europäischen Atherosklerose-Gesellschaft und an die Deutsche Nationale Cholesterin-Initiative angeschlossen. Die in Deutschland von H. Gohlke, P. Mattes, E. Fleck, U. Keil und R. Rost im Auftrag der Kommission für klinische Kardiologie der Deutschen Gesellschaft für Kardiologie, Herz- und Kreislaufforschung bearbeiteten Empfehlungen zur umfassenden Risikoverringerung für Patienten mit koronarer Herzkrankheit waren erst in Herz-Kreislauf 9/97 veröffentlicht worden und standen demzufolge für die PROTOS-Studie noch nicht zur Debatte. In diesen Empfehlungen wird als Idealziel bei Hyperlipidämie ein LDL-Cholesterin unter 100 mg/dl angegeben. Wenn das LDL-Idealziel trotz Diät nicht erreicht werde, sollte eine Kombinationstherapie, in der Regel mit Statinen, erwogen werden.

Unterschiedliche Cholesterin-Werte bei der Aufnahmeuntersuchung in stationärer Rehabilitation liegen meist in Abhängigkeit vom vorherigen therapeutischen Verlauf vor. So konnten wir 1996 zeigen, daß Patienten nach ACVB-Operationen in AHB mit Durchschnitts-Aufnahme-Cholesterin-Werten von 205 mg/dl signifikant niedrigere, fast normale, Werte aufwiesen als Patienten nach PTCA in AHB mit 226 mg/dl. Dieser Unterschied läßt sich zumindest teilweise durch die peri- und postoperative Ernährungssituation auf der Intensiv-Station und der Krankenhaus-Station erklären und mit der katabolen Stoffwechselsituation im Zusammenhang mit einem großen operativen Eingriff. Ferner ist davon auszugehen, daß viele Operationskandidaten für eine ACVB über eine längere Zeit vor der Operation vom Kardiologen zu einer Gewichtsreduktion und Verbesserung des Fettstoffwechsels aufgefordert werden, um das Operationsrisiko zu minimieren. Auch längere praeoperative Wartezeiten könnten sich in dieser Richtung auswirken. Anders ist die Situation bei den PTCA-Patienten. Vorbereitung und Terminierung der Intervention erfordern im allgemeinen nur eine so kurze Zeit, daß eine Änderung der Ernährungsgewohnheiten und eine Umstellung der Stoffwechselsituation kaum erfolgen kann. Demzufolge sind die Meßwerte nach Intervention zu Beginn einer AHB praktisch noch so hoch wie sie vor der Behandlung waren (Weidemann H et al. 1996).

Während der Anschlußheilbehandlung sollte durch Gesundheitserziehung, fettarme, kalorienkontrollierte Ernährung, Ernährungsberatung und vermehrte körperliche Aktivität im Rahmen der Bewegungstherapie folgendes Therapieziel angestrebt werden: Deutliche Verbesserung, wenn möglich Optimierung, der Cholesterin-Werte und deutliche Gewichtsreduzierung. Die therapeutischen Überlegungen müssen den Einsatz von lipidsenkenden Medikamenten, in der Regel Statine, entsprechend den aktuellen wissenschaftlichen Erkenntnissen berücksichtigen.

In der PROTOS-Studie kam es, soweit wir übersehen können erstmals, zu einer prospektiven Therapiezielorientierung auf der einen Seite mit einem Kollektiv, bei welchem alle oben genannten rehabilitativen Maßnahmen ohne Medikamententherapie zum Einsatz kamen, und auf der anderen Seite mit einem Kollektiv, bei dem zusätzlich Lipidsenker, und zwar hauptsächlich Statine, verordnet worden waren. Es gilt festzuhalten, daß die Rehabilitationstherapie ohne Medikamenten-Verordnung einen gleich starken Therapieeffekt mit Normalisierung der mittleren Gesamt-Cholesterin-Werte bewirkte wie die Rehabilitationstherapie mit Einsatz von Lipidsenkern.

In der CARO-Studie (Held et al. 1999) wurden innerhalb einer dreiwöchigen AHB-Dauer die Gesamt-Cholesterin-Werte bei 2.905 Patienten im Durchschnitt von 206, 9 mg/dl auf 180,5 mg/dl gesenkt und die LDL-Cholesterin-Werte bei 2.816 Patienten von 139,4 mg/dl auf 115,1 mg/dl. Diese Werte liegen in der gleichen Größenordnung dicht an den Werten der PROTOS-Studie. Auch von der PIN-Studie (Völler et al. 1999) werden für die Anschlußheilbehandlung von 2.441 Patienten signifikante prozentuale Verbesserungen für Cholesterin und LDL-Cholesterin beschrieben, ohne daß Absolutwerte genannt sind.

Es ist an dieser Stelle der Diskussion über den Cholesterin-Spiegel im Rahmen der kardiologischen Rehabilitation festzustellen, daß in den letzten Jahren Gesichtspunkte in der Therapie der koronaren Herzkrankheit aufgetreten sind, die mit den bisher beschriebenen Vorstellungen über die Wirkung der Cholesterinsenkung im Rahmen der Sekundärprävention nicht abzudecken sind. Unter neuen Gesichtspunkten betrachtet, ist die medikamentöse Therapie der koronaren Herzkrankheit mit Statinen nicht mehr vorrangig eine Therapie zur Senkung des Cholesterin-Spiegels im Blut, sondern eine Therapie der Kardioprotektion durch die sogenannte Plaque-Stabilisierung vulnerabler Plaques im Koronargefäßsystem. Die medikamentösen Behandlungen mit Statinen wurden in großen kontrollierten klinisch-pharmazeutischen Studien gezeigt (Shepard et al. 1995; LIPID-Study-group 1998; Downs et al. 1998; Sacks et al. 1996; Scandinavian Simvastatin survival-Studiengruppe 1994). Ob man diese Studienergebnisse unter dem Begriff der kardiovaskulären Sekundärprävention subsummieren darf, wie das zunehmend geschieht, oder ob man sie nicht korrekter als medikamentöse Therapie der Koronar-Atherosklerose bezeichnen sollte, müßte noch eingehender diskutiert werden.

Die in der PROTOS-Studie vorgelegten Ergebnisse belegen, daß es während der stationären Anschlußheilbehandlung gelungen ist, eine signifikante Reduktion der Gesamtcholesterin- und LDL-Cholesterin-Werte gezielt bei denjenigen Patienten zu erreichen, bei denen dieses Therapieziel angesteuert worden war. Gleiche Ergebnisse konnten in der CARO-Studie neuerdings erzielt werden. Die Konzeption der PROTOS-Studie beinhaltete keine Nachverfolgung ärztlicher Meßwerte nach 6 oder 12 Monaten, sondern konzentrierte sich auf die Nachverfolgung der Patienten mit dem IRES-Fragebogen. Eine unabhängig vom PROTOS-Studienkonzept auf Grund des Daten- und Adressenmaterials zu einem späteren Zeitpunkt eingeleitete 2-Jahres-Katamnese befindet sich zum Zeitpunkt der Drucklegung dieses Buches erst in Bearbeitung. In Abbildung 7.19 finden wir das Ergebnis, daß vom Aufnahmetag in die stationäre Rehabilitation bis zum Befragungszeitpunkt 1 Jahr nach Rehabilitation 40% derjenigen Patienten, für die eine Verbesserung des Risikofaktors Cholesterin als Therapieziel ausgewählt worden war, nach eigenen Angaben diesen Risikofaktor „in den Griff bekommen haben". 60% gaben damit das Selbsteingeständnis, daß sie mit dem Problem der notwendigen Cholesterinsenkung noch nicht fertig geworden sind. Die Patienten der PROTOS-Studie wurden während der stationären Anschlußheilbehandlung im Gesundheitstraining mit Seminaren und Gesprächen individuell über die Brisanz bestehender Risikofaktoren, insbesondere der Hypercholesterinämie, aufgeklärt und es wurden durch individuelle Diätberatungen incl. praktischer Diätküchen-Übungen die Bewältigungsmöglichkeiten aufgezeigt. Trotzdem gelingt es über der Hälfte der Patienten nach eigenen Aussagen nicht, ihr Risikoprofil dauerhaft entsprechend der momentan empfohlenen Richtwerte in den Griff zu bekommen.

Die Entwicklung in den USA spricht für das Nutzungspotential der konsequenten *öffentlichen* Umsetzung präventiv-medizinischer Erkenntnisse bei der Bekämpfung von Herz-Kreislauf-Krankheiten. So haben sich die Ernährungsgewohnheiten der Amerikaner spürbar gewandelt, und gleichzeitig ist ein deutlicher Rückgang kardiovaskulärer Erkrankungen zu verzeichnen. Der Sachverständigenkreis „Gesundheitsökonomie" beim Bundesforschungsministerium (Gesundheits-ökonomische Aspekte 1991) bezweifelt, daß die Übertragung dieser Entwicklung in den USA auf Deutschland möglich ist: da manche Aspekte der Lebensweise in Deutschland möglicherweise tiefliegende historische Wurzeln aufweisen, ist besonders die Durchsetzung diätetischen Bewußtseins in Deutschland als ungeheuer schwierig zu bezeichnen.

Das WHO-Projekt MONICA (*monitoring trends and determinants in cardiovascular disease*), das Einflußgrößen und Auswirkungen in 20 Nationen mit sehr heterogenen Populationen langfristig untersucht, publizierte kürzlich 10-Jahres-Resultate (Tunstall-Pedoe 1999). Es ließ sich ein Rückgang der Inzidenz der koronaren Herzkrankheit nachweisen, der in den westlichen Ländern am ausgeprägtesten war. Auch die Zahl der koronaren Ereignisse war rückläufig, wogegen die Fall-Letalität nahezu konstant blieb. Die Bemühungen der Primärprophylaxe in der untersuchten Population werden als erfolgreich angesehen. Die Bemühungen, mit modernen konservativen wie auch interventionellen Verfahren die Mortalität der koronaren Herzkrankheit zu senken, werden als hinter den Erwartungen zurückgeblieben bewertet.

Kimmerle et al. (1994) untersuchten die Risikofaktoren bei hyperlipidämischen Patienten 1 Jahr nach PTCA. Obwohl die Hälfte der Patienten meinte, daß allein durch günstige Ernährung niedrige Cholesterin-Werte zu erreichen seien, und angaben, eine entsprechende Ernährung durchzuführen, ließ sich eine konsequente Umsetzung einer Ernährungsumstellung in der Praxis nur bei wenigen Patienten feststellen.

Dennoch ist es möglich, die Ernährungsgewohnheiten zu beeinflussen und damit die Cholesterin-Spiegel diätetisch zu senken. Dies belegen von uns vorgelegte Daten des AHB-Verlaufes nach PTCA und ACVB (Weidemann et al. 1996), die Daten der PROTOS-Studie, die Daten der CARO-Studie (Held et al. 1999). Jedoch gelingt es anscheinend nicht, den während der Rehabilitation erzielten Erfolg längerfristig zu stabilisieren. Wir beleuchteten in unserer Pilotstudie 1992 (Weidemann et al. 1992) kritisch den Mangel an sekundärpräventiven, sozialmedizinischen und rehabilitativen Maßnahmen in Akutkrankenhäusern.

Insbesondere die Ergebnisse der CARO-Studie und der PIN-Studie lassen die Hypothese zu, daß auch das ambulante medizinische Versorgungssystem von diesem Mangel geprägt sein muß. Ein Entgleisen der Cholesterin-Werte bereitet dem Patienten keine somatischen Schmerzen und gerät daher schnell in Vergessenheit bzw. wird verdrängt, es sei denn, der Patient wird in seinen diätetischen Bemühungen langfristig unterstützt und angeleitet. Diese Unterstützung kann durch den Haus- bzw. Facharzt erfolgen. Dies erfordert jedoch die Bereitschaft der niedergelassenen Kollegen, sich um ein ganzheitliches ärztliches Handeln zu bemühen, das sich nicht in medizinischer Diagnosestellung und somatischer Intervention erschöpft, sondern die Bereiche der Sekundärprävention und Rehabilitationsmedizin einschließt. Zu diesem Zweck könnten veränderte Betreuungskonzepte für die Arztpraxis und eine ambulante Ernährungsberatung z. B. in Form von strukturierten Behandlungs- und Schulungsprogrammen für Patienten nach Auffassung von Kimmerle et al. (1994) entwickelt werden.

Neueste Forschungsprogramme weisen in diese Richtung, wie z. B. die intensivierte Nachsorge (INA) als ein Verfahren ambulanter Rehabilitationsmaßnahmen zur Optimierung der Effekte nach abgeschlossener Anschlußheilbehandlung (Karoff 1997) oder die PROTECT-Studie, eine prospektive kontrollierte Studie zum Einfluß eines optimierten Schnittstellenmanagements auf die Langzeiteffektivität der kardiologischen Rehabilitation (Gohlke et al. 1999). In der PROTECT-Studie waren wesentliche Bestandteile eines optimierten Schnittstellenmanagements direkte telefonische Kontakte zwischen der Rehaklinik und dem Hausarzt zu Beginn und am Ende der stationären Rehabilitation sowie 4 Wochen und 6 Wochen nach Entlassung. Außerdem wurde ein Patientenbegleitprotokoll eingeführt, in dem auch das Risikofaktorenprofil, die individuellen Therapieziele und die Behandlungsdaten den weiterbehandelnden Ärzten und den Patienten zur Verfügung gestellt wurden. Aus 50 deutschen Rehabilitationskliniken wurde ein Interventionskollektiv von 842 Patienten gebildet, bei dem derart vorgegangen wurde gegenüber einem Kontrollkollektiv von 160 Patienten ohne dieses Management. Bei der Interventionsgruppe ergaben sich im zeitlichen Verlauf Aufnahme, Entlassung und 6 Monate nach Reha folgende mittlere Cholesterin-Werte: 207-180-200 mg/dl und folgende mittlere LDL-Cholesterin-Werte: 139-115-123 mg/dl. D. h. mit anderen Worten: selbst in einer so dicht gestaffelten persönlichen Nachverfolgung der Patienten kommt es zu dem insbesondere von Badura et al. wiederholt (1995, 1996) beschriebenen Effekt des Wiederanstiegs der Cholesterin-Werte einige Monate nach Beendigung der Rehabilitation.

In der PROTECT-Studie betrug für Patienten mit Hypercholesterinämie die Akzeptanz und Umsetzung der Empfehlung der Rehaklinik durch den Hausarzt in der Interventionsgruppe 41,1%. Die Autoren bemängeln deshalb auch das Management der Risikofaktoren nach der Rehabilitation, welches deutliche Schwächen aufweise. Obwohl 2/3 der Patienten eine Hypercholesterinämie über 100 mg/dl LDL aufwiesen, wurden die Empfehlungen aus der Rehaklinik für eine entsprechende Schulung nur zu 21,1% durchgeführt, d.h. ambulant werden die Empfehlungen der Ärzte der Rehakliniken sehr oft nicht umgesetzt. Die genannten Cholesterin- und LDL-Cholesterin-Werte überraschen um so mehr, als der Prozentsatz derjenigen Patienten, welche nach 6 Monaten angaben, Lipidsenker einzunehmen, bei 77% lag.

7.5.2.2 Hypertonie

Dem Bluthochdruck wird bei vorbestehender koronarer Herzkrankheit prognostische Bedeutung beigemessen und eine Normalisierung der Blutdruckwerte von Herzkranken während Anschlußheilbehandlung gehört zum Standardprogramm. Besonders bei älteren Patienten kommt die Therapie der arteriellen Hypertonie eine herausragende Bedeutung zu, da deren Prävalenz im Alter deutlich ansteigt. Die Inzidenz bei Herzpatienten erreicht im Alter von über 75 Jahren für die Hypertonie 75% und dies, obwohl prinzipiell kein kausaler Zusammenhang zwischen Alter und erhöhtem Blutdruck bei Gesunden besteht (Saner 1993).

Bei Koronarkranken ist die postinterventionelle bzw. postoperative optimale medikamentöse Einstellung des Blutdrucks heutzutage eine Conditio sine qua non und zwar unabhängig davon, ob die Patienten nach dem Eingriff ambulant oder stationär betreut werden. Dies konnten wir auch in unserer Studie über die Effekte der Rehabilitation nach PTCA und ACVB nachweisen (Weidemann et al. 1996). Im allgemeinen kommen die Patienten bereits medikamentös eingestellt zur Anschlußheilbehandlung, so daß allenfalls eine Korrektur oder Ergänzung der antihypertonen Therapie notwendig ist und die Hypertonie praktisch kein therapeutisches bzw. rehabilitatives Problem während der Anschlußheilbehandlung darstellt.

Um so mehr ist darauf zu achten, daß durch eine entsprechende Langzeittherapie nach AHB und durch regelmäßiges langfristiges körperliches Training das Wiederauftreten einer Hypertonie verhindert wird. Die Ergebnisse der PROTOS-Studie, der PIN-Studie (Völler et al. 1999), der PROTECT-Studie (Gohlke et al. 1999) und der CARO-Studie (Karoff et al. 1999) zeigen diesbezüglich übereinstimmende Ergebnisse.

7.5.2.3 Körpergewicht

Die Verringerung des Körpergewichts hat als Therapieziel bei der Adipösen-Behandlung im Rahmen der Prävention einen anderen Stellenwert als in der Rehabilitation von Herzpatienten beispielsweise nach operativen Eingriffen, wo das Körpergewicht im Rahmen kataboler Stoffwechselvorgänge und der Ernährungssituation auf der Intensiv-Station und Krankenhaus-Station im allgemeinen sich bereits bedeutsam reduziert hat.

Das durchschnittliche Ausgangsgewicht bei denjenigen Patienten in der PROTOS-Studie, bei denen Gewichtsverringerung als Therapieziel gewählt worden war, liegt somit auch mit 84,2 kg nicht drastisch im pathologischen Bereich. Eine Gewichtsreduktion um 2,2 kg für dieses Kollektiv entspricht insgesamt einem starken statistischen Effekt und das Erreichen eines durchschnittlichen Gewichts von 81,9 kg für dieses Kollektiv weist aus, daß dieses sich der Norm nähert.

Ähnliche Veränderungen des Körpergewichts bzw. des Bodymass-Index wurden in der PROTECT-Studie, in der PIN-Studie und in der CARO-Studie mitgeteilt (Gohlke et al. 1999; Völler et al. 1999; Karoff et al. 1999).

7.5.2.4 Zigarettenrauchen

Die Zahl derjenigen, die bei Aufnahme in Anschlußheilbehandlung in der PROTOS-Studie noch rauchten, war mit 55 Patienten außerordentlich gering. Die prozentuale Häufigkeit des Zigarettenrauchens bis zu einem Herzinfarkt, einer Bypass-Operation oder eine PTCA ist durchaus unterschiedlich. In früheren Literaturrecherchen über die Häufigkeit des Zigarettenrauchens bis zum Zeitpunkt eines Herzinfarktes fanden wir Prozentzahlen zwischen 75% und 95% (Weidemann et al. 1987; Seer & Weidemann 1984). Bis zur ACVB rauchten dagegen nur 56% der Patienten und bis zur PTCA 66,9% der Patienten unserer eigenen Untersuchung von 1996. Nach einem Herzinfarkt rauchten bei Aufnahme in die AHB-Klinik in unseren früheren Studien immerhin noch 14% der Patienten.

Ganz anders ergab sich die Situation in unserer Studie nach PTCA und ACVB. Offensichtlich ist das Ereignis der aorto-koronaren Bypass-Operation für die Patienten das mit Abstand subjektiv am stärksten in das Leben eingreifende Ereignis. Postoperativ rauchten zu AHB-Beginn nach ACVB gerade noch 1,1% der Patienten und am Ende der AHB nur noch 0,4% der Patienten. Dem gegenüber rauchten noch nach PTCA zu Beginn der AHB 8,8% der Patienten, und am Ende 6,5%.

In einer raucherfreien Klinik mit systematischer Gesundheitserziehung unter Bereitstellung evaluierter Nichtraucher-Trainingsprogramme ist es möglich, Koronarpatienten nach Intervention weitgehend zu Nichtrauchern werden zu lassen. Dies zeigen auch die hier vorgelegten Ergebnisse der PROTOS-Studie.

7.5.3 Erwerbsstatus und berufliche Wiedereingliederung nach stationärer Rehabilitation

Es kann davon ausgegangen werden, daß die an der PROTOS-Studie beteiligten kardiologischen Kliniken über lange Erfahrungen in der beruflich-sozialen Wiedereingliederung im Rahmen der stationären kardiologischen Rehabilitation verfügen. Sowohl die Theresienklinik in Bad Krozingen als auch die Bad Berleburger Herz-Kreislauf-Kliniken können die Erfahrungen ihnen angegliederter Institutionen in die tägliche Rehabilitationsarbeit übernehmen. Dies drückt sich auch in dem vergleichsweise sehr günstigen Ergebnis der PROTOS-Studie aus, nach dem 6 Monate nach Rehabilitationsende 70% der zum Zeitpunkt der Reha-Aufnahme noch nicht berenteten Patienten wieder arbeitsfähig waren (50% Ganztagsarbeit; 11% Teilzeitarbeit; 9% arbeitslos durch Verlust des Arbeitsplatzes trotz Erwerbs- und Berufsfähigkeit). Die 9% Arbeitslosen sind dem Rehabilitationssystem nicht anzulasten. Auch das 1-Jahres-Ergebnis hatte sich nur durch wenige Prozent Altersrentenzugänge und Erwerbsunfähigkeitsrentenzugänge verändert. Die prozentualen Wiedereingliederungsraten liegen damit auch deutlich höher als in unserer Studie nach PTCA und ACVB (Weidemann et al. 1994) mit 49% (PTCA) und 46% (Bypass-Operation) postinterventionell Erwerbsfähigen.

Die berufliche Wiedereingliederung bei koronarer Herzkrankheit, insbesondere nach aortokoronarer Bypass-Operation und PTCA wurde in zahlreichen Publikationen analysiert (Angermann et al. 1985; Danchin et al. 1989; Gehring et al. 1988; Goeminneh et al. 1989; Mc Gee et al. 1993; Marc et al. 1992; Meier et al. 1985; Müller-Fahrnow 1994; Rauscha et al. 1988; Robitaille et al. 1985; Rodis et al. 1985; Vallbracht 1995; Rauch et al. 1998). In einer 1984 veröffentlichten Monografie hatten wir zeigen können, daß die Wiederaufnahme der Berufstätigkeit nach Bypass-Operation zwischen 25 und 85% bei den verschiedenen Autoren lag, wobei damals die Wiedereingliederungsraten im europäischen und außereuropäischen Ausland über denen in der BRD lagen (Weidemann 1984). Zum einen unterscheiden sich die durch die unterschiedliche Sozialgesetzgebung geschaffenen Voraussetzungen und die wirtschaftliche Situation der jeweiligen Staaten zur Zeit der Datenerhebung, zum anderen dokumentieren nicht alle Studien, wie sich die Patientenkollektive hinsichtlich sozialer Schichtzugehörigkeit bzw. des Beschäftigungsstatus (blue collar/white collar) verhalten. Auch was den Vergleich von Interventionsgruppen und Kontrollgruppen miteinander in den jeweiligen Studien anbelangt, differieren hier z. T. bereits die Basisdaten wie Alter, Gefäßbefall und li.-ventrikuläre Funktion signifikant, so daß die Relevanz der Aussagen bezüglich des beruflichen Werdegangs nach Rehabilitation nur schwer zu beurteilen ist.

Augenblicklich werden auch wieder vermehrt Modelle stufenweiser Wiedereingliederung in das Berufsleben und intensivierter Nachsorge-Programme erprobt (Karoff & Gödecker 1993; Karoff 1999). Die Autoren konnten mit entsprechenden Programmen bei den Interventionsgruppen gegenüber Kontrollgruppen jeweils signifikant höhere Wiedereingliederungsraten (64,15% versus 45,45% bzw. 66% versus 43%) erreichen.

Sehr unterschiedlich bewertet werden in der Literatur auch die Prädiktoren für die berufliche Wiedereingliederung nach Rehabilitation. In einer amerikanischen Studie stellten Mark et al.

(1992) dar, daß Alter, Rassenzugehörigkeit, Bildungsgrad, Herzinsuffizienz, Gefäßbefall und Leistungsgrad sich als die besten unabhängigen Prädiktoren erweisen. Meier B et al. 1985 zeigten in einer Schweizer Studie, daß die benötigte Anzahl der Medikamente post interventionem, die Anzahl der Myokardinfarkte und die Zufriedenheit des Patienten mit seiner Situation sich als die zuverlässigsten Parameter für die Rückkehr in das Erwerbsleben erwiesen. In einer katamnestischen Untersuchung zur beruflich-sozialen Wiedereingliederung nach Anschlußheilbehandlung (Weidemann al. 1992) ergab die multivariate Diskriminanz-Analyse, daß Lebensalter, röntgenologisches Herzvolumen, Leistungsfähigkeit am Fahrrad-Ergometer-Test und Grad der Behinderung die beste Schätzung der Wiedereingliederungsprognose ergaben. Die Studie nach PTCA und ACVB ergab Alter, maximale Wattleistung vor Entlassung aus der AHB und Anzahl der Myokardinfarkte vor Intervention als beste Prädiktoren für die richtige Zuordnung in die Gruppe der Erwerbstätigen (Weidemann et al. 1996).

Patienten mit leichten körperlichen Anforderungen im Beruf lassen sich leichter wieder in das Berufsleben reintegrieren als Patienten mit körperlich belastenden Tätigkeiten. Es wurde bereits 1984 darauf hingewiesen (Weidemann H 1984), daß der Zusammenhang zwischen maximaler Wattleistung und späterer Wiederaufnahme der Erwerbstätigkeit bei Arbeitern wesentlich enger ist als bei weniger körperlich arbeitenden Patienten (Angestellten). Die beiden von unserer Arbeitsgruppe durchgeführten Studien bestätigen, daß die Patienten mit schlechterer Wattleistung und schlechteren medizinischen Befunden für das Berufsleben nach AHB die schlechteren Chancen haben. In diesem Zusammenhang stellt die wirtschaftliche Gesamtsituation eines Landes einen wichtigen Faktor bezüglich Berentung oder Wiederaufnahme einer Erwerbstätigkeit dar: Angestellte verfügen gegenüber Arbeitern zumeist über einen höheren Schulabschluß, über bessere berufliche Qualifikationen und erreichen entsprechend höhere Positionen, in denen konjunkturelle Krisen weniger durchschlagen, worauf K. Siegrist und M. Broer (1993) hingewiesen haben. In den Zeiten von Rationalisierung, Vorruhestandsregelungen und Massenentlassungen in Industriebetrieben weiß ein 55jähriger Arbeiter, daß an ihn als von chronischer Erkrankung und Reduktion der maximalen Leistungsfähigkeit Betroffenen gar nicht mehr die gesellschaftliche Erwartung gestellt wird, ins Erwerbsleben zurückzukehren, geschweige denn, daß ihm ein Halbtagsarbeitsplatz, verminderte Stundenzahl oder stufenweisen Wiedereingliederung angeboten werden können. Deshalb bleiben entsprechende Modelle (Karoff & Goedecker 1993; Karoff 1999), so begrüßenswert sie sind, dennoch ohne wirkliche Konsequenzen.

Eine Situation, die jedem Rehabilitationsarzt und den Vertrauensärzten des medizinischen Dienstes von Krankenkassen und Versicherungsträgern geläufig ist, ist die folgende: Ein Patient, der seine bisherige Schwerarbeit nicht verrichten kann, wird von seiten der Ärzte für fähig befunden, in Zukunft noch leicht bis mittelschwere Arbeit (Borderline-Leistungsfähigkeit) zu verrichten. Eine Arbeit, die ihm der heutige Arbeitsmarkt nicht bieten kann. Trotz des Vorliegens von mehreren oder allen günstigen Voraussetzungen für eine berufliche Wiedereingliederung nach erfolgreicher Intervention und Rehabilitation wird diese durch die regionale oder überregionale Arbeitsmarktsituation zerschlagen. Die Folge sind Krankschreibung auf Dauer und Arbeitslosigkeit, bis es schließlich doch zur Berentung kommt. Es ist somit einerseits kaum verwunderlich, daß in den 3 großen, hier wiederholt zitierten Studien, der PIN-Studie, der CARO-Studie und der PROTECT-Studie, die berufliche Wiedereingliederung in Abhängigkeit von somatischen oder psychosozialen Daten in der stationären Rehabilitation nicht intensiv untersucht worden ist. Hier könnte ein gewisser Trend zum Ausdruck kommen, der Sekundärprävention der koronaren Risikofaktoren, insbesondere der Hypercholesterinämie, einen höheren Stellenwert in der kardiologischen Rehabilitation zuzuschreiben als den psychosozialen Parametern.

Außer der PROTOS-Studie haben sich aber auch andere Studien mit den psychosozialen Einflußfaktoren für die berufliche Wiedereingliederung chronisch Herzkranker befaßt Hier sind insbesondere die Ergebnisse zu nennen, die auf einer Längsschnittstudie zur Evaluation der kardiologischen AHB in Deutschland basieren (Badura et al. 1995). In einer prospektiven, quasi experimentiellen Studie über 3 Meßzeitpunkte wurden bei 353 ambulant und stationär rehabilitierten Herzpatienten (Herzinfarkt, Bypass-OP, PTCA) die Raten und Determinanten der Rückkehr zur Arbeit erhoben. Etwa ½ Jahr nach Beginn der AHB hatten ca. 65% der Rehabilitanden wieder ihre Erwerbstätigkeit aufgenommen. In bivariaten Analysen konnten eine Reihe von Prädiktoren identifiziert werden, die signifikant zwischen Wiedereingliederung und Ausgliederung aus dem Erwerbsleben unterscheiden ließen. Über ein mehrstufiges, multivariates Analyse-Modell konnte eine Gewichtung der relativen Bedeutung dieser einzelnen Variablen hergestellt werden. Es konnte gezeigt werden, daß neben dem Alter der zu einem relativ frühzeitigen Zeitpunkt getroffenen Entscheidung des Rehabilitanden selbst die größte Bedeutung zukam. Diese Entscheidung sei nicht unabhängig von objektiv körperlich-somatischen Faktoren, zu wesentlich größeren Anteilen jedoch von psycho-sozialer Befindlichkeit, subjektiver Bewertung der Situation und von Variablen bestimmt, die indirekt auf Arbeitsmarktchancen hinweisen (Schott 1996). Auch in einer neueren Untersuchung (Budde & Keck 1997) wurden wieder schichtenspezifische Einflüsse auf die berufliche Wiedereingliederung deutlich. Im Rahmen der Bad Münsterer Studie zur kardiologischen Rehabilitation (BMSKR) analysierten die Autoren 2 Jahre nach Abschluß der stationären kardiologischen AHB das gesundheitliche und soziale Schicksal von 558 weiblichen und männlichen Patienten nach Rehabilitation (Gesamtzahl 1.389, Rücklaufquote 44,1%). Trotz dieser relativ geringen Rücklaufquote sind die Ergebnisse von Interesse, weil es sich ausschließlich um Patienten aus der Arbeiter-Rentenversicherung (LVA Rheinland-Pfalz) handelte. Hier waren 2 Jahre nach AHB nur noch 23% der Männer zzgl. 9% Arbeitsloser sowie 26% der Frauen zzgl. 4% Arbeitsloser beruflich integriert bzw. grundsätzlich berufs- und erwerbsfähig. 68% der Männer und 70% der Frauen waren berentet. Nach der entsprechenden Datenanalyse mittels multipler logistischer Regressionsanalyse hatte das Lebensalter statistisch die größte Bedeutung für den Erhalt der Integration. Daneben war von den Routinevariablen lediglich die maximale körperliche Belastungstoleranz am AHB-Ende bedeutsam. Statistisch signifikant häufiger und intensiver wurden von den beruflich 2 Jahre nach AHB nicht integrierten bzw. berenteten Patienten depressive Symptome geklagt. Diesen Befund hatten wir in unserer Analyse von 1984 bereits festgestellt und konnten ihn jetzt mit der PROTOS-Studie bestätigen.

Schott (1996) unterstreicht unsere jahrelangen zunehmend negativen Erfahrungen in bezug auf Arbeitslosigkeit und Rehabilitationsbemühungen, wenn er feststellt, daß derzeit vor dem Hintergrund einer hohen Arbeitslosigkeit in den westlichen Industrieländern ein stabiler Trend zur Verkürzung der Lebensarbeit festzustellen sei, der heute eine der wesentlichen Grenzen rehabilitativer Bemühungen im Hinblick auf die berufliche Reintegration älterer Arbeitnehmer nach einer schweren Erkrankung bilde. Unter Bezug auf Bullinger et al. (1994) stellt Schott jedoch in den Raum, daß auf Grund der demographischen Verschiebungen davon ausgegangen werden müsse, daß in Zukunft der Anteil der über 50jährigen an der erwerbstätigen Bevölkerung steigen werde. So bezeichnet er es als eine wichtige Zukunftsaufgabe der Rehabilitation, sowohl über personen- wie auch systembezogene Ansätze Voraussetzungen zu schaffen, damit auch chronisch Kranke wieder verstärkt in die Erwerbstätigkeit einbezogen werden können (Schott 1996). Auch Grande et al. (1999) betonen, basierend auf den Erfahrungen der Badura-Studie nochmals, daß eine langfristige Bestätigung von Rehabilitationseffekten nur unter Berücksichtigung der psychosozialen Patienten-Perspektive zu erwarten sei. Schott (1996) faßt die Ergebnisse dieser Studie so zusammen, daß sich ein klares Bild von Multidimensionalität ergebe, welche Grundlage zur Steuerung von Maßnahmen der Rehabilitation sein sollte. Körperbezogene Maßnahmen der Rehabilitation liefen dort ins Leere, wo subjektive Bewertung der Situation nach dem Krankheitsereignis und die auf dieser Basis gefällte Entscheidung der Rehabilitanden unberücksichtigt blieben. Es kann daher empfohlen werden, den Themenkreis Rückkehr zur Arbeit stärker mit therapeutischen und beratungsintensiven Inhalten aufzuwerten und persönliche Bewertungs- und Entscheidungsprozesse zu unterstützen.

Faßt man die hier wiedergegebenen Ergebnisse der Literaturanalysen und unsere eigenen Erfahrungen auf dem Gebiet der berufliche Reintegration von Herzkranken zusammen, so lag eine starke Betonung der psychosozialen Determinanten für die PROTOS-Studie nahe. Mit den Befragungsinstrumenten, die wir angewendet haben, sollte auch die psychosozialen und beruflich-sozialen Aspekt der kardiologischen Rehabilitation mit zielorientierter Ergebnismessung individuell erfaßt werden. Die für das kardiologische Gesamtkollektiv nachgewiesenen Ergebnisse bestätigen die Richtigkeit eines umfassenden Ansatzes in Therapie und Ergebnismessung.

7.6 Zusammenfassung

Die kurze Zusammenfassung des kardiologischen Kapitels der PROTOS-Studie soll die Aufmerksamkeit auf einige wesentliche Punkte lenken:

1. Die Literaturrecherche zur Diskussion des kardiologischen Kapitels hat ergeben, daß die therapiezielorientierte Prüfung der Ergebnisqualität stationärer Rehabilitation für Herzkranke ein aussagekräftiger Ansatz ist, der differenzierte, auf die besonderen Problemlagen der einzelnen Patienten bezogene Ergebnisse liefert.

2. Prospektiv therapiezielorientiertes Arbeiten in der kardiologischen Rehabilitation kann mit umfassenden Ergebnismessungen verbunden werden und der Kontrolle der Ergebnisqualität dienen.

3. Kardiologische Rehabilitation zeigt in der PROTOS-Studie gute Effekte auf den medizinischen Zielparametern.

4. Besonders die kostengünstigen Therapieformen - Bewegungstherapie und Ernährungstherapie - zeigen starke Effekte, wenn man die Steigerung der Wattleistung und die Senkung von Cholesterinwerten und Körpergewicht als Kriterien heranzieht, in denen sich die Auswirkungen dieser Therapieformen niederschlagen.

5 Kardiologische Rehabilitation in der PROTOS-Studie zeigt gute Effekte auf den IRES-Skalen zur Selbsteinschätzung durch die Patienten in den Bereichen von Schmerzen und Symptomen sowie bei den Behinderungen im Alltag und bei den psychosozialen Belastungen.

6. Entsprechend den Selbstangaben der Patienten liegen diese Effekte auch nach 6 und 12 Monaten im Bereich mittelstarker Effekte.

7. Die kardiologischen Behandlungsteams in der PROTOS-Studie waren sich bei der Zielauswahl der Relevanz psychosozialer Faktoren bewußt und erzielten hier besonders gute Ergebnisse. Die Effekte hinsichtlich des mittleren individuellen Zielsummenscores variierten zwischen verschiedenen Diagnosegruppen und erweisen sich als besonders günstig und stabil bei klappen- und bypassoperierten Patienten.

8. Die Rate der beruflichen Wiedereingliederung der kardiologischen Patienten liegt in der PROTOS-Studie auf einem sehr hohen Niveau.

9. Die berufliche Belastung als Einzelfaktor wurde trotz häufig vorhandener ausgeprägter Belastungen nur selten von den Patienten und den Behandlungsteams als Therapieziel gewählt. Die Ergebnisse in diesem Bereich zeigen lediglich geringe Effekte und sind verbesserungsbedürftig.

10. Die 1-Jahres-Daten psychosozialen Befindens bei arbeitslos gewordenen Patienten und frühberenteten Patienten zeigen hoch signifikant schwerere subjektive Belastungszustände an im Vergleich zu den Patienten, die beruflich wieder eingegliedert werden konnten.

KAPITEL 8: ERGEBNISSE IN DEN ORTHOPÄDISCHEN KLINIKEN

Wenn im Folgenden der Kürze halber von orthopädischen Kliniken oder orthopädischer Rehabilitation die Rede ist, so beziehen wir uns dabei sowohl auf die degenerativen als auch auf die entzündlichen Erkrankungen des Skeletts, der Muskeln und des Bindegewebes. Mit einem Anteil von 34,7% aller Rehabilitationsmaßnahmen der RV-Träger stellen die muskulo-skelettalen Krankheiten die mit Abstand größte Indikationsgruppe im deutschen Rehabilitationssystem dar (vgl. VDR 1997, S. 106). Die häufigste Einzeldiagnose innerhalb dieser Indikationsgruppe bilden die chronischen unspezifischen Rückenschmerzen (24,9%), gefolgt von Bandscheibenschäden (23,7%), Gelenkschäden (18,7%) und Schäden im Bereich der Schulter und Halswirbelsäule (14,6%) (ebd. S. 50f.).

8.1 Stichprobenbeschreibung

In der PROTOS-Studie waren zwei orthopädische Kliniken mit insgesamt 775 Patienten vertreten. Bezogen auf die Gesamtfallzahl von 5.059 Studienpatienten bedeutet dies einen Anteil von 15,3%. Damit sind die muskuloskeletalen Indikationen in der PROTOS-Studie stark unterrepräsentiert, wenn man sie mit ihrem Anteil an der Gesamtzahl aller Rehabilitationsmaßnahmen vergleicht.

Ein Blick auf die Diagnosestruktur in den beiden orthopädischen WKA-Kliniken zeigt allerdings, daß die wichtigsten Einzeldiagnosen des muskuloskeletalen Indikationsgebiets ausreichend vertreten sind: Der AHB-Anteil betrug insgesamt 39%, wobei die Hüftoperationen mit 20,6% die größte Gruppe bildeten, während die Knieoperationen mit 9,8% und die Bandscheibenoperationen mit 8,6% vertreten waren. Die insgesamt 61% sog. „Heilverfahren" (HV), die nicht als Anschluß-Heilbehandlungen (AHB) durchgeführt wurden, teilten sich wie folgt auf die wichtigsten Einzeldiagnosen auf: Dorsopathien (24,9%), Frakturen (9,5%), Zervikalsyndrome (6,2%), Hüft- oder Knie-Arthrosen (5,3%) und sonstige Diagnosen mit einem Einzelanteil von weniger als 5%, wie z.B. Arthrosen anderer Gelenke, entzündliche rheumatische Krankheiten, Osteoporose etc. (insgesamt 15,1%).

Um die Darstellung der Ergebnisse einerseits nach Diagnosen aufschlüsseln zu können, sie andererseits aber nicht durch die große Zahl von Einzeldiagnosen zu überfrachten, sind die Diagnosen zu folgenden fünf Gruppen zusammengefaßt worden: Hüft-OP (AHB), Knie-OP (AHB), Bandscheiben-OP (AHB), Dorsopathien (HV) und sonstige HV. Bei der Darstellung der Ergebnisse wird so vorgegangen, daß zunächst für jede der fünf genannten Diagnosegruppen die Eingangsbelastungen und die Effekte aus ärztlicher Sicht aufgeführt werden, und zwar zusammengefaßt für die beiden Kliniken (Kap. 8.1). Anschließend folgt die Darstellung der Eingangsbelastungen sowie der Ergebnisse am Ende der Maßnahme, nach 6 und nach 12 Monaten aus Sicht der Patienten (Kap. 8.2). Nach einigen Analysen, in denen beide Kliniken zusammengefaßt sind, wird hier auch ein Vergleich der Effekte *zwischen* beiden Kliniken durchgeführt, weil sich dabei zeigen läßt, daß Klinikvergleiche ohne ausreichende Kontrolle der Diagnosestruktur (des sog. „case mix") zu falschen Schlußfolgerungen führen können.

Kap. 8: Ergebnisse in den orthopädischen Kliniken

Die Häufigkeitsverteilung der fünf Diagnosegruppen war in den beiden Kliniken sehr unterschiedlich. Wie sich noch zeigen wird, hatten diese Unterschiede in der Diagnosestruktur beträchtliche Auswirkungen auf die Vergleichbarkeit der Ergebnisse zwischen den beiden Kliniken. Die Abbildung 8.1 macht sichtbar, daß in der Klinik Nr. 4 die AHB-Indikationen nur mit einem Anteil von 24% vertreten waren, während in der Klinik Nr. 9 die Hälfte aller Patienten (50,5%) AHB-Fälle darstellten. Entsprechend überwogen in der ersten Klinik mit 76% aller Fälle die Heilverfahren wegen Dorsopathien (35%) und sonstiger Diagnosen (41%).

Abb. 8.1 Verteilung der Diagnosegruppen in den beiden orthopädischen Kliniken

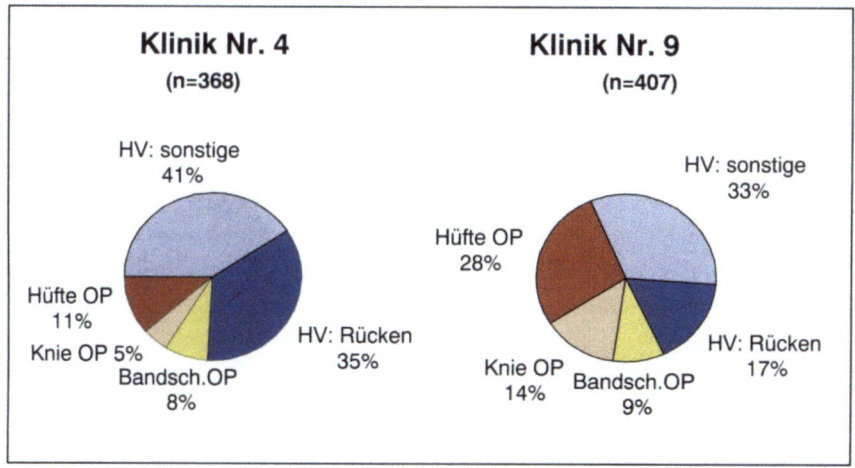

Abb. 8.2: Lebensalter nach Diagnosegruppen und Geschlecht

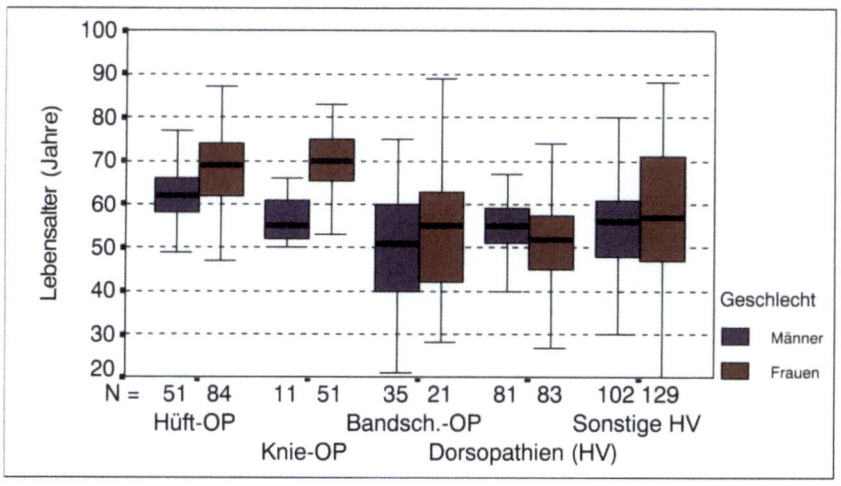

Zwischen den Diagnosegruppen gab es charakteristische Unterschiede in der Altersstruktur, die in der Abbildung 8.2 dargestellt sind. Auffällig sind dabei die beiden AHB-Gruppen „Hüfte OP" und „Knie OP", die im Durchschnitt ca. 10 Jahre älter waren als die anderen Diagnosegruppen, wobei dieser hohe Mittelwertsunterschied v.a. auf die Frauen zurückgeht, die hier etwa 7-15 Jahre älter waren als die Männer.

Die Chronifizierungsdauer der Haupterkrankung betrug im Durchschnitt ca. 10 Jahre. Die große Anzahl fehlender bzw. sehr vager Angaben (z.B. „viele Jahre") bei der betreffenden Frage im Arztbogen weist darauf hin, daß es sich bei den muskuloskelettalen Erkrankungen sehr häufig um degenerative Prozesse handelt, deren Beginn nur schwer abzuschätzen ist.

Wie die Aufschlüsselung nach Diagnosegruppen in Abbildung 8.3 zeigt, lag die Krankheitsdauer bei den HV-Indikationen eher etwas höher als bei den AHB-Indikationen - wobei nicht auszuschließen ist, daß bei einem Teil der Hüft- und Knie-Operationen nicht die Dauer der arthrotischen Grunderkrankung, sondern die Dauer akuter Probleme geschätzt wurde, die schließlich zur Operation führten, so daß die „wahre" Krankheitsdauer hier höher anzusetzen wäre, als die Abbildung ausweist. Dafür spricht auch, daß diese Patienten bereits durchschnittlich 1,7 Reha-Maßnahmen vor der aktuellen AHB absolviert hatten. Die vergleichsweise sehr niedrige Chronifizierungsdauer bei den Bandscheiben-Operationen dürfte damit zusammenhängen, daß diese Operation meistens durch einen akuten Bandscheibenvorfall ausgelöst wird, der nicht unbedingt eine längere sichtbare Vorgeschichte haben muß.

Abb. 8.3: Chronifizierungsdauer /in Jahren) nach Diagnosegruppen

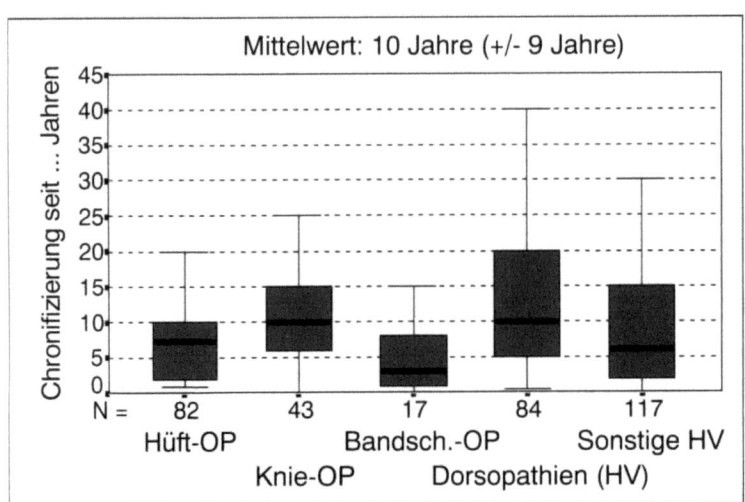

Außer der Hauptdiagnose wurde im Durchschnitt noch eine weitere Diagnose angegeben, die in der Mehrzahl der Fälle (57 % bei der Zweitdiagnose und 42% bei der Drittdiagnose) ebenfalls zum muskuloskelettalen Indikationsbereich gehörte. An zweiter Stelle wurden Herz-Kreislauf-Krankheiten (14% bzw. 23%) genannt, gefolgt von Ernährungsstörungen (i.d.R. Adipositas: 14% bzw. 19%) und Verletzungen (6% bzw. 3%). Mit durchschnittlich nur 0,6 weiteren Diagnosen bildete die Gruppe der Bandscheiben-OP ein relativ einheitliches Bild, während die Gruppe der „sonstigen HV" mit 1,4 zusätzlichen Diagnosen eher als multimorbide wahrgenommen wurde.

Bei den Patienten aus den orthopädischen Kliniken ist damit ganz grob an zwei unterschiedliche Gruppen zu denken, und zwar zum einen an ältere AHB-Patienten, überwiegend Frauen, zwischen 60 und 75 Jahren, die nach einer Hüft- oder Knie-Operation zur Rehabilitation kamen und bei denen offensichtlich die körperliche und psychische Anpassung an das Leben mit der neuen Endoprothese im Vordergrund stand. Bei der zweiten Untergruppe ist an Patienten im erwerbsfähigen Alter zwischen 45 und 60 Jahren zu denken, die mit langjährig chronifizierten Rückenschmerzen oder konservativ behandelten degenerativen Gelenkerkrankungen sowie weiteren ein bis zwei Diagnosen aus dem orthopädischen oder internistischen Krankheitsspektrum ein stationäres Heilverfahren (HV) durchführten.

8.2 Eingangsbelastung und Reha-Effekte aus ärztlicher Sicht

Wie oben angekündigt, werden in diesem Abschnitt die wichtigsten Ergebnisse analysiert, die sich aus den Angaben im Arztbogen ableiten lassen, und zwar jeweils getrennt für die fünf Diagnosegruppen.

AHB-Maßnahmen nach Hüft-OP

In der Abbildung 8.4 sind im oberen Teil die sechs am häufigsten angegebenen Parameter aus dem Arztbogen mit ihren Aufnahme- und Entlassungswerten dargestellt, während im unteren Teil die betreffenden Effektstärken der Veränderung zwischen Aufnahme und Entlassung sowie die Fallzahlen für den betreffenden Parameter eingetragen sind.

Unter den abgebildeten Parametern ist der wahrscheinlich aussagekräftigste gleichzeitig der unscheinbarste in der Graphik: Bei ca. zwei Drittel aller Hüft-Patienten bestand bei Reha-Beginn ein Streckdefizit, das zwar mit durchschnittlich 11,4 Grad nicht extrem schwer ausgeprägt war, in bezug auf Tätigkeiten wie Gehen, Tragen und v.a. Treppensteigen jedoch ganz erhebliche Behinderungen verursachte. Ein Streckdefizit von nur wenigen Grad hat zur Folge, daß die Neutralstellung, in der das Körpergewicht auf dem knöchernen Skelett ruht, in dem betreffenden Gelenk nicht erreicht wird und daß deshalb die Körperhaltung ständig unter muskulärer Anspannung stabilisiert werden muß. Wie die Abbildung 8.4 zeigt, betrug das Streckdefizit am Ende der Rehabilitation im Durchschnitt fast Null Grad; d.h. daß die entlastende Neutralstellung wieder erreicht werden konnte.

Bei der Flexion konnte der Beugungswinkel von durchschnittlich 80° bei der Aufnahme auf 94° bei der Entlassung verbessert werden, so daß weitgehend normales Sitzen und Gehen ermöglicht wurde, auch wenn der normale Beugewinkel (ca. 130° bei Gesunden) nicht erreicht werden konnte.

Abb. 8.4: Ausgewählte medizinische Parameter bei Rehabilitanden nach Hüft-OP: Aufnahme- vs. Entlassungswerte und Effektstärken der Veränderung

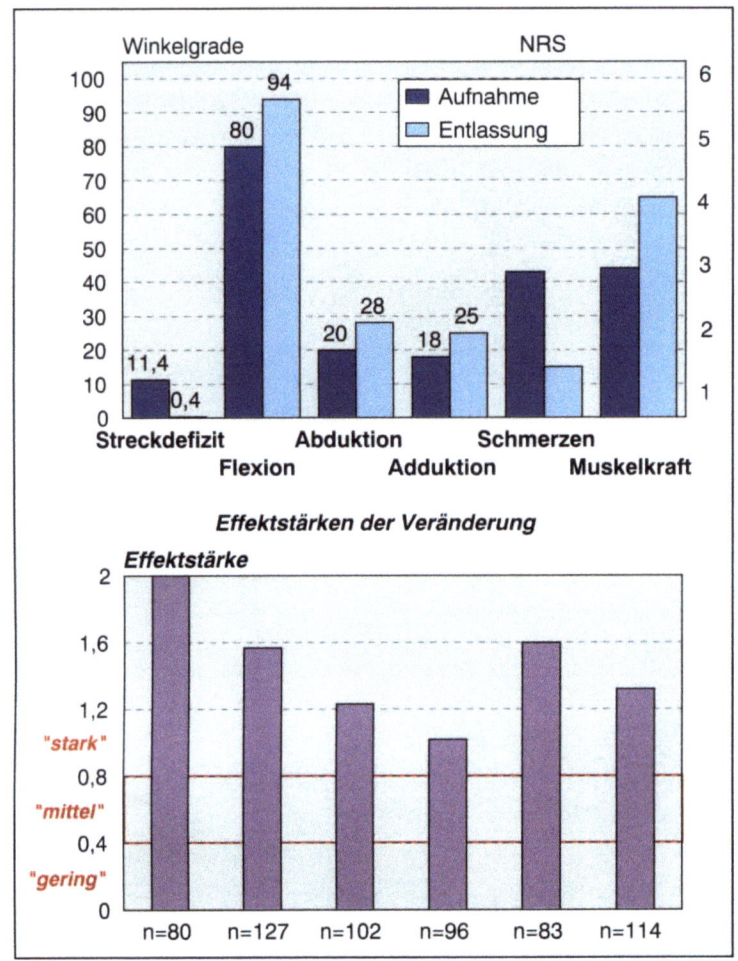

Die beiden anderen in der Abbildung 8.4 aufgeführten Parameter der Beweglichkeit des Hüftgelenks, nämlich Abduktion und Adduktion, bezeichnen das Ausmaß der nach außen bzw. nach innen gerichteten Seitwärtsbewegung des Oberschenkels im Hüftgelenk (Abspreizen bzw. Übereinanderschlagen). Bei einem als normal geltenden Abduktionswinkel von 30-45° zeigten die Hüftpatienten mit durchschnittlich 20° zu Reha-Beginn leichte bis mittlere Einschränkungen, die sich zu Reha-Ende mit 28° der normalen Beweglichkeit angenähert haben. Die Adduktion (normal: 20-30°) war anfangs mit einem Mittelwert von 18° nur leicht eingeschränkt und hat sich bei Entlassung auf 25° normalisiert.

Bei der Außen- und Innenrotation (nicht in der Abbildung aufgeführt) betrugen die Mittelwerte bei Aufnahme 18 / 0 / 11 und bei Entlassung 25 / 0 / 18. Damit wurden die Normalwerte von ca. 45 / 0 / 35 zwar nicht erreicht, aber es wurden doch spürbare Verbesserungen erzielt, die als „starke" Effekte (Effektstärken von 1,01 bzw. 1,13) zu interpretieren sind.

Bei allen Beweglichkeitsmaßen signalisieren die überaus großen Effektstärken der Veränderung eine relativ homogene Verbesserung bei allen Patienten, die bei den Streckdefiziten auch darauf zurückzuführen ist, daß Patienten *ohne* Streckdefizit bei Aufnahme *und* Entlassung gemäß der „zielorientierten Ergebnismessung" nicht in die Analyse einbezogen wurden.

Als Parameter für die Einschätzung der Schmerzen war im Arztbogen eine numerische Schätzskala (NRS) vorgegeben, die nach dem Schulnoten-Modell graduiert und gepolt war. Ein Mittelwert von 3,2 bei Aufnahme bedeutet demnach ein spürbares, aber durchaus erträgliches Ausmaß an Schmerzen, das bei Entlassung mit einem Mittelwert von 1,7 auf einen Bereich zwischen „keinen" und „leichten" Schmerzen zurückgegangen ist.

Bei der „Muskelkraft" wurde als Meßparameter die Schätzskala nach Daniels et al. eingesetzt. Sie enthält folgende Abstufungen: 0=Null; 1=Spur; 2=sehr schwach; 3=schwach; 4=gut; 5=normal. Bei einem Mittelwert von 3,2 wurde die Muskelkraft bei Aufnahme demnach als „schwach" und bei Entlassung (4,2) als „gut, wenn auch noch nicht ganz normal" eingestuft.

Insgesamt zeigten sich damit bei den Rehabilitanden nach Hüftoperation sehr deutliche Verbesserungen auf allen Parametern des Arztbogens. Die inhaltliche Interpretation der Meßwerte zu Reha-Ende führt zu dem Schluß, daß die erfaßten Bewegungseinschränkungen und Belastungen auf Werte im Bereich zwischen „leicht" und „normal" zurückgegangen sind und die Patienten im Durchschnitt als „alltagsfähig" entlassen werden konnten.

AHB-Maßnahmen nach Knie-OP

Für die Patienten nach Knie-Operation enthielt der Arztbogen vier Meßparameter, die in der Abbildung 8.5 dargestellt sind.

Für die Beurteilung der Alltagsfunktionen ist auch hier - ähnlich wie bei den Beweglichkeitsmaßen der Hüfte - das Streckdefizit der aussagekräftigste Parameter, weil es sich stark behindernd auf Alltagsfunktionen wie Gehen und Treppensteigen auswirkt. Ein Knie-Streckdefizit von ca. 13°, wie es in unserer Stichprobe bei Reha-Beginn durchschnittlich bestand, bedeutet damit gleichzeitig eine beträchtliche Einschränkung der Funktionsfähigkeit im Alltag. Die Verbesserung auf durchschnittlich 7° bei der Entlassung dürfte in der Mehrzahl der Fälle eine spürbare Erleichterung bedeuten, gleichzeitig aber kann die hohe Effektstärke der Veränderung (1,29) nicht darüber hinwegtäuschen, daß bei vielen Patienten eine deutliche Einschränkung verblieben ist: Nur 20% der Fälle mit Streckdefizit bei der Aufnahme konnten ohne Streckdefizit entlassen werden.

Ähnliches gilt auch für die Winkelmaße der Flexion, also der Beugung im Kniegelenk: Die Veränderung von 80° auf 98° ist, wie auch die Effektstärke von 1,6 ausweist, eine bedeutsame Verbesserung, gleichzeitig aber bleibt der Entlassungswert noch spürbar hinter den normalen Werten (120°-150°) zurück. Die Schmerzen dagegen sind nach ärztlicher Einschätzung von „mittel bis stark" bei der Aufnahme auf „leicht" bei der Entlassung zurückgegangen, und die Muskelkraft ist von „ziemlich schwach" auf Werte zwischen „gut" und „normal" angestiegen.

Abb. 8.5: Ausgewählte medizinische Parameter bei Rehabilitanden nach Knie-OP: Aufnahme- vs. Entlassungswerte und Effektstärken der Veränderung

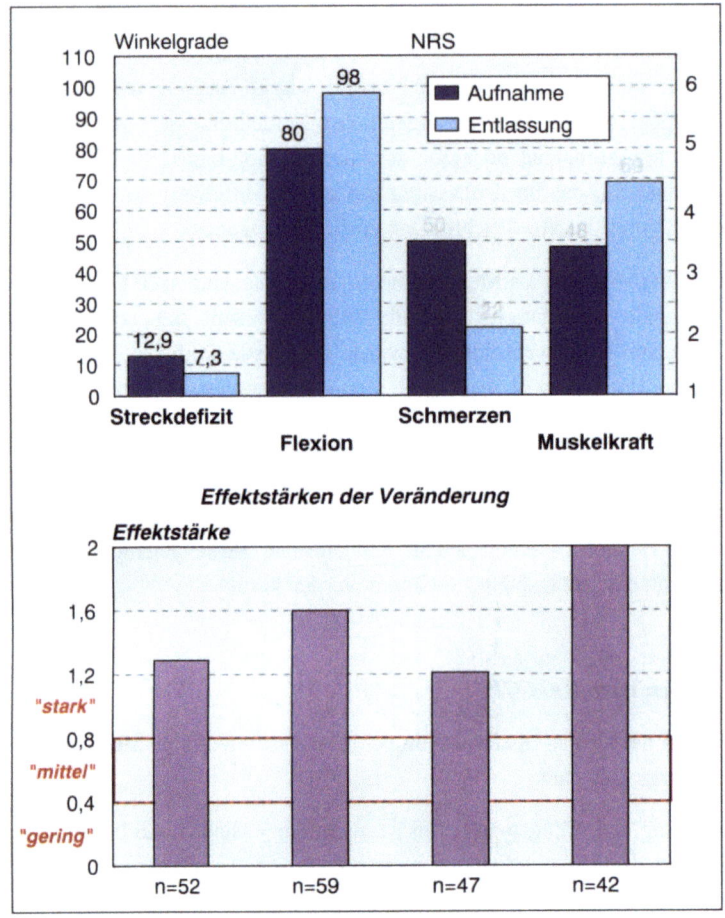

Die Reha-Effekte nach Knie-OP wurden damit insgesamt aus ärztlicher Sicht als bedeutsam, aber nicht ganz so positiv eingeschätzt wie bei den Patienten nach Hüft-OP.

AHB-Maßnahmen nach Bandscheiben-OP

Mit insgesamt 57 Patienten stellte diese Diagnose die kleinste AHB-Gruppe in unserer Stichprobe dar. Gleichzeitig war dies die Gruppe mit der größten Spannbreite in der Altersverteilung: Wie die Abbildung 8.2 gezeigt hat, waren die Männer dieser Gruppe zwischen 20 und 70, und die Frauen zwischen knapp 30 und 90 Jahre alt, wobei die mittleren 50% jeweils etwa zwischen 40 und 60 Jahren lagen. Von der Altersstruktur her ist bei dieser Gruppe also eher an

Personen im erwerbsfähigen Alter als an Rentner zu denken. Damit ist sie in dieser Hinsicht den HV-Patienten ähnlicher als den beiden anderen AHB-Gruppen.

An medizinischen Parametern kamen fast ausschließlich die numerischen Schätzskalen (NRS) zu Schmerzen, Muskelschwäche, Muskelverspannungen und Sensibilitätsstörungen zum Tragen, weil die im Arztbogen vorgesehene Messung der Wirbelsäulenbeweglichkeit (Finger-Boden-Abstand, Extension, Flexion, Lateralflexion, Rotation) in den meisten Fällen wegen des Risikos einer Schmerzzunahme nicht durchgeführt werden.

In 14 Fällen konnte allerdings der Finger-Boden-Abstand als einfaches Maß für die Wirbelsäulenbeweglichkeit gemessen werden. Wie die Abbildung 8.6 verdeutlicht, verringerte er sich von durchschnittlich 36 cm bei der Aufnahme auf 20 cm bei der Entlassung und zeigt damit eine erhebliche Verbesserung, aber bei weitem noch keine Normalisierung an, die allerdings bei dieser Indikation relativ kurz nach der Operation auch nicht zu erwarten war.

Abb. 8.6: Ausgewählte med. Parameter bei Rehabilitanden nach Bandscheiben-OP: Aufnahme- vs. Entlassungswerte und Effektstärken der Veränderung

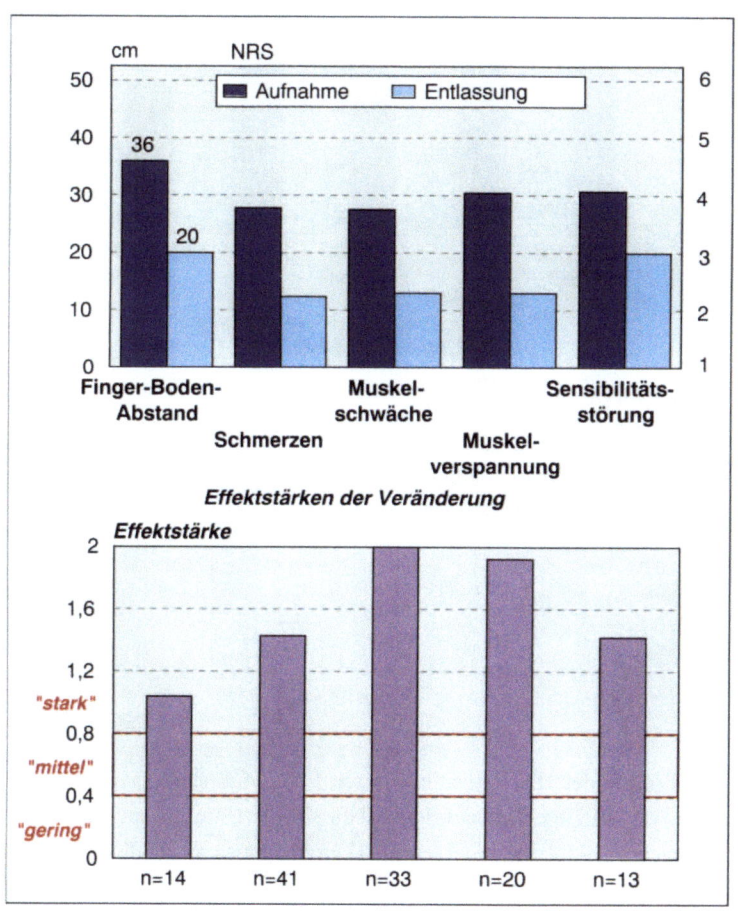

Die NRS-Skalen nach dem Schulnoten-Modell spiegeln die Einschätzung der Ärzte wider, daß im Hinblick auf Schmerzen, Muskelschwäche, Muskelverspannungen und Sensibilitätsstörungen zu Beginn ein mittlerer Schweregrad von etwa „vier" vorherrschte, der als „ziemlich stark" zu interpretieren ist. Die Entlassungswerte von etwa 2,3 sind dementsprechend als „ziemlich gut" zu verstehen. Lediglich bei den Sensibilitätsstörungen wurde im Mittel nur ein „befriedigend" vergeben, wobei die hohe Effektstärke von 1,4 darauf verweist, daß die mittlere Verbesserung um einen Schweregrad in relativ homogener Weise erzielt werden konnte.

Reha-Maßnahmen (HV) bei Patienten mit unspezifischen Rückenschmerzen

Abb. 8.7: Ausgewählte med. Parameter bei Rehabilitanden (HV) mit unspezifischen chronischen Rückenschmerzen als Hauptdiagnose

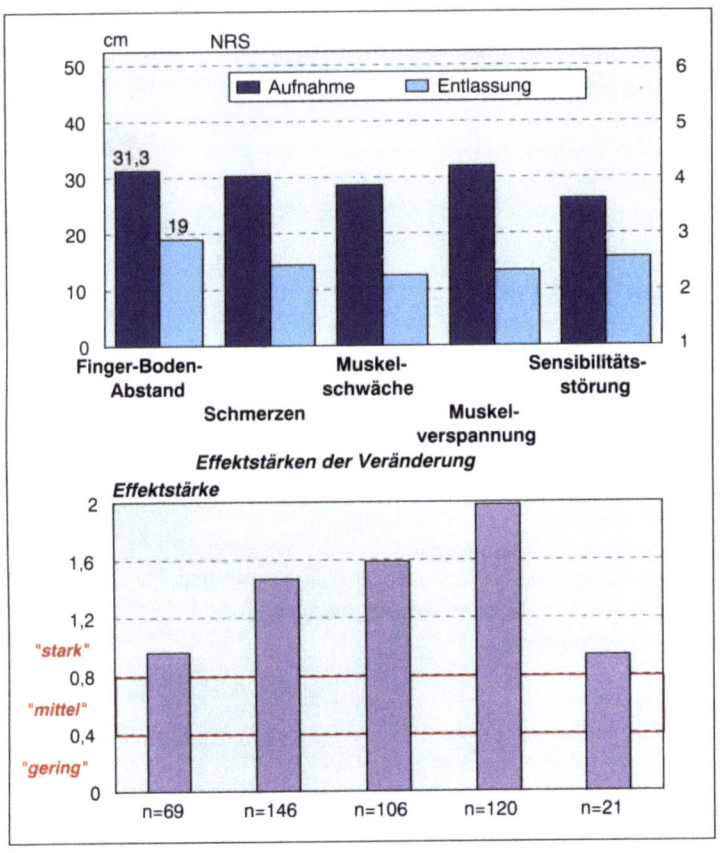

Aus der großen Gruppe der HV-Patienten - deren Reha-Maßnahme also nicht als Anschlußheilbehandlung (AHB) durchgeführt wurde - haben wir die Untergruppe der Patienten mit unspezifischen chronischen Rückenschmerzen als Hauptdiagnose ausgegliedert, weil sie zum einen die größte Untergruppe innerhalb dieses „Mischkollektivs" darstellt und zum anderen, wie eingangs erwähnt, im deutschen Rehabilitationssystem mit etwa einem Drittel aller Rehabilitanden die mit Abstand häufigste Einzeldiagnose bildet. Nicht unerwähnt darf dabei bleiben, daß diese Diagnose gleichzeitig als eine der problematischsten gilt, weil sie kaum objektiv definierbar ist (vgl. Deck & Raspe 1992) und darüber hinaus als therapeutisch nur schwer zu beeinflussen, um nicht zu sagen: therapieresistent, gilt (vgl. z.B. Abenhaim & Bergeron 1992, Di Fabio 1995, Keel et al. 1996). Umso wichtiger ist die Frage, welche Effekte das umfassende Instrumentarium, das in der PROTOS-Studie eingesetzt wurde, für diese Diagnosegruppe ausweist. Die Abbildung 8.7 zeigt die Antwort aus der ärztlichen Perspektive:

Demnach haben sich bei den am häufigsten ausgewählten Zielparametern Verbesserungen ergeben, die statistisch als „starke" bis „sehr starke" Effekte zu interpretieren sind. Und auch in inhaltlicher Hinsicht könnte man eigentlich zufrieden sein, wenn bei Parametern wie Schmerzen, Muskelschwäche, Muskelverspannungen und Sensibilitätsstörungen ein Aufnahmewert von „ziemlich stark" sich auf „gut" bis „befriedigend" reduziert hat.

Die gewisse Reserve, die sich in diesem Kommentar bemerkbar macht, geht darauf zurück, daß die Patienten selbst die Effekte offensichtlich deutlich skeptischer sehen. Dies kann daran liegen, daß die medizinisch beurteilten „Organfunktionen" wie Muskelschwäche und Muskelverspannungen nur in einem losen Zusammenhang mit den Alltagsfunktionen stehen, die von den Patienten beurteilt werden. Es könnte natürlich aber auch sein, daß die Effekte ärztlicherseits deutlich positiver eingeschätzt wurden als von den Patienten selbst. Zumindest für den Parameter „Schmerzen", der von beiden Seiten aus beurteilt wurde, wird dies im folgenden Kapitel nachgewiesen werden.

Zuvor aber sollen noch die Reha-Effekte aus ärztlicher Sicht für die letzte Indikationsgruppe dargestellt werden, in der alle HV-Diagnosen mit Ausnahme der gerade behandelten Gruppe zusammengefaßt sind.

Reha-Maßnahmen (HV) bei Patienten mit sonstigen Diagnosen

Diese Mischgruppe, die etwa ein Drittel des Untersuchungskollektivs darstellte, ist nur schwer zusammenfassend zu charakterisieren: Es handelte sich um Patienten, die in der Mehrzahl im erwerbsfähigen Alter waren und mit den verschiedensten orthopädisch-rheumatologischen Diagnosen wie Hüft- oder Kniearthrosen, Zustand nach Frakturen, Schultersyndromen, entzündlichen rheumatischen Erkrankungen oder Osteoporosen zur Rehabilitation gekommen waren. In der Abbildung 8.8 sind die am häufigsten genannten medizinischen Parameter für diese Gruppe zusammengestellt.

Zum Verständnis der Abbildung ist anzumerken, daß der Parameter „Streckdefizit Hüfte" sich auf konservativ behandelte Patienten mit Hüftarthrose bezieht, während die beiden folgenden Parameter „Schmerzen Gelenke" und „Muskelkraft Gelenke" die verschiedensten Gelenke zum Gegenstand haben können. Die beiden letzten der abgebildeten Parameter, nämlich „Schmerzen Rücken" und „Muskelschwäche" beziehen sich auf Patienten mit Rückenproblemen, die aber nicht als Hauptdiagnose genannt worden waren.

Die Interpretation der Meßwerte kann aus den bereits bei den anderen Diagnosen gegebenen Erläuterungen abgeleitet werden. Zu erinnern ist aber vielleicht daran, daß die Schätzskala „Muskelkraft Gelenke" positiv gepolt ist und daß hier ein Wert von 3 eine „schwache" und ein Wert von 4 eine „gute" Muskelkraft bedeutet. Die übrigen Schätzskalen folgen dem Schulnoten-Modell.

Abb. 8.8: Ausgewählte med. Parameter bei Rehabilitanden (HV) mit sonstigen Diagnosen: Aufnahme- vs. Entlassungswerte und Effektstärken der Veränderung

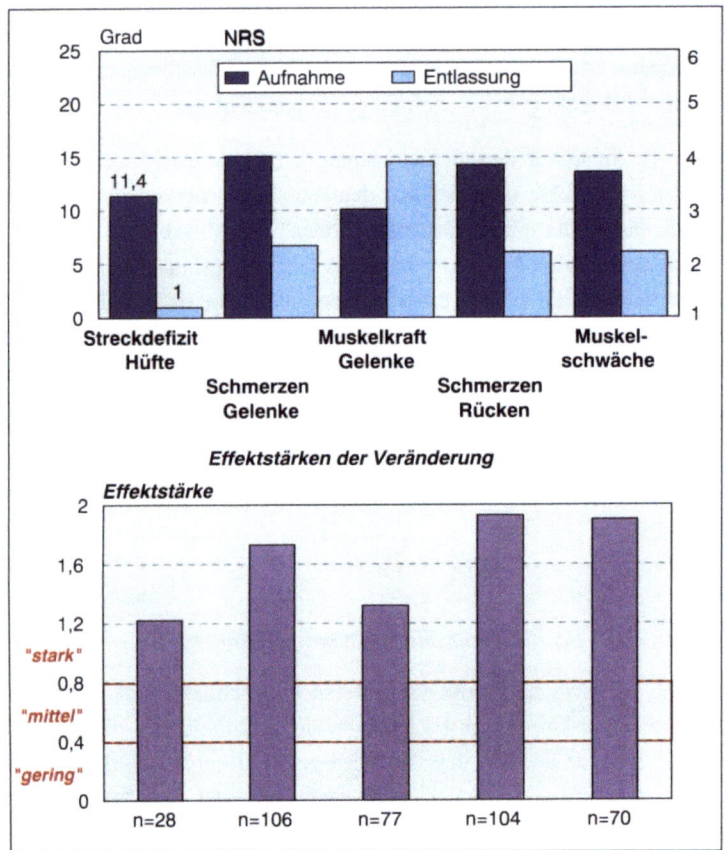

Die Arzteinschätzungen zu den Effekten am Ende der Rehabilitation lassen sich zu dem ausgesprochen positiven Fazit zusammenfassen, daß bei allen Indikationsgruppen auf den ausgewählten Zielparametern Verbesserungen konstatiert wurden, die statistisch als „starke" bis „sehr starke" Effekte zu interpretieren sind und in inhaltlicher Hinsicht Entwicklungen anzeigen, die von deutlichen Behinderungen und Belastungen bei der Aufnahme zu nur noch leichten Einschränkungen bei der Entlassung geführt haben.

8.3 Eingangsbelastung und Reha-Effekte aus der Sicht der Patienten

Die Perspektive der Patienten stellt, wie bereits mehrfach betont wurde, für die Rehabilitation das letztlich entscheidende Kriterium für eine Bewertung der Rehabilitationseffekte dar, weil es schließlich die Patienten selbst sind, die darüber entscheiden, wie sie mit Schmerzen und Beschwerden umgehen, wie sie den Leistungsanforderungen in Beruf und Alltag begegnen, in welchem Ausmaß sie das medizinische Versorgungssystem in Anspruch nehmen und ob sie insgesamt das „Leben mit chronischer Krankheit" als Herausforderung annehmen und meistern können oder nicht.

Der IRES-Fragebogen, mit dem wir die Patientenperspektive standardisiert erfaßt haben, enthält 35 Einzelskalen, die den drei Dimensionen 'Somatischer Status', 'Funktionaler Status' und 'Psychosozialer Status' zugeordnet werden. Diese drei Dimensionen werden zu einem Gesamtscore 'Reha-Status' zusammengefaßt, der als Ausdruck von „Gesundheit und Leistungsfähigkeit in Beruf und Alltagsleben" zu verstehen ist.

Bevor in den folgenden Abschnitten dieses Kapitels die Veränderungen dargestellt werden, die sich aus Sicht der Patienten am Ende der Rehabilitation sowie sechs und zwölf Monate danach gegenüber der Situation zu Reha-Beginn ergeben haben, soll zunächst beschrieben werden, mit welchen Beschwerden, Leistungseinschränkungen und psychosozialen Belastungen die Patienten zur Rehabilitation gekommen sind und an welchen Stellen aus ihrer Sicht die Schwerpunkte der reha-relevanten Probleme lagen.

In der Abbildung 8.9 sind dazu die Schweregradverteilungen der Eingangsbelastung für den Gesamtscore 'Reha-Status' sowie für die drei Hauptdimensionen des IRES dargestellt. Die in der Graphik mit „Norm" bezeichnete Säule gibt an, wie die Schweregradverteilung in der normalen Bevölkerung (adaptiert nach 10-Jahres-Altersgruppen und Geschlecht) aussieht.

Abb. 8.9: Schweregradverteilungen IRES zu Reha-Beginn

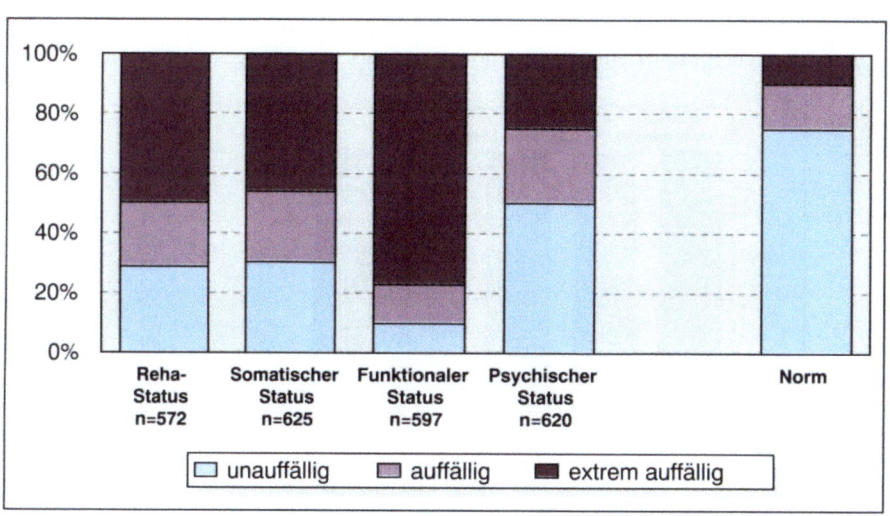

Zum Verständnis der Abbildung 8.9 ist Folgendes zu beachten: Um die Skalenwerte des Patientenfragebogens IRES inhaltlich interpretieren zu können, haben wir für alle Summenscores und Einzelskalen Schwellenwerte festgelegt, die über einen Vergleich mit der IRES-Normstichprobe angeben, ob ein bestimmter Skalenwert als 'unauffällig', 'auffällig' oder 'extrem auffällig' zu interpretieren ist. Die Schwelle zwischen 'unauffälligen' und 'auffälligen' Werten wurde beim 75. Perzentil und die zwischen 'auffälligen' und 'extrem auffälligen' beim 90. Perzentil der Verteilung in der entsprechenden Alters- und Geschlechtsgruppe der Normstichprobe angesetzt. Dies bedeutet z.B. für einen als 'extrem auffällig' klassifizierten Wert auf der Schmerzskala eines bestimmten Patienten, daß höchstens 10% der normalen Bevölkerung in seiner Alters- und Geschlechtsgruppe auf der Schmerzskala Werte aufweisen, die ebenso hoch oder höher liegen. Entsprechend gilt für 'auffällige' Werte, daß sie höher liegen als bei 75% der Bevölkerung, daß es dort aber mindestens 10% gibt, die noch höhere Werte aufweisen.

Auf diesem Hintergrund zeigt die Abbildung, daß ca. 50% aller Patienten im Reha-Gesamtstatus und im somatischen Status (mit den Unterdimensionen 'Schmerzen/Symptome' sowie 'Risikofaktoren') extrem auffällige Belastungen aufwiesen und daß weitere ca. 25% im auffälligen Bereich lagen. Der Schwerpunkt der Belastungen aber lag bei den orthopädischen Patienten offensichtlich im Bereich des Funktionalen Status (mit den Unterdimensionen 'Beanspruchung im Beruf' und 'Behinderung im Alltag'): Drei Viertel der gesamten Stichprobe gaben hier extrem auffällige Belastungen und Funktionseinschränkungen an, und nur bei knapp 10% hatten diese Einschränkungen ein altersentsprechend normales Ausmaß.

In gewisser Weise überraschend ist, daß die Belastungen im psychischen Bereich mit einem Anteil von nur 25% extrem auffälligen und weiteren 25% auffälligen Werten nicht so gravierend ausfielen, wie man dies bei Patienten hätte erwarten können, die schon seit vielen Jahren mit degenerativen Gelenkerkrankungen oder chronischen Rückenschmerzen gelebt haben. Anscheinend haben hier in vielen Fällen, möglicherweise bereits durch eine vorangegangene Rehabilitationsmaßnahme unterstützt, Anpassungsprozesse stattgefunden, in denen sich die Betroffenen psychisch auf ein Leben mit Schmerzen und Behinderungen eingestellt haben.

Abb. 8.10: Schweregradverteilung „Funktionaler Status" nach Diagnosegruppen

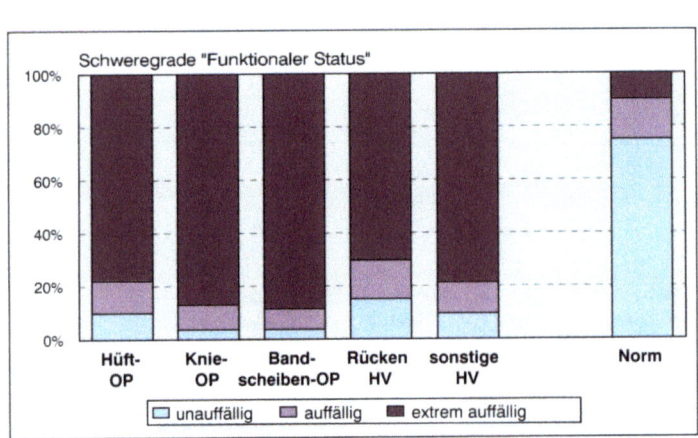

Im funktionalen Bereich ist eine Aufschlüsselung nach Diagnosegruppen aufschlußreich, weil sie sichtbar macht (vgl. Abbildung 8.10), daß der hohe Anteil von Patienten mit extrem auffälligen Behinderungen nicht nur auf die AHB-Patienten zurückgeht, sondern in beinahe gleicher Weise auch für die HV-Patienten zutrifft.

Einen zusätzlichen summarischen Eindruck von der Eingangsbelastung der Patienten vermittelt die Zahl der Krankheitstage im Jahr vor der Rehabilitation. Abbildung 8.11 zeigt die entsprechenden Angaben für die fünf Diagnosegruppen.

Abb. 8.11: Krankheitstage (Mittelwert ± 95% Konfidenzintervall) 1 Jahr vor Reha

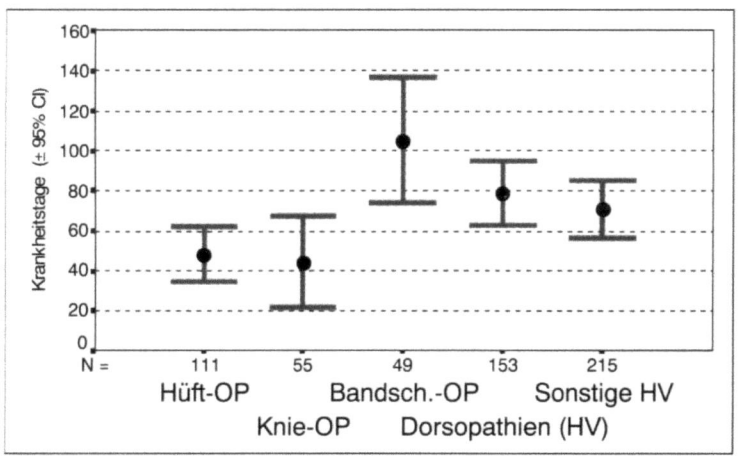

Nach den Angaben im Patientenfragebogen ist die Stichprobe aus den beiden orthopädischen Kliniken damit so zu charakterisieren, daß fast alle Patienten starke Behinderungen ihrer Funktionsfähigkeit aufwiesen und etwa die Hälfte mit ausgeprägten Schmerzen und Beschwerden zur Rehabilitation gekommen waren. Dies spiegelt sich auch in den Krankheitstagen, die mit durchschnittlich ca. 50 Tagen bei den AHB-Fällen und 75-80 Tagen bei den HV-Patienten im Jahr vor der Rehabilitation weit über dem Bevölkerungsdurchschnitt (ca. 12-15 Tage bei Erwerbstätigen) lagen. In psychosozialer Hinsicht kamen die meisten Patienten mit ihrer Situation offensichtlich trotzdem ganz gut zurecht; bei etwa 25-30% lagen allerdings auch in dieser Hinsicht starke Belastungen vor. Zwischen AHB- und HV-Patienten gab es hinsichtlich der subjektiv wahrgenommenen Belastungen und Behinderungen keine sehr großen Unterschiede.

Die Frage ist nun: Wie haben sich diese Belastungen und Behinderungen am Ende der Rehabilitation sowie im weiteren Verlauf nach sechs und 12 Monaten verändert? Eine erste summarische Antwort dazu ist in Abbildung 8.12 dargestellt.

Zur Erläuterung ist hier anzumerken, daß die Auswertung „zielorientiert" vorgenommen wurde, d.h. daß Patienten nur dann in die Auswertung einbezogen wurden, wenn in ihrem Patientenprofil der betreffende Parameter zu Beginn der Rehabilitation als individuelles Therapieziel markiert worden war (vgl. Kap. 2.4). Diese Vorgehensweise erklärt die relativ geringen Besetzungszahlen und die Auswahl der dargestellten Summenscores: Die in der Abbildung nicht enthaltenen Unterdimensionen 'Risikofaktoren', 'Beanspruchung im Beruf' und 'Soziale Probleme' waren so selten als Therapieziele markiert worden, daß wegen zu geringer Fallzahlen von einer Auswertung abgesehen wurde. Die Abbildung enthält damit neben dem Gesamtscore 'Reha-Status' jeweils eine Unterdimension aus den drei Hauptdimensionen des IRES.

Abb. 8.12:   Mittelwerte für ausgewählte Summenscores des IRES (ZOE-Messung):
Aufnahme vs. Entlassung, nach 6 und nach 12 Monaten

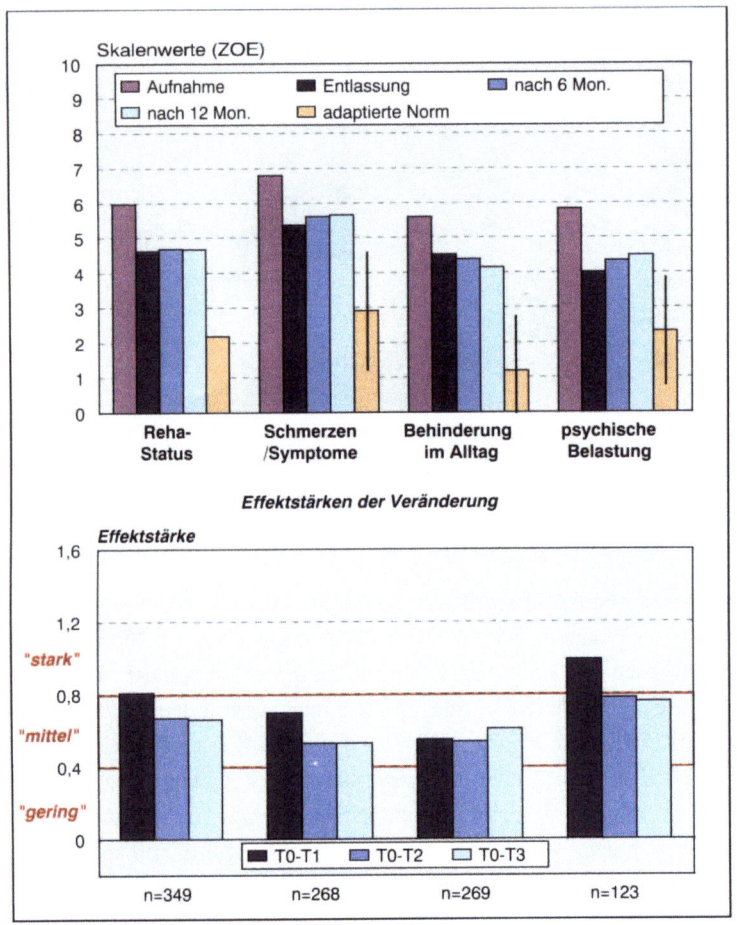

Die Angaben zum Reha-Status spiegeln - mit einer noch darzustellenden Ausnahme - Entwicklungen wider, die auch für die meisten Dimensionen, Unterdimensionen und Einzelskalen des IRES zutreffen: Auf den ausgewählten Zielparametern bestand zu Beginn der Rehabilitation eine Belastung, die als ausgesprochen stark charakterisiert werden kann, wenn man sie mit den Werten einer nach Altersgruppe, Geschlecht und sozialer Schicht an die Patientenstichprobe adaptierten Normstichprobe vergleicht (vgl. die gelben Säulen, bei denen die eingezeichneten vertikalen Striche den Bereich einer Standardabweichung ober- und unterhalb des Mittelwertes angeben).

Am Ende der Rehabilitation wurden beim Reha-Status Verbesserungen konstatiert, die statistisch gesehen gerade an den Bereich „starker" Effekte heranreichen. Nach sechs Monaten haben sich die Entlassungswerte wieder leicht verschlechtert, lagen aber gegenüber den Aufnahmewerten immer noch im Bereich mittelstarker Verbesserungen. Diese Situation ist auch nach 12 Monaten nahezu unverändert bestehen geblieben, so daß die 6-Monats-Effekte als längerfristig stabile Verbesserungen verstanden werden können.

Der Vergleich mit der adaptierten Normstichprobe zeigt aber auch, daß diese deutlichen und auch längerfristigen stabilen Verbesserungen noch nicht besagen, daß Schmerzen, Funktionseinschränkungen und psychische Belastungen bei den betreffenden Patienten nach der Rehabilitation auf ein normales oder auch nur annähernd normales Maß zurückgegangen wären. Im Gegenteil: bereits die Werte zu Reha-Ende signalisieren, daß die Patienten mit Belastungen und Einschränkungen entlassen wurden, die immer noch weit außerhalb der Normwerte lagen. Bei Patienten mit langjährig chronifizierten Beschwerden und Funktionseinschränkungen wäre es allerdings auch illusorisch, von einer drei- bis vierwöchigen Rehabilitationsmaßnahme etwas anderes zu erwarten.

Im Bereich psychischer Belastungen waren die Effekte besonders stark ausgeprägt. Dies geht v.a. auf den sehr ausgeprägten Abbau von Depressivität (Effektstärke ES=1,10), Ängstlichkeit (ES=0,97) und vitaler Erschöpfung (ES=0,92) zurück. Nach 6 Monaten gab es zwar auch hier eine leichte Verschlechterung gegenüber den Entlassungswerten, gleichzeitig aber können die Verbesserungen gegenüber den Aufnahmewerten immer noch als beinahe starke Effekte angesehen werden. Das gleiche gilt für die Werte nach 12 Monaten, so daß bei den betreffenden Patienten von einer längerfristigen psychischen Stabilisierung ausgegangen werden kann.

Auf der Ebene der 'Behinderung im Alltag' zeigt der Vergleich zwischen den verschiedenen Meßzeitpunkten eine Entwicklung, die überraschend ist, weil sie so deutlich vom Trend der Veränderungen in allen anderen Dimensionen und Einzelskalen des IRES abweicht: Statt einer Abnahme der Effekte nach 6 und 12 Monaten blieben die Verbesserungen hier nach 6 Monaten auf dem gleichen Niveau wie bei der Entlassung und verzeichneten nach 12 Monaten sogar noch einen leichten Anstieg. Da sich hinter dieser Entwicklung ein überaus aufschlußreiches - und für die Methodik von Ergebnismessung und Klinikvergleichen sehr wichtiges - Phänomen verbirgt, soll dieser Frage im Folgenden etwas näher nachgegangen werden.

Dazu wird zunächst die Entwicklung des Scores 'Behinderung im Alltag' über die vier Meßzeitpunkte nach Diagnosegruppen aufgeschlüsselt. Die Abbildung 8.13 macht sichtbar, daß v.a. bei den hüftoperierten Patienten bereits die Anfangserfolge ausgesprochen gut waren und sich im Zeitverlauf kontinuierlich weiter steigerten. Auf etwas niedrigerem Niveau gilt das gleiche für die AHB-Patienten nach Knie-Operation. Bei den bandscheibenoperierten AHB-Patienten dagegen konnten die guten Anfangserfolge nicht gehalten werden und sanken nach 12 Monaten bis an die Grenze geringer Effekte ab. (Das steile Absinken der Effektstärke bei einer nur leichten Verschlechterung des Mittelwertes nach 6 und 12 Monaten ist darauf zurückzuführen, daß die *Streuung* der Differenzen stark zugenommen hat. Dies bedeutet, daß bei einem Teil der Patienten nach Bandscheibenoperation die guten Anfangserfolge gehalten werden konnten, während sie bei einem anderen Teil praktisch auf Null zurückgegangen sind oder sich sogar verschlechtert haben. Insofern stellte sich diese kleine Diagnosegruppe nicht nur hinsichtlich der Altersstruktur als besonders inhomogen dar.)

Abb. 8.13: Mittelwerte „Behinderung im Alltag" (ZOE-Messung) nach Diagnosegruppen

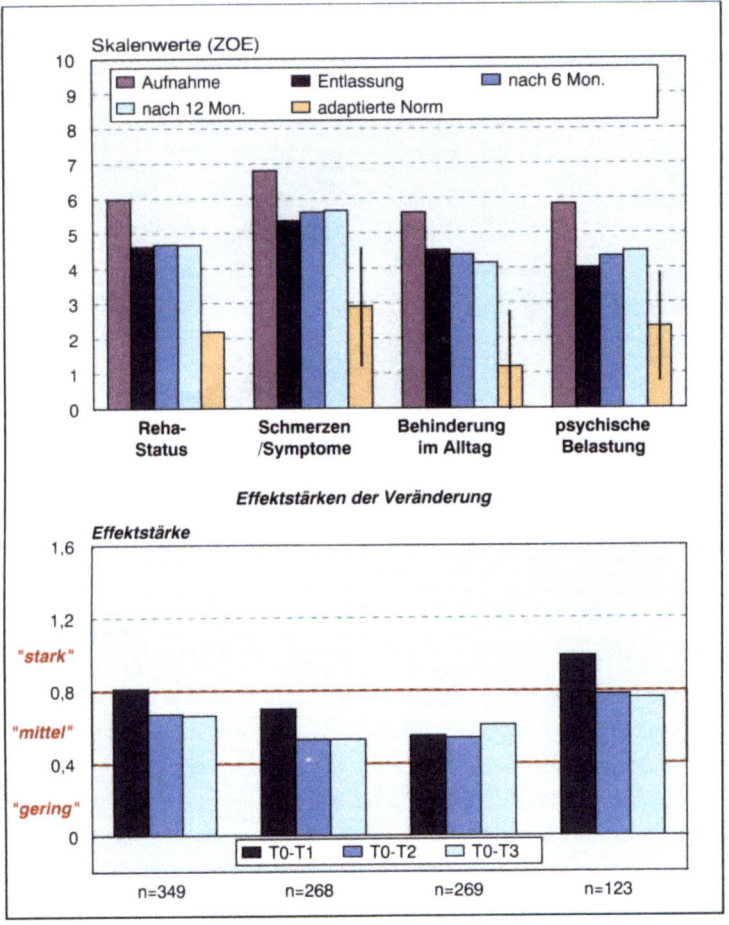

Beide HV-Gruppen zeigten indes ein völlig anderes Bild als die AHB-Gruppen, da hier bereits bei der Entlassung nur eine geringe bis knapp mittlere Verbesserung der Funktionsfähigkeit im Alltag erreicht wurde, die sich auch bei den Nacherhebungen nicht verbesserte. Besonders in der Gruppe „sonstige HV" ist dies insofern etwas überraschend, als die vergleichsweise hohen Eingangsbelastungen eigentlich Spielraum für stärkere Verbesserungen geboten hätten.

Die beiden großen Untergruppen von Patienten, nämlich die älteren AHB-Patienten nach Implantation einer Hüft- oder Knie-Endoprothese einerseits und die etwas jüngeren HV-Patienten mit konservativ behandelten degenerativen Erkrankungen andererseits zeigen damit hinsichtlich der Entwicklung ihrer Funktionsfähigkeit im Alltag ein völlig unterschiedliches Bild: Während die AHB-Patienten sich nach bereits sehr guten Anfangserfolgen kontinuierlich noch weiter verbesserten, blieb es für die HV-Patienten auch im weiteren Verlauf bei den relativ bescheidenen Verbesserungen, die am Ende der Rehabilitation erzielt worden waren.

In inhaltlicher Hinsicht sind diese Unterschiede völlig plausibel: Bei den AHB-Patienten ist durch die Endoprothese eine völlig neue Situation entstanden, die nach einer Phase der Rekonvaleszenz und Eingewöhnung zu einer langsam, aber kontinuierlich ansteigenden Funktionsfähigkeit bei den alltäglichen Verrichtungen führt. Insofern also werden bei diesen Patienten nicht nur die Effekte der Rehabilitation, sondern die Effekte der Rehabilitation plus der v.a. langfristig wirkenden Effekte der Operation erfaßt. Bei den HV-Patienten dagegen hat sich an der somatischen Grundsituation ihrer chronischen (und oft progredienten) Krankheit nicht viel geändert, und deshalb muß es hier wohl durchaus als Erfolg verbucht werden, daß überhaupt Verbesserungen erzielt werden konnten und daß es im längerfristigen Verlauf nicht zu einer Verschlechterung gegenüber der Anfangssituation gekommen ist.

8.4 Exkurs zur Methodik von Klinikvergleichen

In methodischer Hinsicht folgt aus solchen systematischen Unterschieden zwischen den verschiedenen Diagnosegruppen, daß man offensichtlich die Reha-Effekte zwischen zwei oder mehreren Kliniken nicht miteinander vergleichen kann, ohne zuvor den sog. „case mix", d.h. die Zusammensetzung der Klinikstichproben hinsichtlich ihrer Diagnosestruktur, sorgfältig geprüft und angeglichen zu haben. Bei unseren beiden orthopädischen Kliniken beispielsweise würde ein „naiver" Vergleich der Reha-Effekte zwischen den beiden Stichproben zu dem Ergebnis führen, das in Abbildung 8.14 dargestellt ist:

Abb. 8.14: Effektstärken der Veränderung: Klinik Nr. 4 vs. Klinik Nr. 9

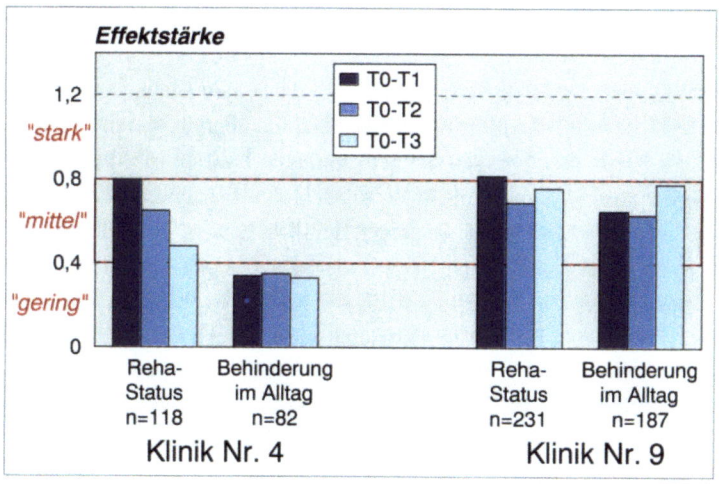

Nach dieser Darstellung sind die mittel- und längerfristigen Effekte beim Gesamtscore 'Reha-Status' und v.a. bei der Unterdimension 'Behinderung im Alltag' in der Klinik Nr. 4 so viel schlechter als in Klinik Nr. 9, daß man versucht wäre, von eklatanten Qualitätsunterschieden zwischen beiden Kliniken zu sprechen, zumal die Eingangsbelastungen der Patienten bezüglich des 'Reha-Status' in beiden Kliniken genau gleich waren (in der Abbildung nicht dargestellt). Man kann sich vorstellen, welche Reaktionen ein solcher Vergleich sowohl in der Klinik Nr. 4 selbst als auch bei ihrem Träger oder ihren Kostenträgern auslösen würde, wenn er in dieser Form präsentiert würde!

Wie die Abbildung 8.1 zu Beginn dieses Kapitels gezeigt hat, war jedoch der „case mix" in den beiden Kliniken recht unterschiedlich, und so liegt die Vermutung nahe, daß die stark differierenden Effekte zunächst zum Teil durch die unterschiedlichen Häufigkeiten der einzelnen Diagnosegruppen in den beiden Kliniken bedingt sind.

Das damit thematisierte methodische Problem eines Vergleichs der Effekte in einer bestimmten Klinik gegenüber anderen (vergleichbaren) Kliniken kann auf verschiedene Weisen gelöst werden: Zum einen könnte aus den Daten eines großen Pools von Kliniken aus dem gleichen Indikationsgebiet eine Stichprobe gezogen werden, die nach Diagnosestruktur, Schweregraden sowie ggf. Alter, Geschlecht und weiteren bekannten Störgrößen an die Stichprobe der betreffenden Klinik adaptiert ist. In diesem Fall könnte die Klinikstichprobe insgesamt mit der Stichprobe aus der „abstrakten" Klinik verglichen werden. Die Ziehung dieser adaptierten Stichprobe dürfte allerdings nicht unproblematisch sein und erfordert in jedem Fall ein sehr großes Reservoir an Daten aus anderen Kliniken.

Einfacher zu realisieren ist ein zweiter Weg, bei dem der Vergleich zwischen zwei Kliniken (bzw. einer Klinik und einem Durchschnitt aus mehreren anderen Kliniken) nur nach Diagnosegruppen getrennt durchgeführt wird, so daß beispielsweise die Effekte bei Hüft-OP in der einen Klinik mit den Effekten bei Hüft-OP in der anderen Klinik verglichen werden.

In der Abbildung 8.15 ist ein solcher Vergleich zwischen den beiden Kliniken für die am häufigsten besetzten Diagnosegruppen dargestellt.

Diese Auswertung wirft ein völlig anderes Licht auf die beiden Kliniken als der naive Vergleich zwischen den beiden Gesamtstichproben: Auch wenn die überaus starken Effekte in der Gruppe „Hüft-OP' der Klinik Nr. 4 wegen der sehr geringen Fallzahl (n=8) ein Artefakt darstellen könnte, hat diese Klinik hier jedenfalls keine schlechteren Ergebnisse als die Klinik Nr. 9, und in der Gruppe „HV-Rücken" weist sie sogar deutlich bessere Effekte auf, während in der Mischgruppe „sonstige HV" die Klinik Nr. 9 etwas bessere Langzeitergebnisse erzielen konnte. Der falsche Eindruck aus der Abbildung 8.14, die Klinik Nr. 9 liefere deutlich bessere Langzeitergebnisse als die Klinik Nr. 4, läßt sich damit ganz einfach so erklären, daß die Klinik Nr. 9 fast dreimal so viele Patienten nach Hüft-OP hatte und daß bei diesen Patienten in *beiden* Kliniken deutlich bessere Effekte erzielt wurden als bei den anderen. Der auf den ersten Blick nicht einmal so massive Unterschied im AHB-Anteil beider Kliniken (24% in Klinik 4 und 50,5% in Klinik 9) wirkt sich damit bei näherem Zusehen doch ganz erheblich zu Gunsten der Klinik mit dem höheren AHB-Anteil aus.

Abb. 8.15:   Mittelwerte 'Reha-Status' in 3 Diagnosegruppen: Klinik Nr. 4 vs. Klinik Nr. 9

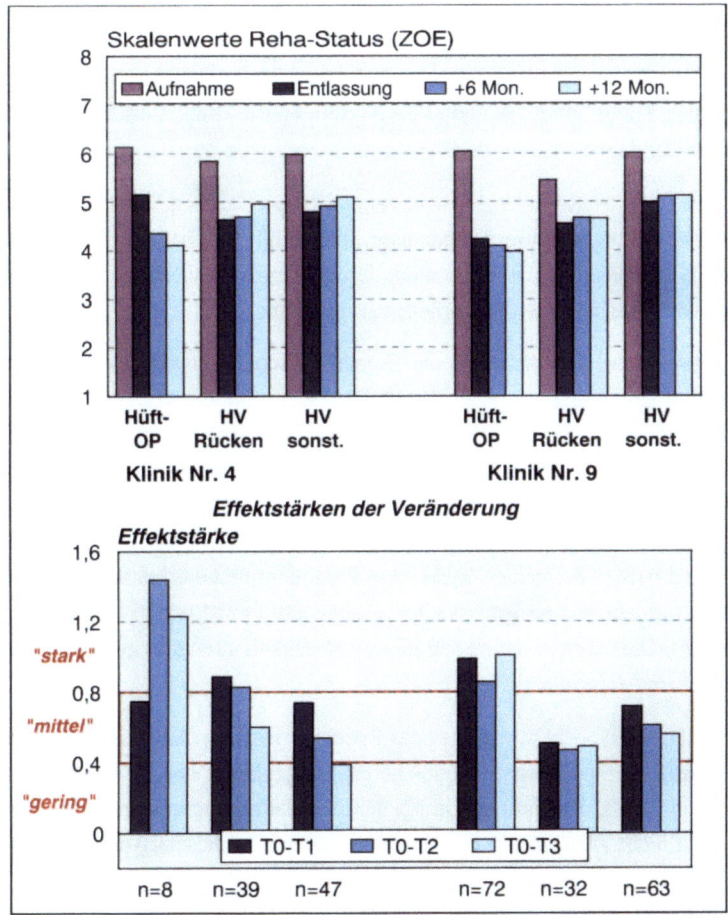

Für einen fairen Vergleich zwischen beiden Kliniken müßte darüber hinaus sicherlich auch noch nach Kovariaten gesucht werden, die die auffällig unterschiedlichen Ergebnisse in der Gruppe „HV Rücken" - diesmal mit Vorteilen für Klinik Nr. 4 - erklären könnten, bevor die Aussage getroffen werden könnte, Klinik Nr. 4 erziele bei Patienten mit chronischen Rückenschmerzen bessere Ergebnisse als Klinik Nr. 9.

Wie sich hier andeutet, ist der Vergleich von Effekten zwischen verschiedenen Kliniken ein methodisch ziemlich kompliziertes Unternehmen, das wegen der möglicherweise weitreichenden Konsequenzen für die Kliniken mit äußerster Sorgfalt behandelt werden muß.

8.5 Arzteinschätzung vs. Patientenselbsteinschätzung

Bei einem kursorischen Überblick über die Effekte, die sich einerseits im Arztbogen und andererseits im Patientenfragebogen IRES ergeben haben, fällt auf, daß die Effektstärken im Arztbogen auf fast allen Parametern ganz systematisch höher lagen als im IRES - und zwar sozusagen um eine ganze Etage höher. Während im Arztbogen die Effektstärken bei 1,2 bis 1,6 und teilweise noch höher lagen, waren die Effekte nach Maßgabe der Patientenselbsteinschätzung nur etwa halb so hoch.

Dieses Faktum lädt natürlich zum Nachdenken über mögliche Gründe ein, die einen solchen systematischen Unterschied erklären könnten. Je nachdem, zu welchem „Lager" man gehört, bietet sich eine von zwei schnellen Hypothesen als erste an:

Einerseits könnte es sein, daß die Ärzte die Ergebnisse interessengebunden „geschönt" haben, um möglichst gute Ergebnisse zu produzieren. Dies wäre am leichtesten bei den numerischen Schätzskalen zu bewerkstelligen, da hier keine objektiven Meßwerte die positive Botschaft behindern - und in der Tat wurden auf den Schätzskalen fast durchweg ausgesprochen massive Effekte registriert. Dagegen spricht freilich, daß auch bei den objektiveren Parametern, wie z.B. den Winkelmaßen der Gelenkbeweglichkeit, Effekte in der gleichen Größenordnung angegeben wurden und daß es bei beiden Typen von Parametern eine erhebliche Variation der Differenz zwischen Aufnahme- und Entlassungsmessung gab (sonst wären die Effektstärken noch höher ausgefallen). Dies spricht dafür, daß hier nicht einfach interessengebunden „am Patienten vorbei" gemessen und eingeschätzt wurde.

Die entgegengesetzte Hypothese lautet, viele Patienten hätten - mehr oder weniger bewußt - im Interesse von Berentungsvorhaben oder bereits eingeplanter nachfolgender Reha-Maßnahmen ihre Angaben bei der Entlassung und bei den Nachbefragungen aggraviert, um die Effekte der Rehabilitation nicht allzu positiv erscheinen zu lassen. Zu dieser Hypothese wäre zu sagen, daß es nicht gerade leicht ist, in einem Fragebogen mit 160 Einzelfragen so differenziert zu aggravieren, daß einerseits genügend positive Effekte entstehen, um die Maßnahme auch nachträglich zu rechtfertigen, andererseits aber auch wieder nicht so positiv, daß man nun etwa als geheilt dastehen müßte. Außerdem übersieht dieser Einwand, daß es insgesamt ja doch sehr erfreuliche Ergebnisse waren, die von den Patienten mitgeteilt wurden - und zwar gerade auch nach 12 Monaten, als eigentlich schon die Zeit für etwas heftigere Aggravationen gekommen gewesen wäre. Und schließlich zeigen bestimmte Untergruppen von Patienten deutliche Unterschiede in den Effekten, die inhaltlich völlig plausibel zu erklären sind. Dies alles spricht dafür, daß die Patientenangaben insgesamt als durchaus zuverlässig einzuschätzen sind und den Eindruck der Patienten von ihrer eigenen Situation adäquat widerspiegeln.

Eine differenziertere Hypothese zur Erklärung der systematischen Unterschiede zwischen Arzteinschätzung und Patientenselbsteinschätzung könnte geltend machen, daß im Arztbogen und im IRES unterschiedliche Dinge beurteilt werden, nämlich organbezogene Parameter wie Winkelmaße der Gelenkbeweglichkeit, Muskelkraft, Muskelverspannungen, Paresen etc. im Arztbogen auf der einen Seite und die subjektive Wahrnehmung von Schmerzen und Symptomen, psychosozialen Belastungen sowie Funktionseinschränkungen in Beruf und Alltagsleben auf der anderen Seite. Und dies sind zwei Perspektiven, die sich nicht im Verhältnis 1:1 aufeinder abbilden lassen. Möglicherweise führt z.B. eine starke Verbesserung der Gelenkbeweglichkeit bei einem Patienten nach Knie-Operation durchaus nicht in gleichem Maße zu einer Verbesserung der Funktionsfähigkeit im Alltag, weil noch ein Streckdefizit verblieben ist, das bestimmte Alltagsfunktionen wie Tragen oder Treppensteigen erheblich behindert.

Insgesamt gilt sicherlich, daß isolierte Organparameter (wie z.B. das Ausmaß degenerativer Veränderungen) bei vielen Patienten nur einen relativ losen Zusammenhang mit der subjektiv wahrgenommenen Befindlichkeit und der Funktionsfähigkeit im Alltag aufweisen (vgl. Deck & Raspe 1995) und daß von hier aus gewisse Unterschiede zwischen Arzt- und Patientenperspektive auch bei der Einschätzung von Reha-Effekten plausibel sind.

Andererseits aber gibt es einen Parameter, der in durchaus vergleichbarer Weise von beiden Seiten aus eingeschätzt wurde, und zwar die Schmerzen des Patienten. Zwar handelt es sich dabei um einen subjektiven Parameter auf seiten des Patienten, aber natürlich spielt die Einschätzung der Schmerzen durch den Arzt auch in der routinemäßigen Reha-Praxis eine wichtige Rolle in Anamnese, Diagnostik, Therapie und Epikrise. Insofern war es besonders aufschlußreich, die patientenseitige und die arztseitige Einschätzung der Schmerzen miteinander zu vergleichen. Das Ergebnis ist in Abbildung 8.16 dargestellt.

Abb. 8.16: Mittelwerte Schmerzskala Aufnahme-Entlassung:
Arzteinschätzung vs. Patientenselbsteinschätzung

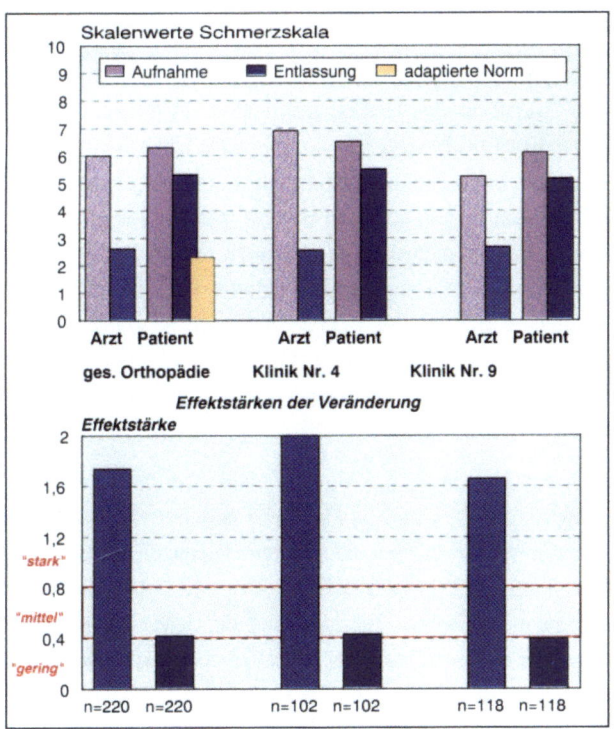

In den Vergleich wurden nur solche Patienten einbezogen, bei denen im Arztbogen mindestens eine der NRS-Schmerzskalen (Rücken bzw. Gelenke) ausgefüllt und außerdem im IRES-Patientenprofil die Schmerzskala als Therapieziel angekreuzt war. Dadurch ist sichergestellt, daß die Vergleiche sich auf dieselben Patienten beziehen. Um die beiden Skalen direkt vergleichbar zu machen, wurde die „Schulnotenbewertung" aus dem Arztbogen ebenso wie die Schmerzskala des IRES auf eine Zehnerskala transformiert. Danach wiesen die Mittelwerte der beiden Schmerzskalen bei der Aufnahme eine ganz erstaunlich gute Übereinstimmung auf. Dies bedeutet, daß das Ausmaß der Schmerzen bei der Aufnahme von Ärzten und Patienten im Durchschnitt durchaus sehr ähnlich eingeschätzt wurde. Bei der Entlassung aber gingen die Ansichten über die dann noch bestehenden Schmerzen ganz systematisch weit auseinander: Während die Ärzte in beiden Kliniken eine massive Abnahme der Schmerzen (von einer „vier" in Schulnoten) auf ein fast normales Niveau („zwei bis drei" in Schulnoten) konstatierten, gaben dieselben Patienten auf der Schmerzskala des IRES nur eine leichte Verbesserung zu erkennen, die den 'extrem auffälligen' Bereich außerhalb der Norm bei weitem noch nicht verlassen hat.

Wie sind diese Diskrepanzen zu erklären? Doch durch Schönfärberei bei den Ärzten und/oder Aggravation bei den Patienten? Wir meinen, daß eine gewisse Tendenz zu einer eher positiven Abschlußbeurteilung bei den behandelnden Ärzten verständlich ist, weil es schließlich um eine Beurteilung ihrer eigenen Arbeit geht, und daß andererseits bei Patienten, die seit Jahren mit chronischen Schmerzen gelebt haben, es ebenso verständlich ist, wenn sie das *Bild*, das sie von ihren Schmerzen haben und das längst zu einem Teil ihres Selbstbildes geworden ist, nicht so schnell umstellen können. Insofern also wäre eine Tendenz zu einer eher positiven Beurteilung bei den Ärzten und einer eher negativen Einschätzung bei den Patienten plausibel.

Entscheidend für die Erklärung der Diskrepanzen aber dürfte ein anderer Faktor sein: Die Arzteinschätzungen zu Reha-Ende basieren v.a. auf dem Eindruck, den die Patienten bei der Abschlußuntersuchung den behandelnden Ärzten vermitteln. Diese Abschlußuntersuchung aber ist eine ganz spezifische soziale Situation, in der es auch darum geht, daß die Patienten ihre Zufriedenheit mit der Reha-Maßnahme im allgemeinen und ihre Dankbarkeit für die ärztliche Betreuung und persönliche Zuwendung im besonderen zum Ausdruck bringen wollen. Aus anderen Untersuchungen ist bekannt, daß die Patientenzufriedenheit in der Rehabilitation außergewöhnlich hoch ist (Bührlen-Armstrong et al. 1998) und daß die Einschätzung der Reha-Effekte seitens der Patienten durch diese allgemeine Zufriedenheit überlagert werden kann (vgl. auch Kohlmann & Raspe 1998).

Auf diesem Hintergrund ist davon auszugehen, daß die Patienten ihren Ärzten bei der Abschlußuntersuchung ein betont positives Bild ihrer Beschwerden vermitteln, um ihre Zufriedenheit und Dankbarkeit zum Ausdruck zu bringen. Wenn diese Äußerungen dann von den Ärzten allzu wörtlich genommen und auf die Beschwerden selbst bezogen werden, kommt es ganz folgerichtig zu einer überhöhten Einschätzung der Reha-Effekte. Vermutlich also wird man an der überaus positiven Beurteilung der Reha-Effekte durch die behandelnden Ärzte einige Abstriche vornehmen müssen, wenn man die „wahren" Effekte einschätzen will.

Als Fazit bleibt aber auch dann noch, daß bei den AHB-Patienten sowohl arzt- als auch patientenseitig ausgesprochen starke Verbesserungen festgestellt wurden, die sich nach Auskunft der Patienten im Jahr nach der Rehabilitation sogar noch weiter erhöht haben. Bei den HV-Patienten mit konservativ behandelten chronisch degenerativen Erkrankungen der Bewegungsorgane wurden bei der Entlassung Verbesserungen konstatiert, die von den Ärzten ebenfalls als sehr stark, von den Patienten aber deutlich zurückhaltender beurteilt wurden. Eine konservative Einschätzung der Rehabilitationseffekte also sollte sich an die Selbsteinschätzung der Patienten halten.

Wie die Abbildung 8.17, die dieses Kapitel abschließen soll, deutlich macht, gaben aber auch die HV-Patienten mit einer Effektstärke von 0,7 bei der Entlassung und 0,5 - 0,6 nach 12 Monaten auf dem Zielsummenscore des IRES Verbesserungen an, die immer noch im Bereich einer auch längerfristig spürbaren Erleichterung ihrer Situation lagen.

Abb. 8.17: Zielsummenscore IRES nach Diagnosegruppen

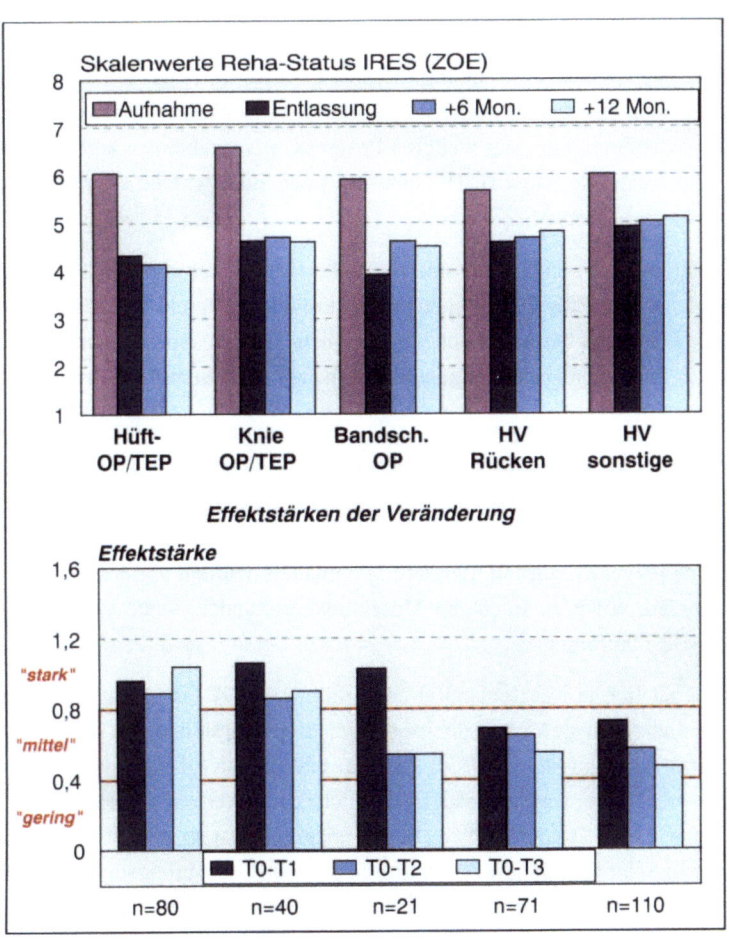

KAPITEL 9: ERGEBNISSE IN DEN PRÄVENTIONSKLINIKEN

Maßnahmen zur Prävention stellen im Grunde die plausibelste Antwort auf das Problem der chronischen Krankheiten dar, die seit mehreren Jahrzehnten das „Gesundheitsproblem Nr. 1" in den industrialisierten Ländern bilden. „Chronic diseases today constitute the developed nations' biggest health problem" (Graham & Reeder 1979). Eines der charakteristischen Merkmale der verbreiteten chronischen Krankheiten des Herz-Kreislauf-Systems und der Bewegungsorgane ist darin zu sehen, daß die Pathogenese nicht genau bekannt ist und folglich eine kausal ansetzende Therapie mit dem Ziel einer *restitutio ad integrum* nicht zur Verfügung steht. Besonders im Herz-Kreislauf-Bereich sind jedoch eine Reihe von Risikofaktoren bekannt, die die Entstehung oder die Progredienz der kardio-vasculären Erkrankungen begünstigen. Neben genetischen Prädispositionen zählen dazu v.a. Faktoren, die im Verhalten (Fehlernährung, Bewegungsmangel, Nikotin- und Alkoholabusus) bzw. in den sozialen Lebensumständen (Stress und chronische Konflikte) der Betroffenen liegen.

Der im Prinzip aussichtsreichste therapeutische Ansatz besteht darin, solche Risikofaktoren abzubauen, bevor es überhaupt zu einer Erkrankung kommt (*primäre Prävention*) oder die Anzeichen einer beginnenden Erkrankung möglichst frühzeitig zu erkennen und eine Chronifizierung zu vermeiden (*sekundäre Prävention*) oder bei bereits Erkrankten gezielte Lebensstiländerungen zu induzieren, um einer weiteren Progression vorzubeugen und zu verhindern, daß gravierende Akutereignisse wie z.B. Herzinfarkte oder Schlaganfälle eintreten oder sich wiederholen (*tertiäre Prävention*).

Nicht nur für die kardio-vasculären, sondern für alle chronischen Krankheiten gilt, daß die Betroffenen möglichst frühzeitig lernen sollten, sich krankheitsgerecht zu verhalten und sich insgesamt auf ein „Leben mit der Krankheit" einzustellen, um Fehlanpassungen und das Einschleifen maladaptiver Bewältigungsmuster zu vermeiden (vgl. z.B. Beutel 1988; Ford 1992).

In all diesen Zielen eines strategisch sinnvollen Umgangs mit dem Problem der chronischen Krankheiten taucht ganz zwangsläufig immer wieder der Ausdruck „möglichst frühzeitig" auf - und zwar in allen Phasen des Verlaufs der verschiedenen chronischen Krankheiten. Darin spiegelt sich, daß alle therapeutischen und rehabilitativen Ansätze bei der Behandlung chronischer Krankheiten eine präventive Grundorientierung enthalten müßten, und insofern hat die Prävention bis vor kurzem völlig zu Recht im Mittelpunkt gestanden, wenn es um Fragen der Gesundheit in der Bevölkerung ging.

Diese Situation hat sich in Deutschland in den Jahren 1996/97 fast schlagartig innerhalb weniger Monate geändert. In den gesundheitspolitischen Diskussionen um das *Wachstums- und Beschäftigungsförderungsgesetz (WFG)*, das u.a. eine massive Kostendämpfung im Gesundheitswesen zum Ziel hatte, wurde der ganze Bereich der Prävention mittels einer Gleichsetzung mit einigen Auswüchsen („Kochkurse", „Bauchtanzgruppen") so sehr diskriminiert, daß „Prävention" fast zum Schimpfwort geworden ist und präventiv ausgerichtete Maßnahmen zur Umstellung risikoträchtiger Verhaltensweisen oder zur Behandlung chronisch Kranker unter einen zusätzlichen Legitimationszwang geraten sind.

Auf diesem Hintergrund erhält die nachfolgende Analyse der Belastungen, mit denen die Patienten in die drei sog. „Präventionskliniken" der WKA gekommen sind, und der Ergebnisse, die dabei erzielt wurden, eine Brisanz, die zur Zeit der Studienplanung und des Studienbeginns noch gar nicht abzusehen war. Von heute aus gesehen stand mit den drei Präventionskliniken in der PROTOS-Studie gleichzeitig auch ein ganzer Bereich der gesundheitlichen Versorgung auf dem Prüfstand, und wir werden uns bemühen, die beiden zentralen Fragen zu beantworten, denen sich stationäre Maßnahmen zur Prävention heute in verschärfter Weise stellen müssen. Diese Fragen lauten:

1. Waren stationäre Präventionsmaßnahmen überhaupt indiziert; d.h.: wie sahen die gesundheitlichen Probleme und sonstigen Belastungen aus, mit denen die Patienten in die Maßnahmen gekommen sind?
2. Sind stationäre Präventionsmaßnahmen effektiv; d.h. inwieweit und für welchen Zeitraum können Verbesserungen erzielt werden?

9.1 Beschreibung der Stichprobe und „Eingangsprofil" der Patienten

Um einen ersten Eindruck von der Zusammensetzung der Untersuchungspopulation zu geben, werden zunächst einige demographische Daten der gesamten Stichprobe aus den Präventionskliniken (n=1.268) beschrieben. Später wird noch darauf einzugehen sein, daß es in demographischer Hinsicht einige charakteristische Unterschiede zwischen den drei Kliniken gab.

Zunächst ist in Erinnerung zu rufen, daß ausgesprochene Präventionsmaßnahmen nicht von den Rentenversicherungsträgern, sondern nur von den Krankenversicherungen finanziert werden. Dementsprechend war der Leistungsträger in fast allen Fällen (97%) eine gesetzliche (AOK bzw. Ersatzkasse) und in einigen Fällen (3%) auch eine private Krankenversicherung.

Das Durchschnittsalter der Patienten betrug etwa 53 Jahre (52.54 ± 11,6), wobei die große Standardabweichung darauf hinweist, daß es beträchtliche Abweichungen vom Mittelwert gab (Minimum: 16, Maximum: 90 Jahre). Die Frauen stellten mit 62% einen deutlich größeren Anteil als die Männer. Der Erwerbsstatus der Patienten ist in Abbildung 9.1 dargestellt.

Abb. 9.1: Erwerbsstatus nach Geschlecht

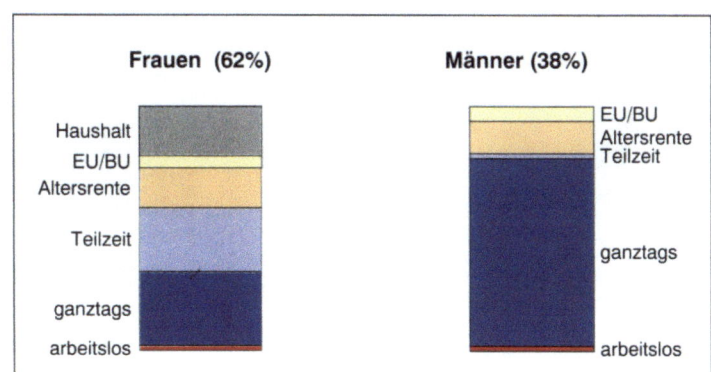

Entsprechend der Altersstruktur lag der Anteil der Rentner in beiden Geschlechtsgruppen bei knapp 20% (EU/BU-Renten ca 5%, vorzeitige Renten 1% und Altersrenten etwa 14%). Wie die Abbildung 9.1 zeigt, gab es bei den anderen Merkmalen des Erwerbsstatus aber deutliche geschlechtsspezifische Unterschiede: Nur 30% der Frauen (gegenüber 77% der Männer) waren ganztags erwerbstätig, während ein fast ebenso großer Anteil (26%) teilzeitbeschäftigt oder als Hausfrau nicht erwerbstätig war (20,4%). Bei den Männern waren die beiden letzten Kategorien nur mit 2% bzw. gar nicht besetzt.

Die bereits angesprochenen systematischen Unterschiede zwischen den drei Kliniken kommen am deutlichsten in den beiden Merkmalen der Altersstruktur und der sozialen Schicht zum Ausdruck.

Abb. 9.2: Alters- und Geschlechtsverteilung nach Kliniken

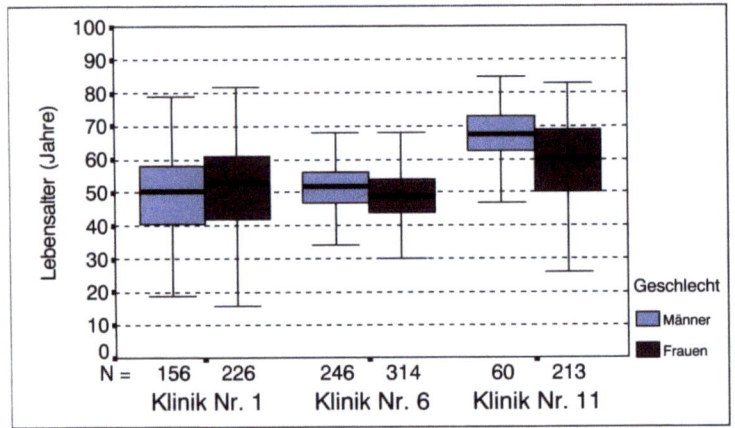

Zu beachten ist hier zum einen die relativ schmale Bandbreite der Altersstruktur „um die 50 herum" in der Klinik Nr. 6 und das um mindestens 10 Jahre höhere Durchschnittsalter sowie der stark erhöhte Frauenanteil in Klinik Nr. 11.

Abb. 9.3: Soziale Schicht und Schulabschluß nach Kliniken

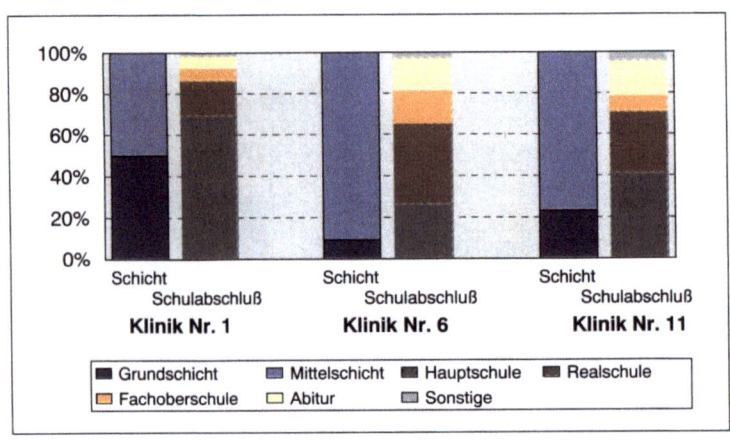

Dem Index zur sozialen Schicht liegt ein Zwei-Schichten-Modell zugrunde, das zwischen Grundschicht einerseits und Mittel-/Oberschicht andererseits unterscheidet. Die Zuordnung wurde aus den Angaben zum Berufsstatus im IRES abgeleitet, und wo diese fehlten, wurden die Angaben zum Schulabschluß als Indikator der Schichtzugehörigkeit herangezogen. Auf diesem Hintergrund macht die Abbildung 9.3 sichtbar, daß die Patienten aus der Klinik Nr. 1 zum größeren Teil zur Grundschicht gehörten, während in der Klinik Nr. 6 fast ausschließlich Angehörige der höheren sozialen Schichten vertreten waren. Für die Klinik Nr. 11 kann von einer sozial gemischten Belegung ausgegangen werden. Ein sehr großer Teil der Patientinnen in dieser Klinik war nicht erwerbstätig und hatte auch die Frage nach dem Schulabschluß nicht beantwortet, so daß eine soziale Zuordnung nicht möglich war. Da bei fehlenden Antworten zum Schulabschluß davon ausgegangen werden kann, daß eher ein Hauptschul- oder gar kein Schulabschluß vorgelegen hat als ein höherer Abschluß, lag der Anteil der Grundschicht in der Klinik Nr. 11 vermutlich deutlich höher als in der Abbildung 9.3 angegeben ist.

Bei der Klinik Nr. 1 ist also v.a. an AOK-versicherte Arbeiter und einfache bis mittlere Angestellte im Alter zwischen 40 und 60 Jahren zu denken, während in der Klinik Nr. 6 von einer recht homogenen Belegung durch ersatzkassenversicherte mittlere (33%) und leitende (37%) Angestellte bzw. Selbständige (9%) im Alter zwischen 45 und 55 Jahren auszugehen ist. Die Klinik Nr. 11 ist dagegen nicht so sehr durch eine bestimmte Sozialschicht, sondern eher durch den großen Frauenanteil und das höhere Lebensalter geprägt.

Reha-Diagnosen

Auf dem Hintergrund der eingangs dieses Kapitels angesprochenen aktuellen Diskussion um die stationären Präventionsmaßnahmen ist die Frage, mit welchen Diagnosen die Patienten in die Maßnahmen kamen, von besonderem Interesse. In der Abbildung 9.4 ist dargestellt, welche Hauptdiagnosen in den drei Kliniken zu Beginn der Maßnahmen konstatiert wurden.

Abb. 9.4:   Häufigkeitsverteilung der Hauptdiagnosen

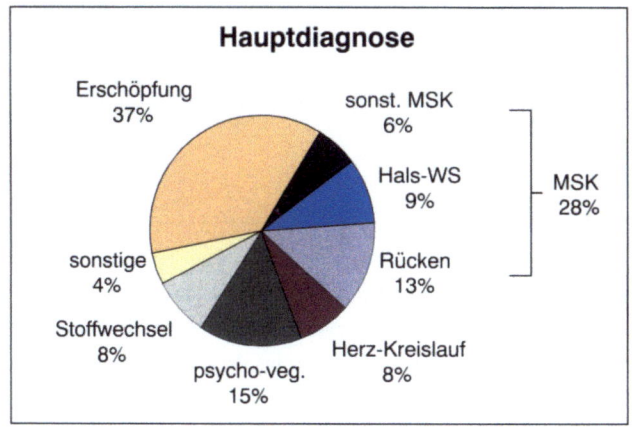

Danach standen Erschöpfungssyndrome (ICD 780 „Allgemeine Symptome - Unwohlsein, Ermattung, Asthenie") mit 37% im Vordergrund, gefolgt von Erkrankungen der Bewegungsorgane (MSK) mit 28% und psycho-vegetativen Störungen mit 15%. Herz-Kreislauf-Erkrankungen (meist Hypertonie) und Stoffwechselstörungen (meist Adipositas, aber auch Störungen des Lipidstoffwechsels) machten etwa 8-9% der Hauptdiagnosen aus.

Die gleichen Diagnosegruppen beherrschten auch die zweiten und dritten Diagnosen, die in fast allen Fällen zusätzlich zur Hauptdiagnose festgestellt wurden. Wie die Abbildung 9.5 zeigt, variierte dabei v.a. der Prozentsatz, mit dem bestimmte Diagnosegruppen vergeben wurden: So traten die eher psychosomatisch orientierten Diagnosen wie Erschöpfungssyndrome und psycho-vegetative Störungen in ihrer Bedeutung zurück, und die somatisch ausgerichteten Diagnosen wie MSK, Herz-Kreislauf-Erkrankungen und Stoffwechselstörungen nahmen einen größeren Raum ein. Dies ist in gewisser Weise erstaunlich, weil somatische Diagnosen in unserem Gesundheitssystem eigentlich als die „seriöseren" Diagnosen gelten und deshalb zu vermuten war, daß sie in den Kliniken entsprechend in den Vordergrund gestellt würden. Daß dies nicht geschah, spricht dafür, daß in den Präventionskliniken ein „ganzheitliches" Gesundheitsverständnis vorherrschte und Erschöpfungssyndrome oder psycho-vegetative Störungen unbefangen an die erste Stelle gesetzt wurden, wenn sie gravierender erschienen als die somatischen Befunde.

Abb. 9.5: 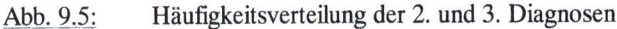 Häufigkeitsverteilung der 2. und 3. Diagnosen

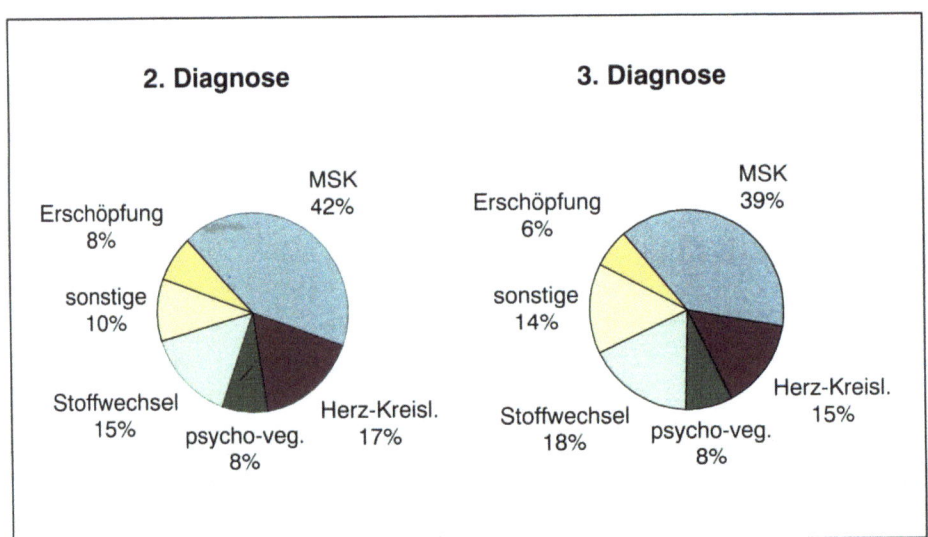

Gewisse Abweichungen von diesem Muster gab es v.a. in der Klinik Nr. 11, wo die Hauptdiagnosen eher von somatischen Indikationen bestimmt wurden und Erschöpfungssyndrome oder psychovegetative Störungen auch in den zweiten oder dritten Diagnosen nur relativ selten auftauchten. Dieser Unterschied in der Diagnoseverteilung zwischen den Kliniken, der durch die unterschiedliche Altersstruktur bedingt sein könnte, wird in Abbildung 9.6 sichtbar.

Abb. 9.6: Diagnosegruppen (Hauptdiagnose) nach Kliniken

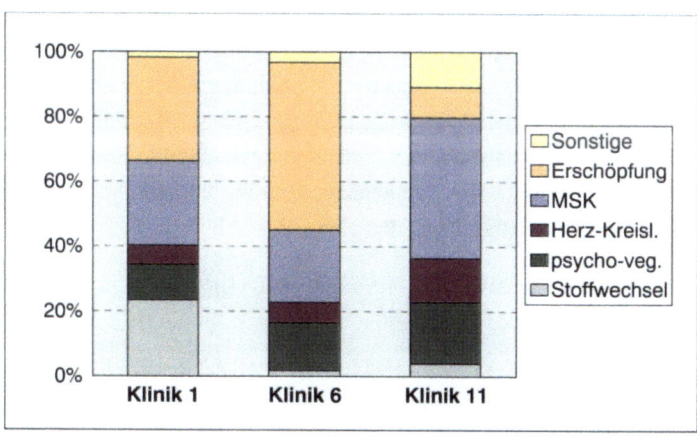

Die Benennung von Diagnosegruppen sagt, für sich genommen, noch wenig aus über den Schweregrad der Erkrankung und die damit verbundenen Belastungen für die Patienten. In der Abbildung 9.7 wird deshalb zunächst die Schweregradeinschätzung für die ersten vier Diagnosen im Arztbogen dargestellt.

Abb. 9.7: Schweregrade der Diagnosen (nach Arzteinschätzung)

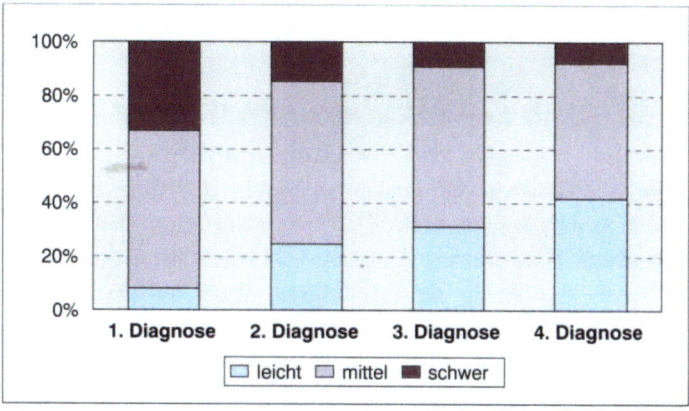

Wie die Abbildung zeigt, überwogen bei allen Diagnosen die „mittelschweren" Einschätzungen. Der relativ höchste Anteil an „schweren" Einstufungen konzentrierte sich auf die Hauptdiagnose, und bei der vierten Diagnose gab es bereits fast so viele „leichte" wie „mittlere" Schweregrade. Deutliche Abweichungen von der in Abbildung 9.7 gezeigten Verteilung gab es in der Klinik Nr. 11, wo - wie oben gezeigt - die somatischen Diagnosen überwogen und bei der Hauptdiagnose 58% und bei der dritten Diagnose noch 20% als „schwer" eingestuft wurden. Insgesamt bietet diese Klinik damit eher das Bild einer Rehabilitationsklinik für Ältere als das einer ausgesprochenen Präventionsklinik.

Eingangsbelastung im IRES-Fragebogen

Ergänzend zur Schweregradeinstufung durch die behandelnden Ärzte wird die Frage nach dem Schweregrad der gesundheitlichen Probleme, mit denen die Patienten in die Maßnahmen gekommen sind, durch eine Analyse der subjektiven Belastungen beantwortet, die von den Patienten zu Reha-Beginn angegeben worden sind. Dazu sind in Abbildung 9.8 für den Reha-Status und die drei Hauptdimensionen des Patientenfragebogens IRES die Schweregrade dargestellt, die über einen Vergleich der Patientenangaben mit den alters- und geschlechtsspezifischen Normwerten ermittelt wurden (vgl. dazu Kap. 2.4).

Abb. 9.8: Schweregrade der subjektiven Belastungen (IRES)

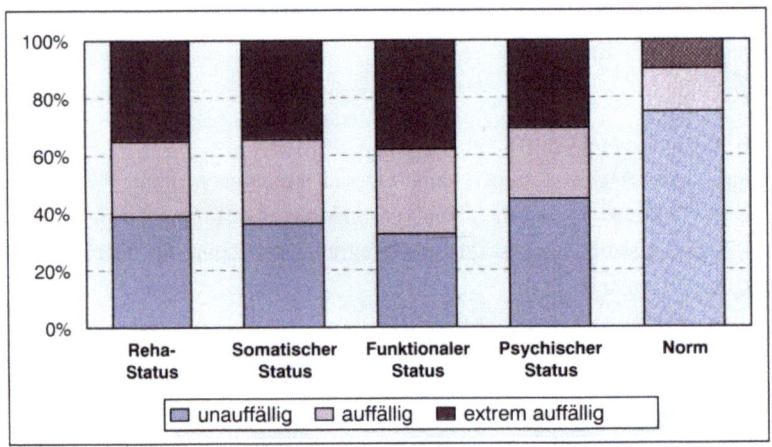

Demnach lagen etwa 60% der Patienten - gegenüber 25% in der Normalbevölkerung gleichen Alters und Geschlechts - im „auffälligen" bzw. „extrem auffälligen" Bereich. Hinsichtlich der „unauffälligen" Werte muß einem Mißverständnis vorgebeugt werden: Die Darstellung suggeriert, ca. 40% der Patienten seien in allen IRES-Dimensionen unauffällig gewesen; tatsächlich aber enthalten die unauffälligen Bereiche natürlich nicht immer die gleichen Personen. So ergab eine personenbezogene Auszählung der unauffälligen Werte auf den Unterdimensionen des IRES, daß nur 2,5% der Patienten auf allen sechs Unterdimensionen unauffällige Werte aufwiesen und daß über 90% auf mindestens zwei Unterdimensionen auffällige oder extrem auffällige Werte angegeben hatten.

Um die individuelle Belastung besser abschätzen zu können, ist in der Abbildung 9.9 zusätzlich dargestellt, auf wievielen der sechs Unterdimensionen des IRES die einzelnen Patienten „extrem auffällige" Werte aufwiesen. Der Vergleich zwischen den Kliniken macht dabei gleichzeitig sichtbar, daß die subjektiven Belastungen in der Klinik Nr. 6 etwas geringer eingestuft wurden als in den beiden anderen Kliniken und daß der deutlich höhere Anteil an medizinisch gravierenden Fällen, die in der Klinik Nr. 11 von den Ärzten konstatiert worden waren, sich in der Patientenselbsteinschätzung nicht wiederfindet, wenn man diese Klinik mit der Klinik Nr. 1 vergleicht.

Kap. 9: Ergebnisse in den Präventionskliniken

Abb. 9.9: Anzahl der „extrem auffälligen" Werte auf den sechs IRES-Unterdimensionen

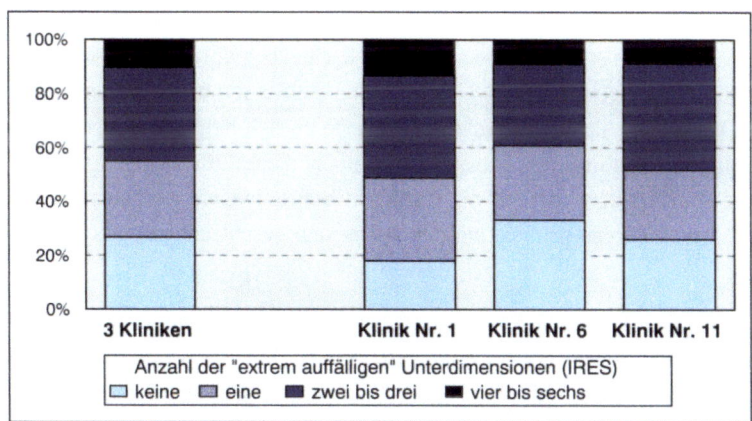

Schweregrade der „Reha-Bedürftigkeit"

Als Abschluß der Stichprobenbeschreibung soll untersucht werden, ob und in welchem Ausmaß bei den Patienten in den Präventionskliniken bei Beginn der Maßnahmen tatsächlich eine „Reha-Bedürftigkeit" bestanden hat, die die Durchführung der Maßnahmen gerechtfertigt erscheinen läßt. Dazu wurde nach den Regeln, die in Kap. 4.2.6 erläutert wurden, eine Kombination aus Arzteinschätzungen und Patientenangaben gebildet, die zu vier Kategorien der Reha-Bedürftigkeit führt. Die Häufigkeiten dieser Kategorien in der gesamten Präventions-Stichprobe sowie in den einzelnen Kliniken ist in der Abbildung 9.10 dargestellt.

Abb. 9.10: Schweregrade der Reha-Bedürftigkeit

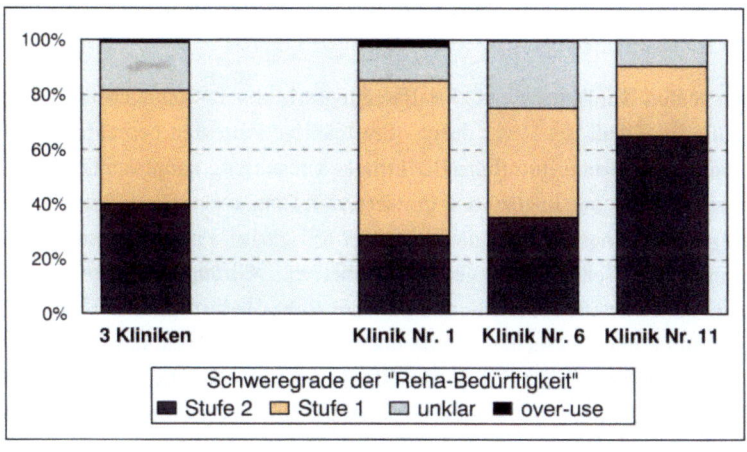

„Stufe 2": medizinisch gravierende Fälle: Arzturteil „schwer" bei mind. 1 Diagnose;
„Stufe 1": gravierende subj. Belastungen im IRES, aber keine „schweren" Diagnosen:
„unklar" keine gravierenden Werte im IRES; Arzturteil „mittel" bei mind. 1 Diagnose;
„over-use": keine gravierenden Werte im IRES; Arzturteil „leicht" bei allen Diagnosen.

Eindeutige Über-Inanspruchnahme stellt damit in keiner der drei Kliniken ein nennenswertes Problem dar, und auch, wenn man den in Kap. 4.2.6 eingeführten Interpretationsregeln folgt und die Hälfte der „unklaren" Fälle zur Kategorie „over-use" zählt, ergibt sich eine Rate von maximal 10% Über-Inanspruchnahme, die zwar leicht über der entsprechenden Rate in den anderen Indikationsgebieten (vgl. Abb. 4.20), aber wohl noch innerhalb eines tolerablen Bereichs liegt. Damit kann sich der Verdacht, hier habe es sich möglicherweise zu einem großen Teil um überflüssige Maßnahmen gehandelt, jedenfalls nicht auf die umfangreichen erhobenen Daten stützen - und zwar weder auf die ärztlichen Beurteilungen noch auf die Selbsteinschätzungen der Patienten, wenn man sie mit den alters- und geschlechtsentsprechenden Normwerten vergleicht.

Überraschend ist, daß der Anteil der aus ärztlicher Sicht gravierenden Fälle mit ca. 40% ebenso hoch ausfällt wie der Prozentsatz der Patienten, die der „Stufe 1" - und damit den medizinisch jedenfalls nicht gravierenden Fällen - zugeordnet wurden. Deutliche Abweichungen von der Gesamtverteilung finden sich in der Klinik Nr. 11, wo etwa zwei Drittel aller Patienten aufgrund des hohen Anteils ärztlicherseits als „schwer" eingestufter Diagnosen zur Kategorie der medizinisch gravierenden Fälle gezählt wurden.

Zusammenfassend läßt sich die Stichprobe aus den drei Präventionskliniken damit folgendermaßen charakterisieren: Es handelte sich überwiegend um Personen im erwerbsfähigen Alter, wobei in allen Kliniken die Frauen den größten Anteil stellten. Die Diagnosestruktur war von einem sehr breiten Spektrum von Einzeldiagnosen geprägt, deren Schwerpunkte sich zu Erschöpfungssyndromen, muskuloskelettalen Erkrankungen und psycho-vegetativen Störungen zusammenfassen lassen. Der Schweregrad der Diagnosen wurde ärztlicherseits überwiegend als „mittel", bei etwa einem Drittel aller Patienten aber auch als „schwer" eingeschätzt. Die Rate von Über-Inanspruchnahme der Maßnahmen lag nach den Zuordnungsregeln, die auch für die Reha-Maßnahmen aus den anderen Indikationsgebieten angewandt wurden, bei etwa 10% und dürfte damit noch als tolerabel gelten.

Die drei untersuchten Kliniken wiesen eine Belegungsstruktur mit ganz charakteristischen Unterschieden auf: Die Klinik Nr. 1 war durch 40-60 jährige Patienten geprägt, die überwiegend der Grundschicht angehörten. Ihre Reha-Bedürftigkeit resultierte hauptsächlich aus subjektiven Belastungen und weniger aus medizinisch gravierenden Diagnosen. Die Klinik Nr. 6 zeigte eine recht homogene Belegungsstruktur, die durch 45-55 jährige Patient(inn)en aus der Mittel-/Oberschicht mit guter Schulbildung gekennzeichnet war. Gleichzeitig wies diese Klinik den relativ höchsten Anteil unklarer Fälle hinsichtlich der Reha-Bedürftigkeit auf. Die Klinik Nr. 11 schließlich war durch einen Frauenanteil von über 75% und durch ein um ca. 10 Jahre höheres Durchschnittsalter charakterisiert. In dieser Klinik wurden zwei Drittel aller Patient(inn)en ärztlicherseits als medizinisch gravierende Fälle eingestuft, und bei den Hauptdiagnosen nahmen die Erkrankungen der Bewegungsorgane und des Herz-Kreislauf-Systems mit insgesamt fast 60% einen mehr als doppelt so großen Raum ein wie in den anderen Kliniken.

9.2 Effekte der Maßnahmen aus ärztlicher Sicht

Im Kapitel 2 zur Methodik der PROTOS-Studie ist dargelegt worden, daß der Arztbogen, der auch in den Präventionskliniken eingesetzt wurde, ca. 40 mögliche Zielparameter vorgibt, aus denen der behandelnde Arzt die individuell besonders relevant und aussagekräftig erscheinenden Parameter auswählt und mit ihren Aufnahme-, Ziel- und Entlassungswerten dokumentiert. Auf diese Weise kommen für die einzelnen Zielparameter sehr unterschiedliche Besetzungszahlen zustande, gleichzeitig aber ermöglicht dieses Verfahren eine Anpassung der Zielparameter an die individuellen Problemlagen der Patienten und vermeidet eine Nivellierung der Effekte aufgrund von Redundanz der Daten (vgl. Kap. 2.4). In Abbildung 9.11 ist zunächst die Anzahl der Nennungen für die am häufigsten ausgewählten Zielparameter aus dem kardiologischen, dem orthopädischen und dem „freien" Teil des Arztbogens dargestellt.

Abb. 9.11: Anzahl der ausgewählten Zielparameter im Arztbogen

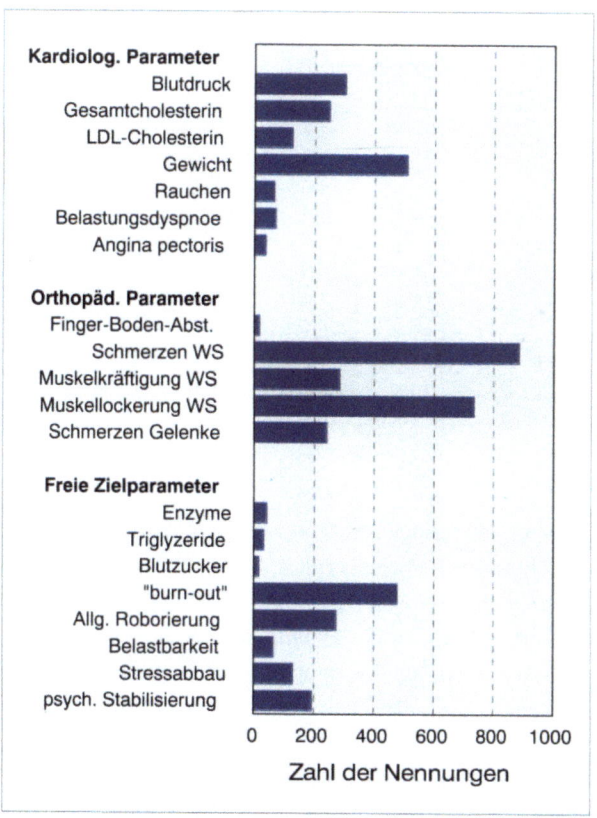

Um einen ersten Überblick zur ärztlichen Einschätzung der Effekte zu geben, die bei den Patienten in den Präventionskliniken am Ende der Maßnahmen erreicht wurden, werden in der Abbildung 9.12 zunächst für alle Patienten die Aufnahme- und Entlassungswerte aus dem kardiologischen Teil des Arztbogens dargestellt.

Abb. 9.12: Kardiologische Parameter des Arztbogens: Aufnahme vs. Entlassung

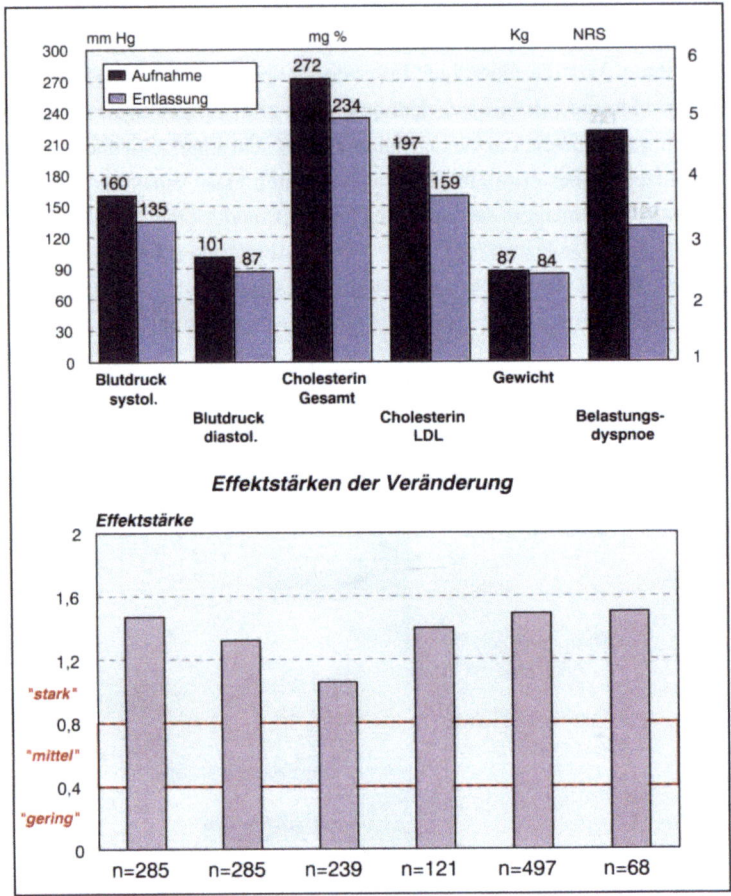

Ein Blick auf die Eingangswerte zeigt Erstaunliches, wenn man sie mit den entsprechenden Werten aus den kardiologischen Kliniken vergleicht (vgl. Abb. 7.12): Auf allen kardiologischen Parametern zeigten die Patienten in den Präventionskliniken deutlich schlechtere Eingangswerte als in den kardiologischen Kliniken! So lag der diastolische Blutdruck in den Präventionskliniken zu Beginn im Durchschnitt bei 101 mmHg (Kardiologie: 87) und das LDL-Cholesterin bei 197 mg% (Kardiologie: 155). Allerdings konnten die betreffenden Werte in den Präventionskliniken - anders als in der Kardiologie - bei der Entlassung auch nicht ganz in den normalen Bereich zurückgeführt werden. Beide Phänomene sind vermutlich dadurch zu erklären, daß viele kardiologische Patienten entweder bereits in den Akutkliniken medikamentös eingestellt worden waren (dies würde die relativ niedrigen Eingangswerte erklären) oder während der Rehabilitation Medikamente zur Senkung von Cholesterin oder Blutdruck erhielten. Da in den Präventionskliniken insgesamt nur 12 Patienten cholesterinsenkende Medikamente bekommen hatten, dürften die erzielten Veränderungen v.a. auf Ernährungsumstellungen, Stressabbau, körperliches Training etc. zurückgehen. Unter diesen Bedingungen können die Verbesserungen, die hier innerhalb von 3-4 Wochen erzielt wurden, als ausgesprochen gut angesehen werden. Dies wird auch durch die hohen Effektstärken belegt, die gleichzeitig bedeuten, daß die Verbesserungen in recht homogener Weise erzielt wurden.

Im Bereich der Parameter aus dem muskuloskelettalen Bereich wurde von der Möglichkeit, Winkelmaße der Beweglichkeit anzugeben, in den Präventionskliniken kaum Gebrauch gemacht. Stattdessen wurden für fast alle Patienten Parameter wie Schmerzen, Muskelverspannungen und Muskelschwäche gewählt, die über Numerische Rating-Skalen (NRS) erfaßt wurden. Abbildung 9.13 zeigt die Einstufungen, die hier von den Ärzten bei der Aufnahme und bei der Entlassung vorgenommen wurden.

Abb. 9.13:   Orthopädische Parameter des Arztbogens: Aufnahme vs. Entlassung

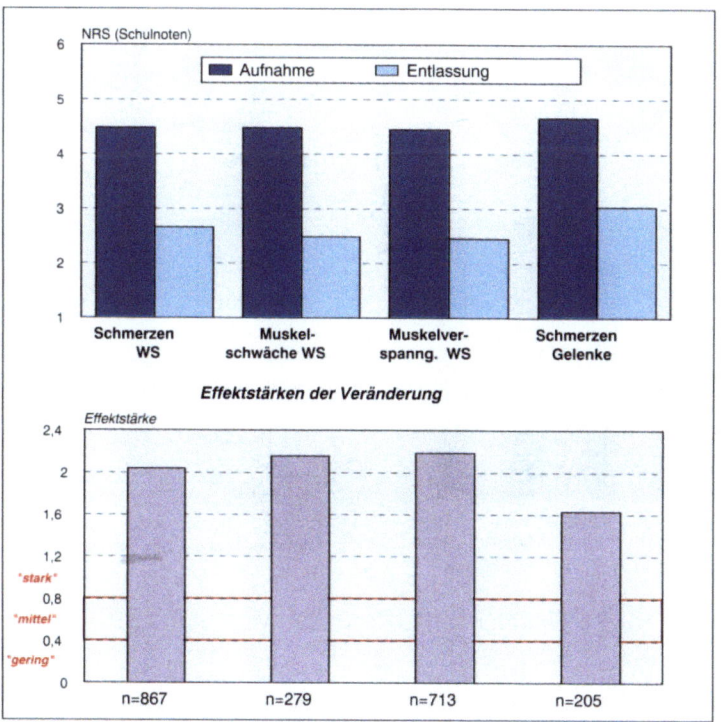

Wie die hohen Besetzungszahlen bei Schmerzen und Muskelverspannungen an der Wirbelsäule ausweisen, stellten Rückenschmerzen bei der überwiegenden Mehrzahl der Patienten ein Problem dar, das von den behandelnden Ärzten zu Beginn mit einem Schweregrad von „4-5" (im Schulnotenmodell) und bei der Entlassung mit „2-3" eingeschätzt wurde. Diese - nach Ansicht der Ärzte - sehr starken Verbesserungen schlagen sich auch in den außerordentlich hohen Effektstärken der Veränderung nieder. Lediglich bei den „Gelenkschmerzen" wurden bei höheren Schweregraden zu Beginn etwas geringere Effekte erzielt. Ob die Effekte in diesen Bereichen nicht auch hier - wie in den orthopädischen Kliniken - von den Ärzten sehr viel höher eingeschätzt wurden als von den Patienten selbst, wird zumindest für den Parameter „Schmerzen" noch über einen Vergleich mit den Selbstangaben der Patienten zu prüfen sein.

Neben den kardiologischen und orthopädischen Ergebnisparametern konnten noch sog. „Freie Zielparameter" ausgewählt werden, die von den Ärzten mit medizinischen Meßgrößen (wie z.B. Blutzucker, Triglyzeride etc.) oder mit klinischen Einschätzungen (NRS) zu frei wählbaren Behandlungszielen besetzt werden konnten, wobei in nennenswertem Umfang nur die letzte Möglichkeit genutzt worden ist. Die zahlreichen freitextlichen Formulierungen wurden für die Auswertung zu Kategorien zusammengefaßt, von denen die folgenden am häufigsten genannt wurden: „psycho-physische Erschöpfung, burn-out", „allgemeine Roborierung", „psychische Stabilisierung", „Stressabbau, Stressbewältigung" und „Belastbarkeit". In der Abbildung 9.14 sind für diese Kategorien die Mittelwerte der Schweregradeinschätzungen zu Beginn und am Ende der Maßnahme sowie die Besetzungszahlen und die Effektstärken der Veränderung aufgeführt.

Abb. 9.14: 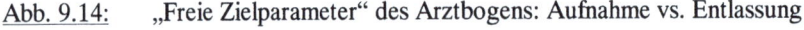 „Freie Zielparameter" des Arztbogens: Aufnahme vs. Entlassung

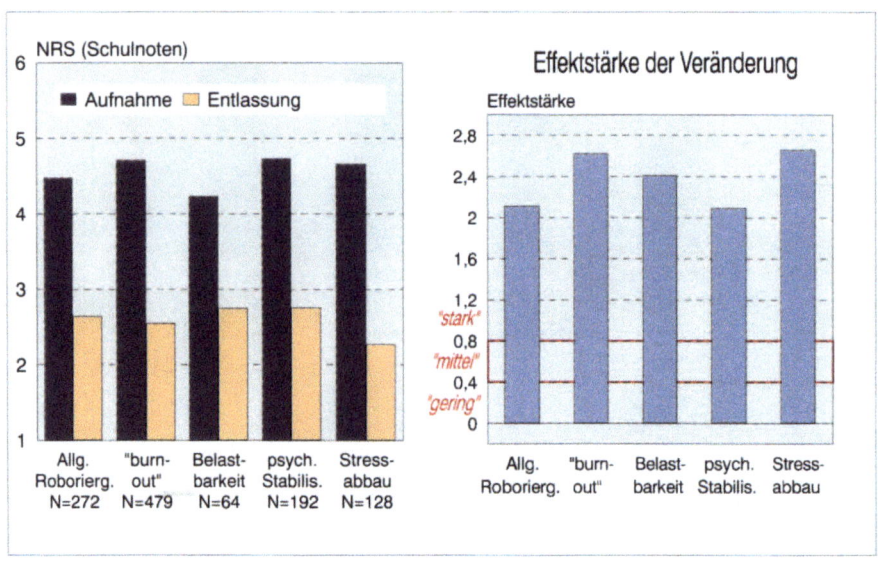

Von den Ärzten wurden damit auch in den frei gewählten Zielbereichen am Ende der Maßnahmen außerordentlich starke Verbesserungen angegeben. Bei den beiden Zielen „burn-out" und „psychische Stabilisierung" wird, ähnlich wie bei den „Schmerzen", anhand des Patientenfragebogens zu prüfen sein, ob und inwieweit die Arzteinschätzungen mit den Patientenangaben übereinstimmen.

Aber auch, wenn man die Arzteinschätzungen auf den NRS-Skalen etwas zurückhaltend beurteilte, weil sie aufgrund der besonderen Situation bei der Entlassungsuntersuchung die Behandlungsergebnisse möglicherweise allzu positiv beurteilen (vgl. Kap. 8.4), bleiben auch bei den objektiv erfaßten kardiologischen Parametern Verbesserungen bestehen, die sowohl in inhaltlicher als auch in statistischer Hinsicht als „starke" Effekte einzustufen sind.

9.3 Effekte der Maßnahmen aus Sicht der Patienten

Die Auswahl der individuell relevanten Therapieziele für die patientenseitige Ergebnismessung erfolgte über das Ankreuzen der entsprechenden Variablen im sog. „Patientenprofil", das zu Beginn der Maßnahme gemeinsam von Arzt und Patient besprochen werden sollte. Die „extrem auffälligen" Bereiche und Einzelskalen des IRES sind im Patientenprofil mit einem schwarzen Kästchen markiert (vgl. Abb. 2.5) und enthalten in gewisser Weise die Aufforderung zu prüfen, ob hier nicht ein relevantes Therapieziel vorliegt. In der Abbildung 9.15 ist der Anteil der extrem auffälligen Werte in den verschiedenen Bereichen des IRES den Zielnennungen gegenübergestellt, die für diese Bereiche ausgewählt wurdent:

Abb. 9.15: „Extrem auffällige" Werte im IRES-Patientenprofil vs. Zielauswahlen

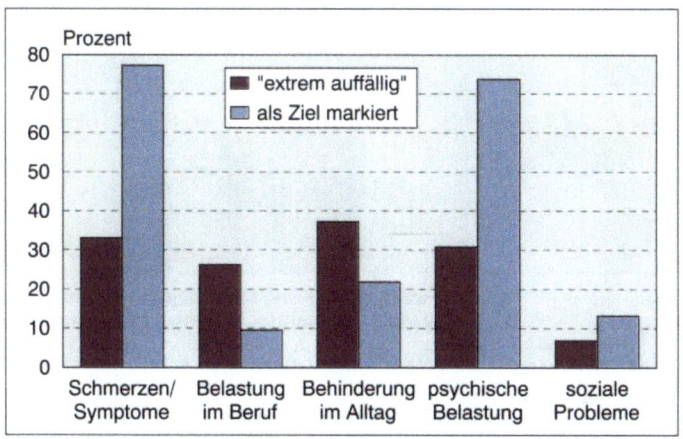

Diese Auswertung zeigt ganz überproportionale Präferenzen für Ziele aus den Bereichen „Schmerzen/Symptome" und „psychosoziale Belastungen". Hier wurden in vielen Fällen auch dann Therapieziele ausgewählt, wenn im Patientenprofil keine „extrem auffälligen" Belastungen angegeben waren. In den beiden Unterdimensionen des funktionalen Status, nämlich „Belastung im Beruf" und „Behinderung im Alltag", dagegen wurde auch auf die „extrem auffälligen" Belastungen nur in der Hälfte der Fälle mit einer Nennung als Therapieziel reagiert.

Die Behinderungen im Alltag und v.a. die Belastungen im Beruf stellen für die Ärzte in den Präventionskliniken - ebenso wie in den Reha-Einrichtungen der anderen Indikationsgebiete (vgl. Kap. 5.1, 8.2, 10.3.1) - offenkundig ein Feld dar, auf dem sie sich nur ungern bewegen, sei es weil sie hier keine ausreichenden Interventionsmöglichkeiten oder Erfolgsaussichten sehen, sei es weil die Perspektive der Funktionsfähigkeit in Beruf und Alltag ihrem Denken relativ fremd geblieben ist. Jedenfalls zeigen die 40% aller Patienten, die bei den „Behinderungen im Alltag" extrem auffällige Werte im IRES-Profil hatten, daß dieser Bereich auch in den Präventionskliniken eine sehr bedeutende Rolle spielt und deshalb hier künftig ganz systematisch in die Therapiekonzepte und -planungen aufgenommen werden müßte, wenn man denn an dem Prinzip festhalten will, sich mit den Therapieangeboten an den Problemlagen der Patienten zu orientieren. Und dazu gibt es eigentlich keine rational begründbare Alternative.

Welche Veränderungen konnten nun im kurz-, mittel- und längerfristigen Verlauf auf diesen ausgewählten Zielparametern beobachtet werden? Die Antwort wird durch die Abbildung 9.16 illustriert:

Abb. 9.16: IRES-Zielsummenscore und 5 Unterdimensionen des IRES:
Aufnahme vs. Entlassung, +6 und +12 Monate

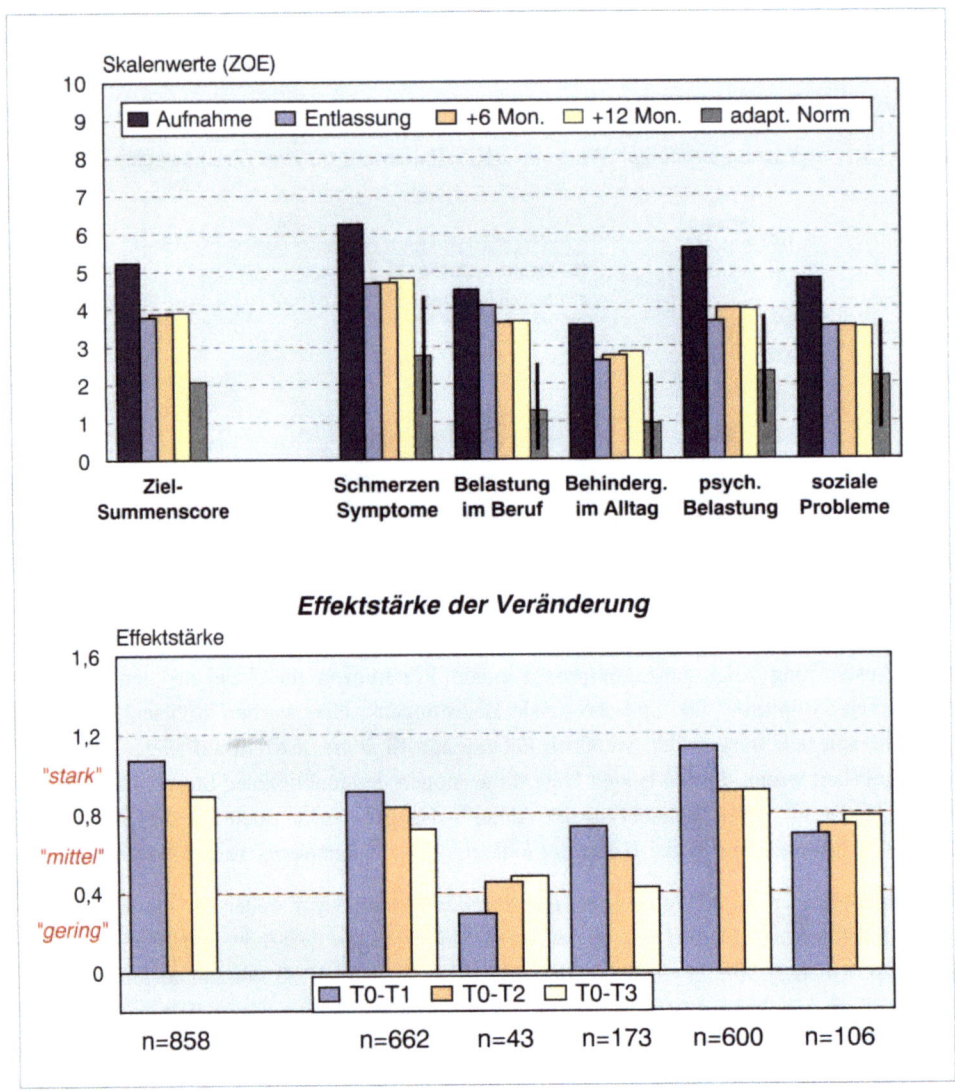

Die Abbildung zeigt zunächst die Höhe der Eingangsbelastung der Patienten, für die der betreffende IRES-Bereich als Therapieziel ausgewählt worden war. Der Vergleich mit der nach Alter, Geschlecht und sozialer Schicht an die Studienpopulation adaptierten Normstichprobe (die grauen Säulen im oberen Teil der Grafik) macht sichtbar, daß die Eingangsbelastungen dieser

Patienten ca. zwei Standardabweichungen über dem Mittelwert der Norm und damit in einem Bereich lagen, der in der normalen Bevölkerung dieser Alters- und Geschlechtsgruppen nur sehr selten vorkommt.

Die Verbesserungen für den Zielsummenscore, in dem alle individuell ausgewählten Zielvariablen zusammengefaßt sind, lagen am Ende der Maßnahme im Bereich starker Effekte, nahmen nach sechs und zwölf Monaten zwar leicht ab, waren aber auch dann noch als starke Effekte zu interpretieren. Dies bedeutet, daß sich die individuelle Gesamtbelastung sehr deutlich und nachhaltig gebessert hat.

Bezogen auf die Unterdimensionen des IRES zeigt sich, wenn auch z.T. „auf höherem Niveau", ein Bild, das auch in den anderen Indikationsgebieten anzutreffen war: Die besten Effekte wurden in den Bereichen „Schmerzen/Symptome" und „psychische Belastung" erzielt, während v.a. in den funktionalen Bereichen „Belastung im Beruf" und „Behinderung im Alltag" die Effekte sehr zu wünschen übrig ließen: Bei den „Behinderungen im Alltag" gingen die anfangs durchaus guten Verbesserungen nach sechs und zwölf Monaten deutlich zurück. Bei den nur selten als Therapieziel ausgewählten „Beanspruchungen im Beruf" zeigt sich eine gegenläufige Tendenz zu einer zunehmenden leichten Verbesserung, die aber in ihrer Größenordnung für die Patienten nicht sehr bedeutsam gewesen sein dürfte. Ausgesprochen gute Entwicklungen zeigten sich dagegen im Bereich der „sozialen Probleme", wo die anfänglich bereits recht guten Erfolge sich im weiteren Verlauf sogar noch etwas verbesserten.

Hält man sich an den Zielsummenscore, so können die Präventionskliniken mit den Auswirkungen ihrer Maßnahmen sehr zufrieden sein. Dies gilt v.a. auch für die längerfristigen Effekte, die sicherlich besser ausgefallen sind, als angesichts einer relativ verbreiteten Skepsis gegenüber den stationären Präventionsmaßnahmen hätte erwartet werden können.

Der Überblick zu den patientenseitigen Ergebnissen in den Präventionskliniken wird komplettiert durch eine Auswertung der Angaben, die von den Patienten zu den verschiedenen Zeitpunkten im Hinblick auf die wichtigsten Risikofaktoren gemacht wurden. Dazu wurde für die fünf am häufigsten genannten Risikofaktoren jeweils die Untergruppe, die den betreffenden Risikofaktor bei der Aufnahmebefragung bejaht hatte, gleich 100% gesetzt, und es wurde dann nachverfolgt, wie diese Untergruppe im weiteren Verlauf die Frage nach dem betreffenden Risikofaktor beantwortet hatte. Das Ergebnis ist in Abbildung 9.17 dargestellt.

Wie die Abbildung zeigt, gab es bei den Fragen nach den Risikofaktoren viele fehlende Angaben, die darauf zurückgehen, daß die Patienten entweder ganz aus der Erhebung ausgefallen sind („drop-outs") oder bei den Nachbefragungen nur die Risikofaktoren angekreuzt hatten, die bei ihnen vorlagen und bei den anderen nicht, wie im Fragebogen vorgesehen, die Kategorie „nein", sondern einfach gar nichts angekreuzt hatten. Unter dieser Voraussetzung könnte ein Teil der fehlenden Antworten (Kategorie „k. A." in der Abbildung) noch zur Gruppe derer gezählt werden, für die das betreffende Risiko nicht mehr besteht.

Abb. 9.17: Ausgewählte Risikofaktoren im Zeitverlauf

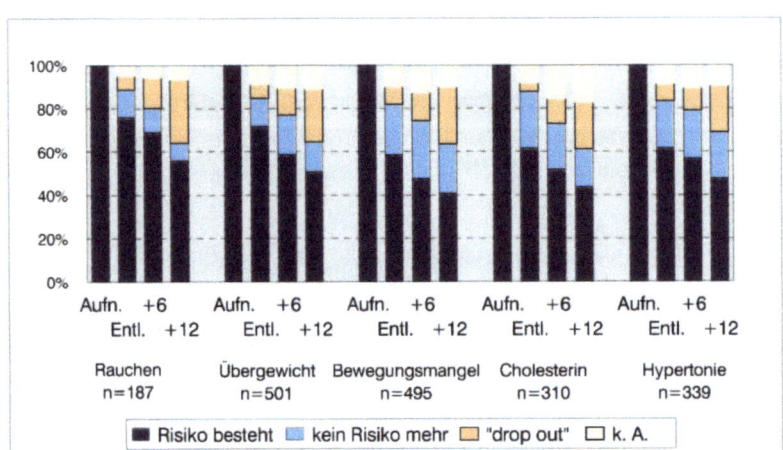

Bezogen auf die Fälle mit vollständigen Angaben haben etwa ein Viertel bis ein Drittel der „Risikoträger" bei den nachfolgenden Befragungen angegeben, der betreffende Risikofaktor liege bei ihnen nicht mehr vor. Entsprechend haben zwei Drittel bis drei Viertel auch bei den Nachbefragungen bestätigt, daß der betreffende Risikofaktor weiterhin bestehe - was allerdings nicht heißen muß, daß er in gleicher Stärke bestehen geblieben ist.

So hat sich beispielsweise bei den 253 Patienten, die sowohl zu Beginn als auch bei der 12-Monats-Nachbefragung den Risikofaktor „Übergewicht" angekreuzt hatten, der Broca-Index im Durchschnitt von 131 bei der Aufnahme auf 125 nach 12 Monaten verringert. Ein Broca-Index von 125 bedeutet natürlich immer noch Übergewicht, aber die Verbesserung um 6 Indexpunkte stellt immerhin noch einen kleinen Erfolg dar.

Die Analyse der Arztangaben zu Cholesterin- und Blutdruckwerten bei den Risikoträgern hatte ebenfalls gezeigt (s. o. Abb. 9. 12), daß zwar insgesamt starke Verbesserungen, aber oft keine Normalisierung der Werte erzielt werden konnte. Insofern also ist ein Weiterbestehen eines Risikos nicht identisch mit einem Mißerfolg der Maßnahmen. (*Auf jeden Fall aber signalisieren die Interpretationsschwierigkeiten, daß der IRES-Fragebogen an dieser Stelle überarbeitet und sensitiver gestaltet werden müßte.*)

Auf der Ebene von IRES-Einzelskalen, die für die Patienten in den Präventionskliniken besonders relevant und aussagekräftig erschienen, zeigt sich das in Abbildung 9.18 dargestellte Bild:

Abb. 9.18: Ausgewählte IRES-Einzelskalen:
Aufnahme vs. Entlassung, +6 Mon., +12 Mon.

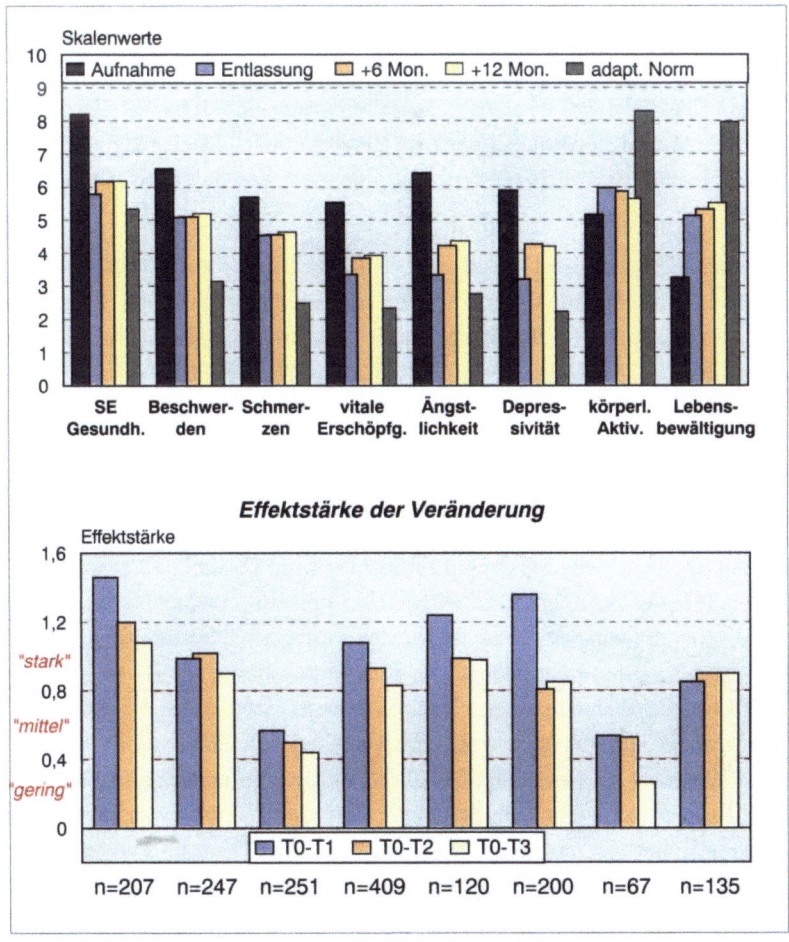

Die „Selbsteinschätzung (SE) der Gesundheit" bezieht sich auf eine Einzelfrage im IRES („Wie würden Sie Ihren gegenwärtigen Gesundheitszustand beschreiben?") mit fünf Antwortkategorien, die von „sehr gut" bis „schlecht" reichen. Die 207 Patienten, für die diese Frage als relevantes Ziel ausgewählt worden war, hatten zu Beginn der Maßnahme im Durchschnitt die vorletzte Kategorie („nicht so gut") angekreuzt, und wir wissen aus vorangegangenen Untersuchungen, daß mit dieser Antwort sozusagen der „rote Bereich" des subjektiven Gesundheitsempfindens beginnt, der mit vielfältigen Problemen und Belastungen in anderen Lebensbereichen verknüpft ist und das subjektive Gefühl widerspiegelt, die eigene Gesundheit sei ernsthaft „angeschlagen". Am Ende der Maßnahme und auch nach sechs und zwölf Monaten haben sich die Antworten auf diese Schlüsselfrage im Schnitt um eine ganze Kategorie auf „befriedigend" verbessert und beinahe den Mittelwert der adaptierten Normstichprobe erreicht. Dies ist nicht nur in statistischer, sondern auch in inhaltlicher Hinsicht zweifellos ein starker Effekt, der in gewisser Weise einen qualitativen Sprung in der Einschätzung des eigenen Gesundheitszustandes bedeutet.

Auf den psychischen bzw. psychosomatischen Skalen „Beschwerden", „vitale Erschöpfung", „Ängstlichkeit (nervöse Angespanntheit)", „Depressivität" und „Lebensbewältigung" wurden für die ausgewählten Patienten ebenfalls ausgesprochen gute Verbesserungen registriert, die auch nach sechs und zwölf Monaten noch im Bereich starker Effekte lagen - wenngleich hier bei den Patienten noch deutlich stärkere Belastungen als in der altersentsprechenden Norm verblieben sind.

Am Beispiel der Skala „Lebensbewältigung" soll noch einmal demonstriert werden, wie entscheidend sich das Verfahren der „zielorientierten Ergebnismessung" auf die Resultate auswirkt: Die Skala erfaßt mit vier Einzelfragen, ob jemand das Gefühl hat, sein Leben insgesamt einigermaßen „im Griff" zu haben oder nicht. Im negativen Fall dominiert das Grundgefühl, dem Leben nicht gewachsen zu sein, sondern seinen eigenen Problemen und den Lebensumständen hilflos ausgeliefert zu sein. Es dürfte einleuchtend sein, daß ein solches Grundgefühl die Bewältigung chronischer Krankheiten und ein adäquates Krankheits- bzw. Gesundheitsverhalten massiv beeinträchtigt.

Nun hat zweifellos nicht jeder Patient ein Problem mit der Lebensbewältigung, aber gleichzeitig gilt: Wer ein Problem damit hat, hat *wirklich* ein Problem - und zwar eines mit weitreichenden Konsequenzen für den gesamten Rehabilitationsprozeß! Deshalb ist es durchaus keine zweitrangige Frage, ob die Reha-Maßnahmen zu Verbesserungen in diesem Bereich beitragen können. Versucht man allerdings, diese Frage aufgrund einer „konventionellen" Auswertung, d.h. bezogen auf die gesamte Untersuchungspopulation, zu beantworten, so erhält man die enttäuschende Antwort, die Rehabilitation führe hier nur zu minimalen Effekten. Verglichen mit den Aufnahmewerten wurden nämlich bei der Entlassung Verbesserungen mit einer Effektstärke von nur 0.2, nach sechs und nach 12 Monaten von 0.22 erzielt - und dies sind sehr kleine Effekte, auch wenn die Veränderungen wegen der großen Fallzahl (n= 1.086) hochsignifikant ausfallen.

Bezogen auf die 135 Patienten, für die eine Verbesserung der Lebensbewältigung als Therapieziel ausgewählt worden war, ergibt sich allerdings eine völlig andere Antwort auf die Frage, was die untersuchten Maßnahmen denn eigentlich bei Patienten bewirkten, die nach ihrer eigenen Ansicht und nach Ansicht des behandelnden Arztes *ein Problem in diesem Bereich hatten*. Unseres Erachtens ist nur diese Form der Fragestellung relevant und sinnvoll. Und dann zeigt sich die in Abbildung 9.18 dargestellte Antwort: Am Ende der Maßnahme sowie nach sechs und zwölf Monaten ergaben sich *für diese Patienten* Verbesserungen, die als starke Effekte zu interpretieren sind und für die Patienten eine deutliche Verbesserung der Bewältigungsfähigkeit bedeuteten, auch wenn sie noch erheblich unter den Normwerten geblieben sind. Diese Auswirkungen der Maßnahmen werden allerdings nur bei einer zielorientierten Auswertung sichtbar und würden bei „konventioneller Auswertung" durch die große Zahl von Fällen verdeckt

Kap. 9: Ergebnisse in den Präventionskliniken   - 169 -

werden, deren Reha-Probleme an anderen Stellen, nicht aber bei der Lebenswältigung gelegen haben und deren Meßwerte sich hier deshalb auch kaum verändert haben.

Anders als bei den eher psychisch ausgerichteten Skalen konnten für die Skalen „Schmerzen" und „körperliche Aktivität" nur geringe Effekte erzielt werden, obwohl die dafür ausgewählten Patienten zu Beginn der Maßnahmen Belastungswerte aufwiesen, die weit außerhalb der Norm lagen. Vor allem im Hinblick auf die körperliche Aktivität erscheint es nötig, die Maßnahmenprogramme weiterzuentwickeln, um die Effekte zu verbessern.

Diese im Gegensatz zum psychosozialen Bereich relativ geringen Effekte bei Schmerzen und Funktionseinschränkungen führten auch dazu, daß es zwischen den Diagnosegruppen in den Präventionskliniken einige Unterschiede gab, und zwar - wie Abbildung 9.19 zeigt - in der Weise, daß die eher psychosomatisch bestimmten Diagnosen v.a. im Langzeitverlauf stärkere Verbesserungen zeigten als die somatisch ausgerichteten Diagnosegruppen.

Abb. 9.19:   Zielsummenscore nach Diagnosegruppen

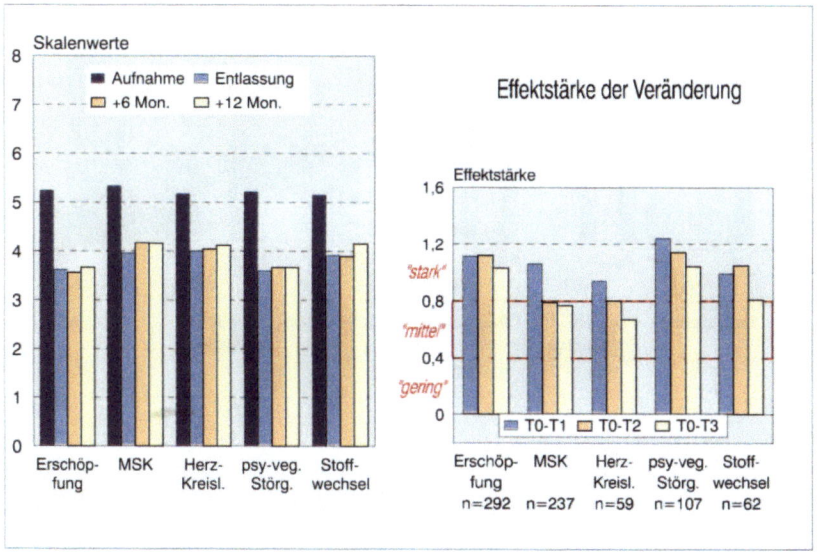

9.4 Vergleich von Arzteinschätzung und Selbsteinschätzung der Patienten

Da die Daten es an einigen Stellen erlauben, einen Vergleich zwischen Selbst- und Fremdeinschätzung vorzunehmen, werden in Abb. 9.20 für drei ausgewählte Ergebnisparameter die beiden Datenquellen einander gegenübergestellt. Dazu wurden die numerischen Schätzskalen aus dem Arztbogen auf eine Zehnerskala transformiert und folgende Vergleiche vorgenommen:

Arztbogen	IRES
„Schmerzen WS"	„Schmerzskala" (ZOE)
freier Parameter: „psychische Stabilisierung"	Summenscore „psychische Belastung" (ZOE)
freier Parameter: „burn-out"	Skala „vitale Erschöpfung" (ZOE)

In den Vergleich einbezogen wurden alle Patienten, für die im Arztbogen die entsprechenden Angaben vorlagen und für die im IRES-Patientenprofil die betreffenden Bereiche als relevante Therapieziele (ZOE) markiert worden waren.

Abb. 9.20: Arzturteil vs. Selbsteinschätzung der Patienten

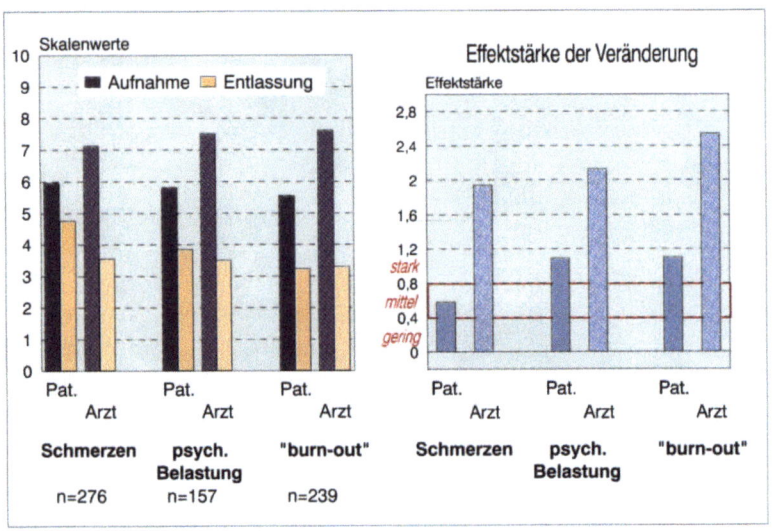

Ähnlich wie in den orthopädischen Kliniken (vgl. Abb. 8.16) zeigt sich hier, daß die Verbesserungen am Ende der Maßnahme von den Ärzten weit höher eingeschätzt wurden als von den Patienten selbst. Dies betrifft vor allem den Parameter „Schmerzen", wo die patientenseitigen Ergebnisse nur knapp im Bereich mittlerer Effektstärken lagen, aber auch bei den „psychischen Belastungen" und „burn-out-Syndromen" wurden die patientenseitig schon sehr guten Verbesserungen von den Ärzten noch einmal deutlich höher bewertet. In Kap. 8.4 sind mögliche Gründe für solche Diskrepanzen diskutiert und v.a. darauf zurückgeführt worden, daß die Arzteinschätzungen sich auf die Angaben der Patienten bei der Abschlußuntersuchung stützen und daß die Patientenangaben in dieser Situation häufig durch Dankbarkeit überlagert sind.

Interessanterweise aber kamen die Diskrepanzen in den Präventionskliniken auf eine systematisch andere Weise zustande als in den orthopädischen Kliniken: Resultierten sie dort ärztlicherseits aus einer deutlichen *Unter*schätzung der am Ende der Maßnahme verbliebenen Belastung der Patienten, so entstanden sie in den Präventionskliniken v.a. aus einer kräftigen *Über*-

schätzung der Eingangsbelastung. Die Entlassungswerte aus beiden Datenquellen stimmten dagegen recht gut überein. Rechnet man die IRES-Skalen versuchsweise in Schulnoten um, so haben die Patienten ihre Eingangsbelastung mit etwa einer „4", die Ärzte aber mit 4,5 - 4,8 bewertet, während die Entlassungswerte relativ einheitlich mit 2,5 - 3 eingestuft wurden. Nur auf der Schmerzskala haben die Patienten ihre Belastung mit einer „Schulnote" von 3,5 skeptischer gesehen als die Ärzte.

Möglicherweise liegt bei der ärztlichen Überschätzung der Eingangsbelastung der Patienten das Bemühen zugrunde, gerade für die Präventionskliniken sichtbar zu dokumentieren, daß die Patienten in diesen Einrichtungen keine „Kurlauber" sind, sondern mit beträchtlichen Belastungen gekommen sind, die eine stationäre Präventionsmaßnahme rechtfertigen. Wie die Auswertung der Studiendaten an vielen Stellen gezeigt hat, ist aber eine solche „ärztliche Aggravation" der Eingangsbelastungen nicht nötig, da die Patientenangaben selbst belegen, daß auf den individuell relevanten Zielvariablen Belastungen bestanden, die weit außerhalb der Norm liegen.

9.5 Zusammenfassung

Die Studienergebnisse aus den Präventionskliniken können in folgenden Punkten zusammengefaßt werden:

- Die „Über-Inanspruchnahme" der Maßnahmen, wie sie gerade für den Bereich der stationären Prävention von vielen Seiten vermutet worden ist, liegt mit einer Rate von ca. 10% in einem Rahmen, der durchaus tolerabel erscheint, wenn man bedenkt, daß die Indikation zu sekundär- und tertiärpräventiven Maßnahmen nie so eindeutig zu stellen ist wie z.B. zu AHB-Maßnahmen.

- Die Diagnosen lagen zum einen im eindeutig psychosomatischen Bereich (burn-out-Symptomatik, psycho-vegetative Störungen, Adipositas), zum anderen im eher somatischen Bereich (Rücken- und Schulterschmerzen, Hypertonie, Hypercholesterinämie etc.), wobei die meisten Patienten mit drei bis vier Diagnosen vorwiegend mittlerer und (bei den nachgeordneten Diagnosen) leichterer Schweregrade sowie einer durchschnittlichen Chronifizierungsdauer von 8 Jahren zur Kategorie der „mehrfach chronisch Belasteten im Vorfeld manifester Gesundheitsschäden" zählen dürften. Eben dies aber ist die Zielgruppe stationärer Präventionsmaßnahmen, und insofern entsprachen die untersuchten Patienten weitgehend dem Zielgruppenprofil.

- Die arztseitige Ergebnismessung hat gezeigt, daß Blutdruck- und Cholesterinwerte bei den Risikoträgern aus den Präventionkliniken anfangs höher lagen als bei den AHB-Patienten aus den kardiologischen Kliniken, daß sie am Ende der Maßnahme jedoch erheblich gesenkt und zumindest in grenzwertige Bereiche zurückgeführt werden konnten. Nach Einschätzung der Ärzte hatten sich auch im orthopädischen Bereich Symptome wie Schmerzen, Muskelschwäche und Muskelverspannungen in einer Weise verbessert, die in Schulnoten ausgedrückt einem Sprung von „4-5" auf „2-3" entsprach. Der direkte Vergleich mit entsprechenden Patientenangaben hat aber gezeigt, daß hier die Eingangsbelastung wohl überschätzt wurde und deshalb die Veränderung zu hoch ausgefallen sein dürfte.

- Bei den patientenseitigen Ergebnissen haben sich im somatischen und im psychosozialen Teil des IRES ausgesprochen starke Verbesserungen gezeigt, die auch nach sechs und zwölf Monaten noch im Bereich starker Effekte lagen und damit eine längerfristig stabile Besserung der jeweils individuell relevanten Belastungen anzeigten.

- Bei den Therapiezielen aus dem funktionalen Bereich aber wurde auch in den Präventionskliniken konstatiert, was schon zuvor in den Rehabilitationskliniken der anderen Indikationsbereiche festgestellt worden war: Zum einen wurden Parameter aus diesem Bereich auch dann nur selten als Therapieziele ausgewählt, wenn die Patienten im IRES-Profil ganz offensichtlich deutliche Einschränkungen ihrer Funktionsfähigkeit aufwiesen. Und zum anderen blieben die Effekte in diesem Bereich ganz erheblich hinter den sonst erzielten Verbesserungen zurück und lagen nach 12 Monaten nur noch im Bereich geringer Effekte. Wir empfehlen deshalb den Präventionskliniken, ebenso wie den Kliniken aus den anderen Indikationsbereichen, den Bereich der Funktionseinschränkungen in Beruf und Alltagsleben besser in ihre therapeutischen Programme zu integrieren und das Angebot an Therapiemaßnahmen an dieser Stelle gezielt weiterzuentwickeln.

10. Ergebnisse in den psychosomatischen Kliniken

In den letzten Jahren hat es einen deutlichen Schub in der Evaluation (Programmevaluation) einschließlich katamnestischer Studien von stationärer psychosomatischer Rehabilitation gegeben (z.B. Schmidt 1991; Zielke 1993; Nübling et al. 1995; Wittman et al. 1996; Broda 1996; Schulz 1998).

Ein Defizit dieser Studien war jedoch, daß sie kaum störungsspezifische und zielspezifische Aussagen bezüglich der Ergebnis- und Prozeßqualität erlaubten. Dies ist gerade in der psychosomatischen Rehabilitation jedoch von besonderem Interesse, da die Patienten in der Regel mit einer spezifischen, jedoch weit gefächerten Problemlage in die Behandlung kommen und selbst bei gleicher Diagnose (z.B. einer Eßstörung wie der Magersucht) unterschiedlichste Zielprofile haben. Grundsätzlich wäre ein Ziel für magersüchtige Patientinnen sicherlich die Gewichtszunahme und eine Reduzierung des „Dranges, dünn sein zu wollen". Bei einer Patientin kommt jedoch zusätzlich eine depressive Symptomatik zum Tragen, bei der nächsten starke soziale Ängste und bei einer anderen chronifizierte Beziehungsschwierigkeiten.

Das Instrumentarium des IRES-Fragebogens eignet sich in Verbindung mit dem Therapeutenbogen, in dem „freie Zielparameter" hinzugefügt werden können, besonders dafür, die Komplexität solcher psychosomatischen Zielprofile zu erfassen und Aussagen über die erzielten Ergebnisse zu machen (vgl. auch Kapitel 2.4). Dabei wird der Gefahr einer Nivellierung der Effekte, die aufgrund von Redundanz der Daten entstehen könnten, entgegengewirkt (Gerdes 1998).

10.1 Spezifische methodische Aspekte

Die wesentlichen methodischen Aspekte sind ausführlich in Kapitel 2 dargestellt worden. Hier sollen drei für den Bereich der psychosomatischen Evaluationsforschung bedeutsame Punkte kurz angesprochen werden:

Der Therapeutenbogen für die psychosomatischen Kliniken bot neben den vorgegebenen Möglichkeiten, Subskalen der Symptom-Checkliste (SCL-90-R, Franke 1995) als Zielparameter auszuwählen, auch die Möglichkeit, frei formulierte/operationalisierte Therapieziele festzulegen. Zudem konnten auch andere störungsspezifische Meßinstrumente als Zielparameter benannt werden. Von diesen Möglichkeiten wurde in den psychosomatischen Kliniken reger Gebrauch gemacht (vgl. Kapitel 5.2). Für die folgenden Auswertungen muß jedoch folgendes voraus geschickt werden:

Taxonomie für individuelle Therapieziele

Zum Zeitpunkt der Studienplanung stand noch kein geeignetes, praktikables Instrument der Taxonomie individueller Therapieziele zur Verfügung. Daher ist die Auswertung in diesen Parametern deutlich eingeschränkt. Zwischenzeitlich sind hier Fortschritte gemacht worden. So haben z. B. Heuft und seine Arbeitsgruppe ein Kategoriensystem individueller Therapieziele (KITZ) entwickelt (Heuft & Senf 1998) und auch die Berner Arbeitsgruppe um Grawe erprobt ein solches Kategoriensystem (Grosse-Holforth 1999). Die Daten der PROTOS-Studie in diesem Bereich des Therapeutenbogens geben sicherlich Anstöße zur Entwicklung eigener oder Integration der oben genannten Katogeriensysteme individueller Therapieziele, um bei zukünftigen Evaluationsstudien diesen wichtigen Bereich besser abdecken zu können.

Störungsspezifische Meßinstrumente

Es wurden eine Reihe störungsspezifischer Meßinstrumente in den Kliniken als „freie" Zielparameter im Therapeutenbogen festgelegt. Dies waren z.B. für depressive Erkrankungen das Beck-Depressions-Inventar (BDI, Hautzinger et al. 1994), für Tinnitus aurium der Tinnitusfragebogen (TF, Goebel & Hiller 1998), für Eßstörungen das Eating Disorder Inventory (EDI, Thiel & Paul 1991) und für Angststörungen die Fragebogen zu körperbezogenen Ängsten, Kognitionen und Vermeidung (AKV, Ehlers & Margraf 1993). So wünschenswert dies gewesen wäre, war es den beteiligten psychosomatischen Kliniken nicht möglich, eine einheitliche störungsspezifische Fragebogenbatterie einzusetzen. Dies lag unter anderen an den unterschiedlich entwickelten organisatorischen Forschungsstrukturen und Ressourcen in den einzelnen Kliniken. Es tritt daher öfters der Fall ein, daß für die oben genannten Meßinstrumente nur relativ geringe Fallzahlen erreicht werden konnten. Trotzdem werden exemplarisch einige dieser Ergebnisse hier wiedergegeben, um die generellen Möglichkeiten der angewandten Methode aufzuzeigen (vgl. 10.3.3).

Prozeß der Zielauswahl im IRES

Ein in der psychosomatischen Medizin verstärkt auftretendes Problem ist, daß eine schnelle Zielfestlegung mit Patienten nur schwer möglich ist, da die Patienten zu stark eingeschränkt sind (meist im Psychosozialen Status). Dann wird die Zielfindung/Zielvereinbarung selbst zum Ziel (z.B. bei schweren Persönlichkeitsstörungen, schwer traumatisierten Patienten etc.). Zum Teil verschiebt sich das Therapieziel auch im Verlauf der Behandlung (wenn z.B. Patientinnen erst nach Aufbau einer tragfähigen Arbeitsbeziehung dem Therapeuten von ihrem sexuellem Mißbrauch berichten). Um diesem Problem zu begegnen, vereinbarten wir in den Kliniken, daß die Therapiezielfestlegung innerhalb der ersten Woche abgeschlossen sein sollte. Verlagerungen der Therapieziele (z.B. auf dem IRES-Profil) waren dann nicht mehr möglich. Diese Festlegung schien angemessen, da schnell deutlich wurde, daß die berichteten Symptome in der Regel auch nach Kenntnis z.B. neuer Informationen zuverlässig die wichtigsten Zielbereiche abdeckten.

10.2 Rücklaufquote und Stichprobenbeschreibung

In Kapitel 3 wurde bereits auf die Problematik der Repäsentativität der Studienpatienten eingegangen. Hier folgen noch einige Ergänzungen für den Indikationsbereich Psychosomatik.

Nicht in die Studie aufgenommene Patienten

Für eine der drei psychosomatischen Kliniken liegen Angaben zu den Gründen für die Nicht-Teilnahme an der Studie vor, aus denen sich abschätzen läßt, ob hierdurch Verzerrungen der Ergebnisse zu erwarten wären. In dieser Klinik verteilten sich die Gründe für die Nichtteilnahme wie folgt:

Tab. 10.1: Studienteilnehmer und Gründe des Studienausschlusses (nur Klinik 07)

Aufgenommene Patienten	433
Aufenthalt < 1 Woche	-8
Verlegungen	-2
Seh-/Sprachbehindert	-2
Teilnahme abgelehnt	-5
Sonstige Gründe	-3
Studienteilnehmer	N= 413

Dies entspricht 95,4% der aufgenommenen Patienten. In den anderen beiden psychosomatischen Kliniken sind ähnliche Quoten, wenn auch leider nicht dokumentiert, anzunehmen. Erfreulich ist dabei die sehr niedrige Ablehnerquote, was für die Akzeptanz des IRES-Instrumentariums und dessen Einführung durch die Mitarbeiter vor Ort spricht.

Rücklaufquote

Die Rücklaufquote von 879 Studienteilnehmern beträgt bei allen drei Kliniken zusammen zur 6 Monats-Katamnese (T2) 78,1% (N=686) und für den 12 Monatszeitraum 66,6% (N= 586) (vgl. Kapitel 3.2). Für den Indikationsbereich Psychosomatik stellt sich nun die Frage, ob die Rücklaufquoten bei den beteiligten Kliniken schwankten und ob dadurch die Charakteristik von Patienten bestimmter Kliniken besonders stark bei den Ergebnissen gewichtet wird. In Tabelle 10.2 sind die Rücklaufquoten der einzelnen Kliniken dargestellt.

Tab. 10.2: Rücklauf IRES-Fragebogen (Angaben in % von N) in den psychosomatischen Kliniken

Erhebungszeitpunkt	Gesamt	Klinik 02	Klinik 07	Klinik 12
Therapieende (T0,T1)	93,1%	88,9%	98,2%	88,8%
6 Monats Katamnese (T0,T2)	78,1%	67,0%	88,7%	71,2%
12 Monats Katamnese (T0,T3)	66,6%	56,2%	81,2%	50,2%

Insgesamt ist die Rücklaufquote, auch im Vergleich zu anderen Evaluationsstudien als zufriedenstellend einzuschätzen. Klinik 07 ist jedoch überproportional an den Ergebnissen zum Zeitpunkt der 1-Jahres Katamnese beteiligt. Dies sollte in ausführlicheren drop-out-Analysen überprüft werden. Zunächst waren im Bereich der Diagnosen, der Geschlechts- und der Altersverteilung keine bedeutsamen Unterschiede (in absoluten Zahlen) zwischen den Kliniken bei den einzelnen Erhebungszeitpunkten festzustellen, so daß für den Indikationsbereich Psychosomatik noch von einem repräsentativen Abbild aller in die Studie aufgenommenen Patienten, ausgegangen werden kann (vgl. auch Kapitel 3.3 und 3.4). Die Rücklaufquote des Therapeutenbogens ist im Indikationsbereich Psychosomatik so hoch (> 95%), daß sich im Hinblick auf Repräsentativität an dieser Stelle keine Probleme ergeben.

Patientenstichprobe in der Psychosomatik

Die Tabelle 10.3 stellt im Überblick ausgewählte Merkmale der Patientenstichprobe dar. Zudem werden hier Unterschiede zwischen „Antwortern" und „Nicht-Antwortern" der 1-Jahres-Katamnese (T3) dargestellt. Zur besseren Vergleichbarkeit mit anderen Studien werden auch die Skalenwerte des Patientenfragebogens IRES und der Symptom-Checkliste (SCL-90-R) bei Aufnahme dargestellt. Die Diagnosenverteilung sowie weitere soziodemografische Merkmale sind Kapitel 4.1 zu entnehmen.

Tab. 10.3: Merkmale der Patientenstichprobe zu Behandlungsbeginn: Unterschiede zwischen „Antwortern" und „Nicht-Antwortern" bei der 1-Jahres-Katamnese

Merkmale	Gesamtstichprobe		„Antworter" bei 1-J.-Katamnese		Nicht-Antworter bei 1-J.-Katam.	
Patientenanzahl	100%	(879)	66,6%	(586)	33,4%	(293)
Frauenanteil	76,1%	(667)	76,6%	(444)	75,1%	(223)
Durchschnittliches Alter	43,1	(12,5)	44,7	(12,3)	40,0	(12,2)
Dauer der Reha (Wo)	7,8	(3,0)	7,7	(2,8)	8,0	(3,3)
Reha-Motivation	3,1	(1,3)	3,0	(1,3)	3,2	(1,3)
Schweregrad der Hauptdiagnose (0-3)	2,14	(0,63)	2,11	(0,64)	2,22	(0,58)
Krankheitsdauer (Jahre)	9,44	(9,09)	9,34	(9,72)	9,67	(7,57)
Arbeitsfähig bei Aufn.	66,9%	(466)	67,8%	(316)	63,9%	(150)
Krankheitstage im Jahr vor Behandlungsbeginn	59,4	(89,4)	55,3	(86,8)	67,6	(94,1)

Merkmale	Gesamtstichprobe	„Antworter" bei 1-J.-Katamnese	Nicht-Antworter bei 1-J.-Katam.
IRES-Fragebogen (T0)	-Mittelwerte (Standardabweichung) bei Aufnahme -		
Schmerzen/Symptome	4,51 (1,65)	4,59 (1,66)	4,36 (1,62)
Belastung im Beruf	3,00 (1,85)	2,98 (1,82)	3,04 (1,93)
Behinderung im Alltag	2,53 (1,50)	2,52 (1,49)	2,53 (1,52)
Psychische Belastung	5,43 (1,66)	5,41 (1,65)	5,47 (1,68)
Soziale Probleme	3,55 (1,95)	3,54 (1,95)	3,55 (1,95)
IRES-Gesamtscore	5,89 (1,28)	5,87 (1,28)	5,93 (1,29)
SCL-90-R (T0)			
Somatisierung	1,05 (0,71)	1,11 (0,71)	1,03 (0,70)
Zwanghaftigkeit	1,37 (0,80)	1,37 (0.82)	1,37 (0,76)
Soziale Unsicherheit	1,31 (0,83)	1,28 (0,83)	1,39 (0,84)
Depressivität	1,51 (0,86)	1,50 (0,88)	1,54 (0,83)
Ängstlichkeit	1.24 (0,79)	1,25 (0,82)	1,19 (0,72)
Aggressivität	0,95 (0,71)	0,94 (0,69)	0,96 (0,76)
Phobische Angst	0,74 (0,76)	0,76 (0,78)	0,69 (0,69)
Paranoides Denken	1,07 (0,79)	1,08 (0,79)	1,06 (079)
Psychotizismus	0,77 (0,62)	0,77 (0,62)	0,78 (0,63)
SCL-Gesamtscore (GSI)	1,15 (0,63)	1,15 (0,64)	1,15 (0,60)

Die „Nicht-Antworter" waren im Mittel um 4,7 Jahre jünger (p=0,000), der Rentneranteil war erniedrigt (8,7% gegenüber 17,9%) somit auch der Anteil derjenigen, die bei den gesetzlichen Krankenkassen versichert waren. Zudem wiesen die Nicht-Antworter im Jahr vor der Reha eine um im Durchschnitt 12,3 Tage höhere Zahl von Krankheitstagen auf (p=0,056) und wurden von den Ärzten zu Beginn der Behandlung als weniger motiviert (p=0,048) und in der Hauptdiagnose als schwergradiger belastet eingeschätzt (p=0,026).

Insgesamt decken sich die hier gefundenen Unterschiede für die Indikation Psychosomatik mit denen, welche in Kapitel 3.3 für die Gesamtstichprobe berichtet wurden. Sie sind in ihrer Wirkung auf die zu berichtenden Ergebnisse als nicht gravierend einzuschätzen, zumal sowohl in den Skalen des IRES-Fragebogens als auch in der Symptom-Checkliste (SCL-90-R) keine signifikanten Unterschiede zwischen Nicht-Antwortern und Antwortern gefunden wurden. Für die Effekte bei Reha-Ende wird auf Kapitel 3.4 verwiesen, dort wurden nur geringfügig bessere Effekte für die Studienteilnehmer gefunden (der Unterschied war nicht signifikant.). Auch diese Unterschiede können damit keinen bedeutsamen Einfluß auf die Interpretation der folgenden Ergebnisse haben.

10.3 Ergebnisse

Die berichteten Ergebnisse werden, wenn nicht ausdrücklich anders beschrieben, mit der zielorientierten Ergebnismessung (ZOE) errechnet (vgl. hierzu Kapitel 2.5). Dabei konzentrieren wir uns auf die zentralen Meßinstrumente der PROTOS-Studie für die psychosomatische Indikation (Patientenfragebogen IRES und die Symptom-Checkliste, SCL-90-R), ergänzt um „freie" Zielparameter und sozialmedizinische Zielparameter (Krankheitstage, Erwerbstätigkeit, Arbeitsunfähigkeitszeiten).

10.3.1 Patientenfragebogen IRES

Um einen Überblick über die Fülle der Ergebnisse des IRES-Fragebogens zu geben, wird zunächst der Gesamt-Reha-Status mit seinen 6 Unterbereichen dargestellt, dann folgen ausgewählte Ergebnisse der Unterskalen (Psychische Belastung, Schmerzen/Symptome, Berufliche Belastung). Dabei werden jeweils zunächst die Mittelwerte und danach die Effektstärken berichtet (vgl. hierzu Kapitel 2.5.2). Unter den jeweiligen Skalen wird die Anzahl der Patienten, die dieses Ziel mit ihrem Therapeuten festgelegt haben, angegeben.

Subdimensionen und Reha-Status

In Abb. 10.1 sind die Mittelwerte und in Abb. 10.2 die Effektstärken der sechs Subdimensionen dargestellt. Die beruflich Beanspruchung wurde zu Behandlungsende nicht eingeschätzt, so daß hierfür keine Werte und Balken abgebildet sind. Zusätzlich ist der individuelle Zielsummenscore (vgl. Kapitel 2.5.3) zu den vier Meßzeitpunkten abgebildet.

Abb. 10.1: Mittelwerte des IRES-Fragebogen zu 4 Meßzeitpunkten

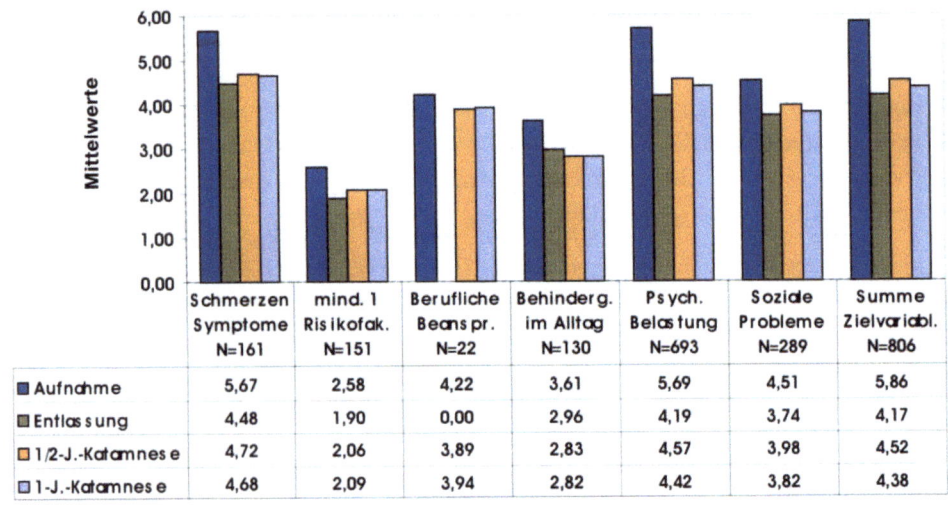

	Schmerzen Symptome N=161	mind. 1 Risikofak. N=151	Berufliche Beanspr. N=22	Behinderg. im Alltag N=130	Psych. Belastung N=693	Soziale Probleme N=289	Summe Zielvariabl. N=806
Aufnahme	5,67	2,58	4,22	3,61	5,69	4,51	5,86
Entlassung	4,48	1,90	0,00	2,96	4,19	3,74	4,17
1/2-J.-Katamnese	4,72	2,06	3,89	2,83	4,57	3,98	4,52
1-J.-Katamnese	4,68	2,09	3,94	2,82	4,42	3,82	4,38

Abb. 10.2: Effektstärken der Veränderungen

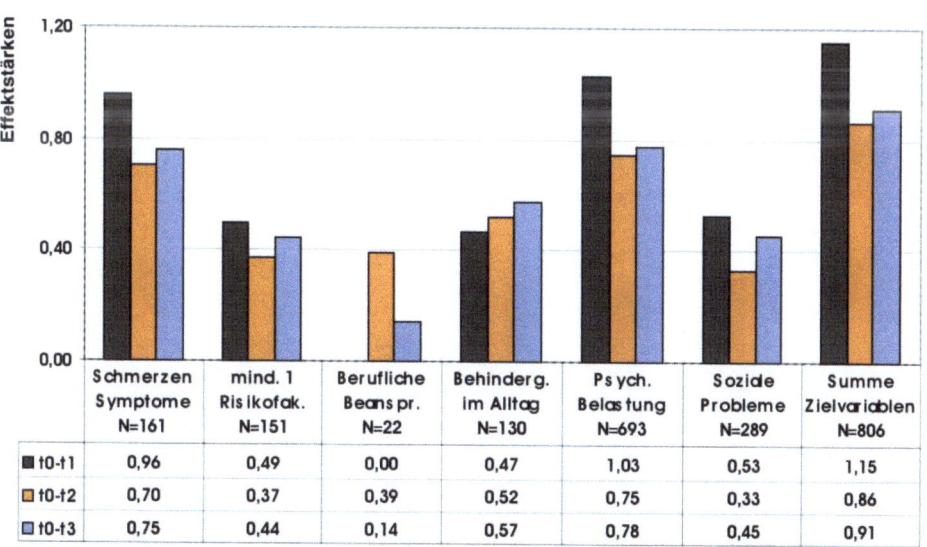

Schon bei der Betrachtung der Mittelwerte ist eine deutliche Reduktion der Belastung in den einzelnen Bereichen zu sehen. Diese Effekte sind in den Bereichen „Schmerzen und Symptome", „Psychische Belastung" und im Zielsummenscore als starke Effekte einzuschätzen. In den anderen Bereichen sind mittlere Effekte erreicht worden. Zwar nehmen die Effekte zu den Meßzeitpunkten T2 und T3 leicht ab, sind aber als stabil zu bezeichnen. Die leichte Zunahme der Effekte in der Skala „Behinderung im Alltag" ist möglicherweise ein Artefakt, da bei der Katamnese schwer eingeschränkte Patienten z.T. ihre Fragebögen nicht zurück gesendet haben und das Ergebnis so geringfügig verzerrt wurde – hier ist ebenfalls von stabil bleibenden Effekten auszugehen.

Das insgesamt positive Ergebnis wird durch die Werte in der Subdimension „Berufliche Beanspruchung" getrübt. Zum einen wurde dieses Ziel nur von N=22 (2,5%) Patienten zusammen mit dem Therapeuten ausgewählt, obwohl über 50% der Patienten extrem auffällige Werte im IRES-Fragebogen aufwiesen (vgl. hierzu ausführlich Kapitel 5.1). Darüber hinaus sind die erzielten Ergebnisse mit kleinen Effekten zur ½-Jahres-Katamnese und praktisch keinem Effekt zur 1-Jahres-Katamnese äußerst dürftig. Hier mangelt es in jedem Fall an expliziter Formulierung und Einbezug dieser Ziele in die Therapie oder an geeigneten bzw. angewendeten Methoden, solche Ziele zu erreichen. Näher wird auf diesen Aspekt anschließend noch unter dem Punkt „*Berufliche Beanspruchung*" eingegangen.

Psychische Belastung

Im Bereich der „Psychischen Belastung" zeigen sich durchgehend deutliche Mittelwertsveränderungen (in Abb. 10.3) in den positiven Bereich hinein und demnach entsprechend „starke" Effekte (in Abb. 10.4) für die Subskalen „vitale Erschöpfung", „Depressivität", „Ängstlichkeit", „Lebensbewältigung", „Lebenszufriedenheit" und „Selbstwertgefühl".

Abb. 10.3: Mittelwerte der Skala „Psychische Belastung" im IRES-Fragebogen

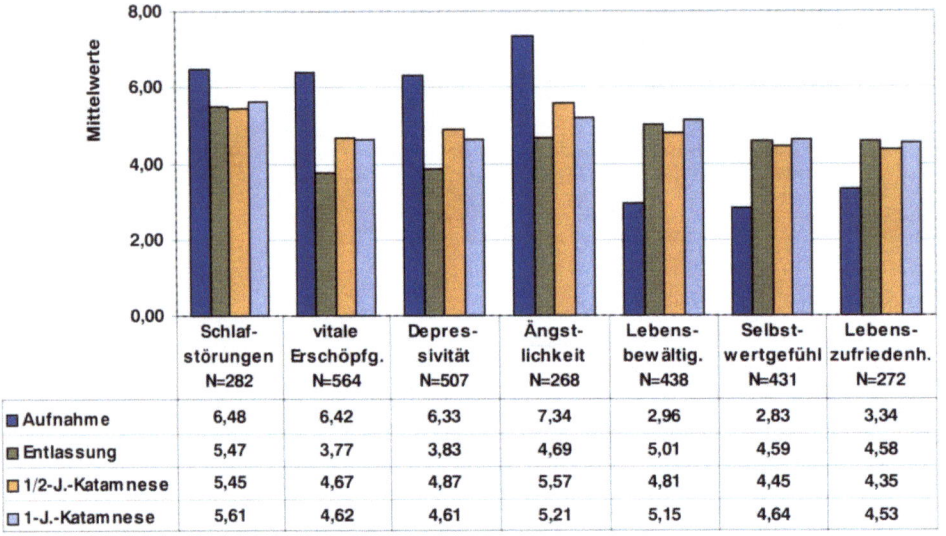

Abb 10.4: Effektstärken der Veränderung in der Skala „Psychische Belastung"

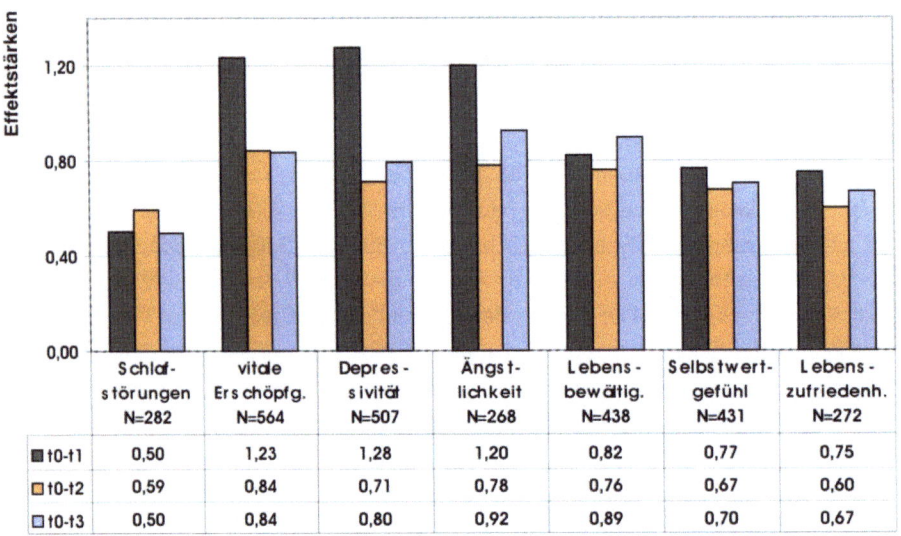

Für die Skalen „Lebensbewältigung" bis „Lebenszufriedenheit" ist zu beachten, daß höhere Mittelwerte dabei eine Verbesserung bedeuten und keine Verschlechterungen wie in den anderen Zielskalen. Die Effekte stabilisieren sich zu den Katamnesezeitpunkten im Bereich „starker" Effekte. Dieses gute Ergebnis kann für den Zielbereich „Schlafstörungen" nicht ganz erreicht werden. Hier sind mittlere Effekte zu verzeichnen. Diese sind überraschenderweise nach 1-Jahr immer noch stabil nachweisbar, obwohl Schlafstörungen als „Co-Diagnose" bei psychosomatischen Erkrankungen als langfristig schwer zu behandeln gelten, dies vor allem dann, wenn es Patienten höherer Altersgruppen mit chronifizierten Schlafstörungen zu behandeln gilt. Trotzdem sollen die suboptimalen Ergebnisse bei der Behandlung von Schlafstörungen nicht wegdiskutiert werden, sondern es ist anzuraten, in diesem Bereich mehr Problembewußtsein zu entwickeln, da immerhin jeder dritte Patient mit seinem Therapeuten diesen Parameter als Ziel vereinbart hatte.

Schmerzen und Symptome

Wie die Abbildungen 10.5 und 10.6. zeigen, sind auch die Effekte für den „somatischen Status im Bereich „Schmerzen und Symptome" erfreulich gut. Die stärksten Effekte sind in den Zielbereichen „allgemeine somatische Beschwerden", „Bewegungsapparat" und „Schmerzbelastung" zu verzeichnen. Dicht gefolgt werden diese „Highlights" von den Bereichen „Herz-Kreislauf" und „zerebrale Insuffizienz" mit mittleren bis starken Effekten. Nur von 21 Patienten mit ihren Therapeuten zusammen als Ziel ausgewählt wurde die Skala „Atemwegserkrankungen", die zunächst noch „starke" Effekte zum Entlassungszeitpunkt zeigt, dann jedoch zur ½-Jahres-Katamnese praktisch „Null-Effekte" zeigt und mittlere Effekte nach einem Jahr.

Abb. 10.5: Mittelwerte „Schmerzen und Symptome" zu vier Meßzeitpunkten

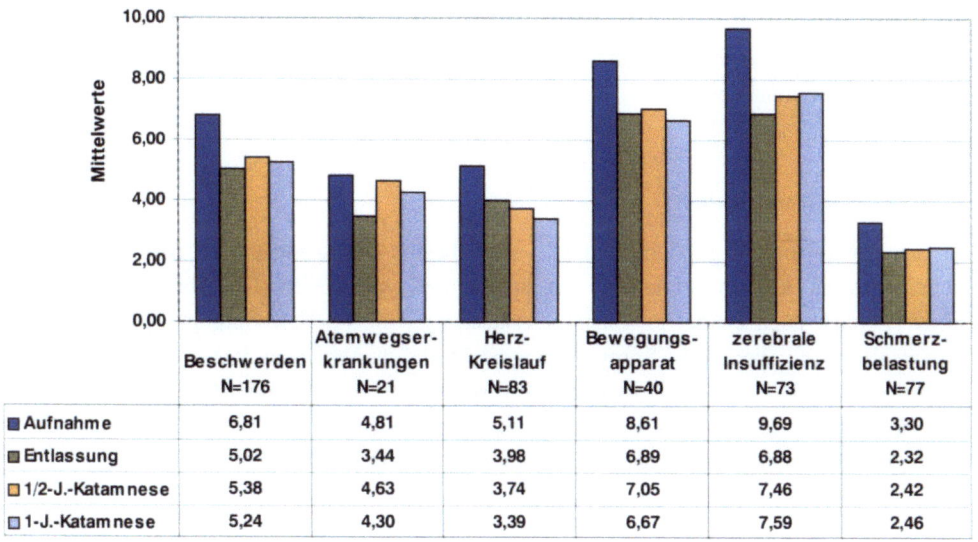

Abb. 10.6:   Effektstärken der Veränderung „Schmerzen und Symptome"

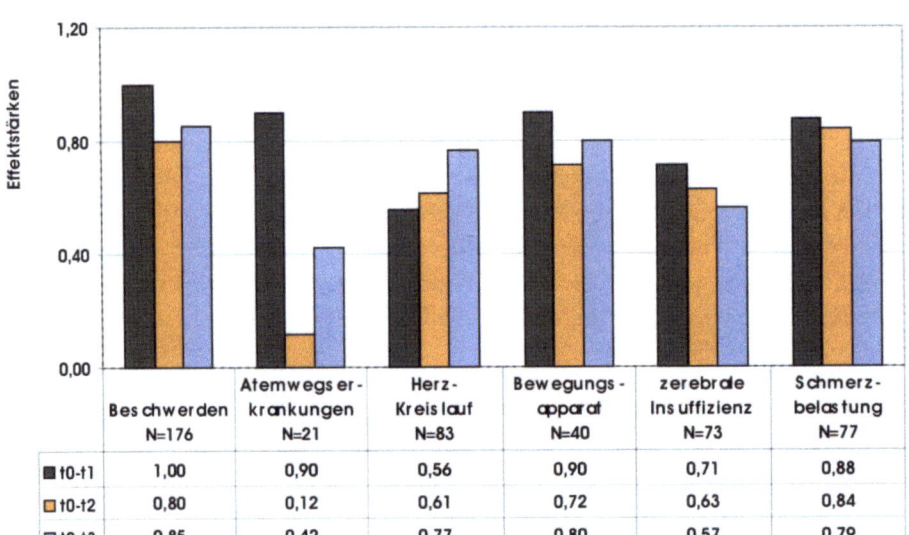

Diese großen Schwankungen gehen möglicherweise einfach auf jahreszeitlich bedingte Erkältungen etc. zurück. Zu fragen ist aber doch, warum dieser Bereich so selten als Ziel definiert wurde. Eine schlüssige Antwort fällt schwer, jedoch mag ein Grund sein, daß bei 78 Patienten (8,9%) mit „extrem auffälligen" Werten – anders als z.B. im Bereich „Belastung im Beruf" – der Anteil der Zielauswahl (ca. 25%) doch schon relativ hoch ist. Aus psychosomatischer Sicht sind gerade die positiven Ergebnisse im Bereich „Schmerzen und Symptome" ermutigend, führen doch diese somatischen Beschwerden und Probleme in der Regel bei psychosomatischen Patienten zu einer erheblichen, langandauernden (finanziellen) Belastung des Gesundheitssystems, da sie größtenteils ausschließlich symptomatisch behandelt werden und dann häufig chronifizieren.

Berufliche Beanspruchung

In der Auswertung des „Reha-Status" wurde bereits die sehr geringe Anzahl der Zieldefinitionen im Bereich „berufliche Beanspruchung" aufgegriffen. In Abbildung 10.7 wird dieser Bereich noch einmal in seinen Subskalen („berufliche Erschöpfung", „Belastung am Arbeitsplatz" und „berufliche Sorgen") dargestellt und in Abbildung 10.8 werden die Effektstärken für die 1/2- und 1-Jahres-Katamnese berichtet. Die Effekte sind gegenüber der Gesamtskala durch die geringen Fallzahlen zwar sehr anfällig für Verzerrungen durch „dropouts", jedoch sind die Effekte alle signifikant und z.T. recht beachtlich.

Abb. 10.7: Mittelwerte der Skala „berufliche Beanspruchung" zu 4 Meßzeitpunkten

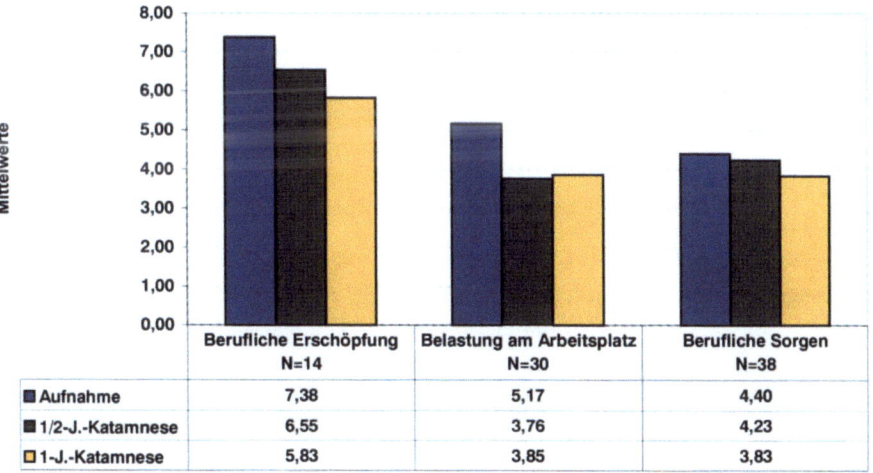

Abb. 10.8: Effektstärken der Veränderung in der Skala „berufliche Beanspruchung"

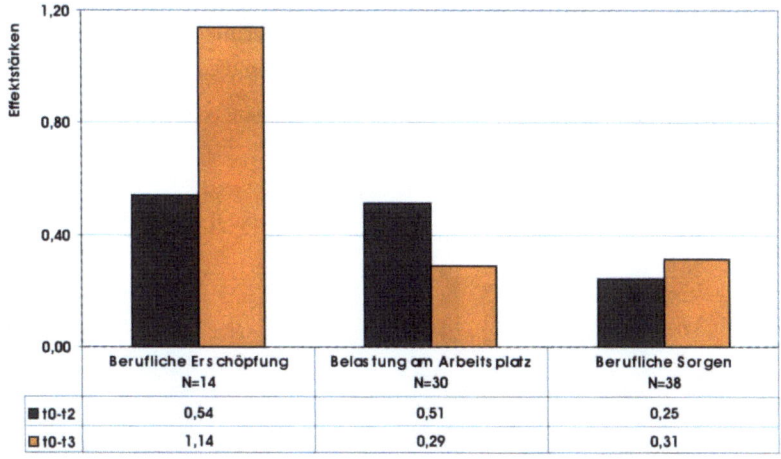

Trotzdem scheint dieses Ergebnis aus dem IRES-Fragebogen den dringendsten Handlungsbedarf aufzuzeigen, denn diese Effekte sind nur für wenig auffällige Patienten realisiert worden. Der Einwand, es sei evtl. nur aufgrund der Fülle der möglichen Ziele die explizite Zieldefinition versäumt worden, entschärft das Problem nicht, da bei der konventionellen Auswertung (vgl. Kapitel 2.5.3) für die Subskalen des Bereiches „Berufliche Beanspruchung" lediglich Effektstärken von 0,07 bis 0,2 für „Belastung am Arbeitsplatz" und „berufliche Sorgen" und von 0,34 bzw. 0,46 für die Skala „Berufliche Erschöpfung" zu berichten sind. Für die einzelnen Kliniken hieße es nun, zu analysieren, ob und inwieweit ihre therapeutischen und beratenden Angebote einschließlich Stressmanagement, Arbeiterprobung, gestufte

Wiedereingliederung usw. in Qualität und Quantität ausreichend sind für den Bedarf der Patienten an solchen Angeboten und wo nicht. Hierzu könnten u.E. die KTL (Klassifikation Therapeutischer Leistungen) ausgewertet werden, natürlich unter dem Vorbehalt, daß die dort erhobenen Daten valide für die jeweilige Klinik erhoben werden konnten (vgl. Kapitel 2.5.5). Nach ersten Rückmeldungen aus den Kliniken haben die Ergebnisse aus diesem Bereich bereits zu lebhaften und konstruktiven Diskussionen geführt.

10.3.2 Symptom-Checkliste SCL-90-R (Therapeutenbogen)

Auch die Skalen der Symptom-Checkliste wurden mit der zielorientierten Ergebnismessung (ZOE) ausgewertet, bei der jedoch zunächst auf die Auswertung des Zielerreichungsgrades verzichtet wurde. Zu schwerwiegend erschienen uns die Unsicherheiten der Therapeuten bei der Festlegung eines Zielfortschrittes in T-Werten. Die „konventionelle" Auswertung für einen methodischen Vergleich wäre allerdings sicherlich ein lohnendes Ziel einer gesonderten Analyse gewesen und hätte wertvolle Erkenntnisse zur Validität der verschiedenen Auswertungsmethoden versprochen.

In Abb. 10.9 und Abb. 10.10 sind die Mittelwerte (Rohwerte) und die Effektstärken für die Skalen Somatisierung, Zwanghaftigkeit, Unsicherheit im Sozialkontakt, Depressivität, Ängstlichkeit, Phobische Angst, Paranoides Denken und der Gesamtscore Generelle Symtomatik (GSI) dargestellt. Die Skala Aggressivität wurde aus inhaltlichen Gründen (die Richtung der positiven Veränderung ist nicht eindeutig für jeden Patienten gleich) und die Skala Psychotizismus aus Gründen der besseren Darstellung nicht mit in die Auswertung einbezogen.

Abb. 10.9:   Mittelwerte der SCL-90-R Skalen zu vier Meßzeitpunkten

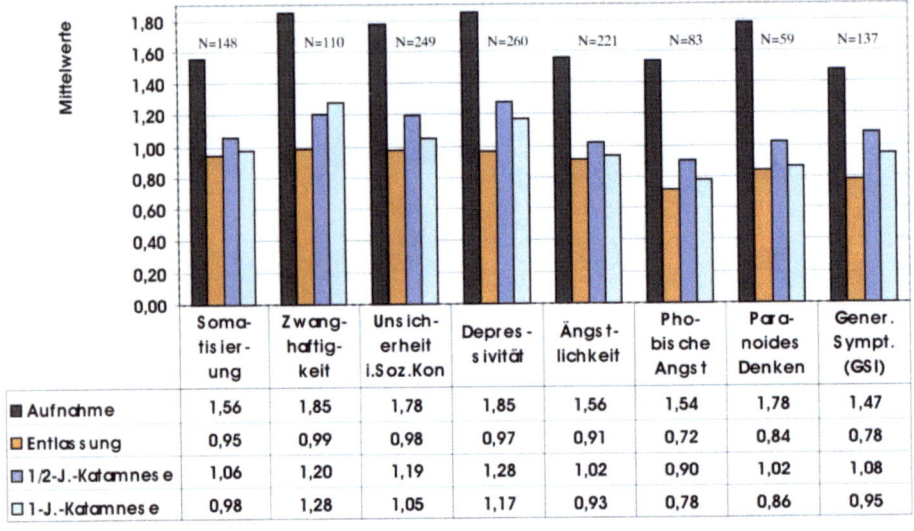

Die sehr deutlichen Mittelwertsveränderungen in den gewünschten Bereich der Werteskala werden auch durch die „starken" Effekte zu T1 wiedergegeben. Zur ½-Jahres und 1-Jahres-

Katamnese sinken die Effekte zwar ab, liegen aber immer noch im „starken Bereich" für alle Skalen. Bemerkenswert ist, daß auch in der Skala „Somatisierung" starke Effekte erzielt werden konnten, da dieser Zielparameter als schwer therapeutisch veränderbar gilt und für das Gesundheitssystem u.E. besondere (Kosten-) Relevanz besitzt.

<u>Abb. 10.10:</u>   Effektstärken der Veränderung der SCL-90-R Skalen

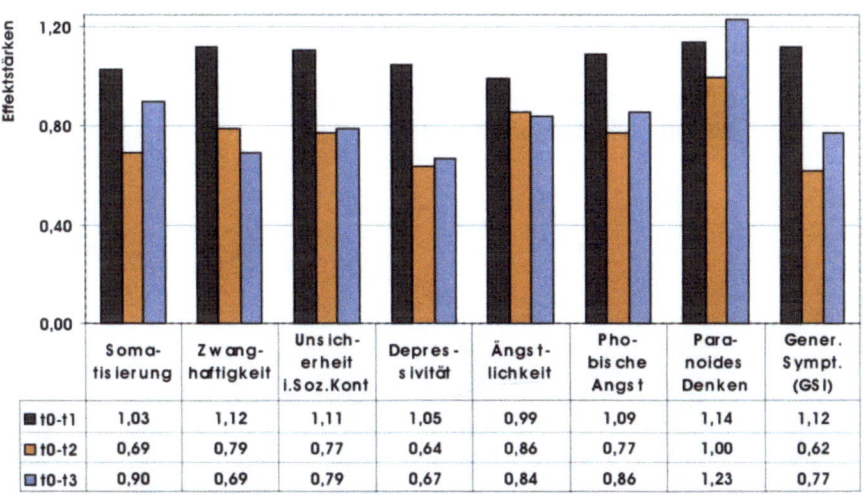

Die zielorientierte Ergebnismessung wirft neben den zahlreichen erwähnten Vorzügen (siehe Kapitel 2.4) auch einige Probleme auf, die allerdings durch die gute methodische Durchführung einer Untersuchung ausgeglichen werden können. Die Therapieziele müssen unbedingt *vor* der Rückmeldung der individuellen Therapieergebnisse vom Therapeuten dokumentiert worden sein, sonst wäre die Möglichkeit gegeben, daß im Nachhinein die Ziele in den Bereichen gewählt werden könnten, die sich am meisten verändert haben. Den Therapeuten der beteiligten psychosomatischen Kliniken wurde dies zwar zu Studienbeginn vermittelt, jedoch wurde nur in einer der drei Kliniken die Abgabe der Arztbögen (Frist: nach spätestens zwei Wochen) bei allen Therapeuten auch systematisch kontrolliert. Ein weiteres Problem besteht darin, daß nicht sichergestellt wurde, ob die Ziele letztlich gemeinsam mit dem Patienten abgesprochen wurden oder allein vom Therapeuten aufgestellt worden waren. Ferner ist unklar, ob es Unterschiede zwischen den Therapeuten oder den Kliniken dahingehend gibt, wie weit oder eng die Ziele definiert wurden. Je spezifischer die Ziele definiert werden, desto eher ist davon auszugehen, daß sich Veränderungen im Zielbereich finden lassen (Mestel, Klingelhöfer & Stauss, 1999). Schließlich besteht auch noch ein Problem darin, daß die allermeisten Studien Therapieeffekte über *alle* Patienten berechnen und somit die Effektstärken der zielorientierten Ergebnismessung damit nicht vergleichbar sind. Neue Bewertungsmaßstäbe für die Interpretation zielorientiert gewonnener Effektstärken sind notwendig. Der hier gewählten zielorientierten Auswertung am nächsten kommen Studien, die nur bestimmte, eng vorselektierte Störungsgruppen mit Hilfe störungsspezifischer Skalen untersuchen (z. B. Hautzinger & De Jong-Meyer 1996 für Depressionen). Auf die empirisch gefundenen Effektstärkenunterschiede zwischen zielorientierter und „allgemeiner" Evaluation wird nun kurz eingegangen.

Vertiefende Analysen mit der Symptom-Checkliste-90-R

Um die vorliegenden Ergebnisse der psychosomatischen Kliniken mit denen von anderen Studien ohne zielorientierte Auswertung vergleichen zu können, werden in der Abbildung 10.11 die SCL-90-R Effektstärken über alle Personen berichtet.

Abb. 10.11: Effektstärken der Veränderung der SCL-90-R Skalen über *alle* teilnehmenden Patienten.

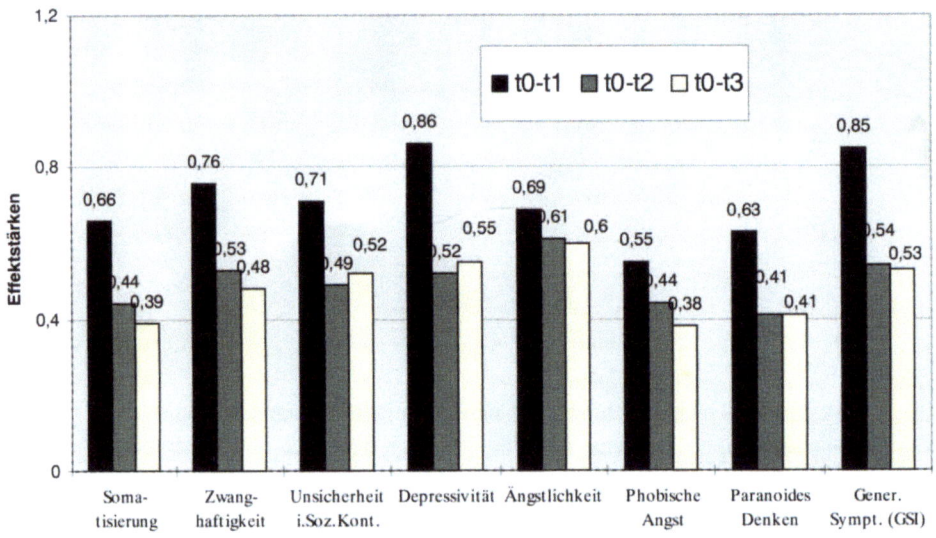

Anmerkung: Stichprobengrößen (t0-t1/t0-t2/t0-t3): Somatisierung (546/467/419), Zwanghaftigkeit (546/475/399), Unsicherheit im Sozialkontakt (546/478/413), Depressivität (546/470/398), Ängstlichkeit (546/473/402), phobische Angst (545/482/409), paranoides Denken (546/481/409), generelle Symptombelastung (544/450/399).

Im Schnitt lagen die Effektstärken für die Gesamtgruppe aller behandelten Patienten, berechnet mit der Standardabweichung der Differenzen über drei Zeitintervalle mal zehn SCL-90-R-Skalen um d=.33 (Minimum: d= .08, Maximum: d= .82) niedriger im Vergleich zur zielorientierten Ergebnismessung. Die Abweichungen zwischen den Effektstärken der beiden Berechnungsarten waren mit einer Differenz von etwa d=.4 bis d=.6 am höchsten für die Skalen, für die am seltensten Ziele definiert wurden (hier: phobische Angst und paranoides Denken).

Verständlicherweise waren die Abweichungen in den Bereichen am geringsten, welche entweder die höchste „Basisrate" an Zieldefinitionen aufwiesen (Skala Depressivität: 260 Nennungen) oder die den breitesten Geltungsbereich besaßen (generelle Symptomatik). Bei der SCL-90-R Globalskala (GSI) handelt es sich um keine für ein zielorientiertes Vorgehen geeignete Skala, was sich in den sehr ähnlichen Effektgrößen beider Berechnungsarten widerspiegelt.

Die im Kapitel 2.5.2 erwähnte Entscheidung für die Wahl der Effektstärkenart beeinflußte das Ergebnis der Psychosomatik-Patienten nur unwesentlich. Im Schnitt über 10 Skalen und drei Zeiträume (30 Einzeleffektstärkenvergleiche) unterschieden sich die beiden Effektstärkeberechnungsarten nur um d= .07 (Korrelation: r= .97), d. h. die gewählte Standardisierung an der Standardabweichung der Differenzen erzeugte fast durchgängig minimal günstigere Ergebnisse im Vergleich zur Standardabweichung-prä. Dieser Befund deckt sich exakt mit den Ergebnissen von Mestel, Neeb, Hauke, Klingelhöfer & Stauss (2000) an 300 depressiven Patienten, wo die Standardabweichung-prä auch die konservativere Berechnungsvariante darstellte.

Unterschiede des Therapieerfolgs im Symptombereich zwischen 12 Störungsgruppen

Es werden nun die durchschnittlichen Symptomveränderungen für 12 verschiedene Störungsgruppen über die vier Meßzeitpunkte dargestellt. Um die Unterschiede zwischen den Effekten über die drei Zeitintervalle (t0-t1/t0-t2/t0-t3) miteinander vergleichen zu können, wurden aus der Gesamtstichprobe die Personen ausgewählt, für die zu allen vier Meßzeitpunkten vollständige Datensätze vorlagen. Dadurch wurden genau 331 Personen aus zwei der drei Kliniken für die weiteren Analysen dieses Unterkapitels herangezogen (in der Folge wird die absolute Stichprobengröße deshalb nicht mehr benannt).

Die 12 Störungsgruppen wurden nach der Auftretenshäufigkeit ausgewählt, wobei die Ergebnisse für die Tinnitus-Gruppe hier nicht auftauchen, da sie detailliert weiter unten berichtet werden. Bei den 12 Gruppen handelt es sich um ein sehr repräsentatives Spektrum für psychosomatische Behandlungen.

Der Komorbidität wurde dadurch Rechnung getragen, daß in die 12 Gruppen alle Personen eingingen, die diese Diagnose erhalten hatten, egal ob als Haupt- oder Nebendiagnose. Dadurch konnte eine Person theoretisch in mehrere Diagnosegruppen fallen. Der Nachteil, daß die Gruppen nicht distinkt sind und dadurch nicht inferenzstatistisch gegeneinander getestet werden können, wird durch den unserer Einschätzung nach bedeutenderen Vorteil aufgehoben, daß die Validität (hier: Generalisierbarkeit) der Ergebnisdarstellung deutlich erhöht ist, da die Befunde für *alle* Personen mit dem jeweils einzelnen Störungsbild gelten sind und somit für die hier dargestellt Stichprobe repräsentativ sind.

Abb. 10.12: Effektstärken für „Dysthymia, depressive Episode, Eßstörung, Adipositas, Phobie und Panikstörung"

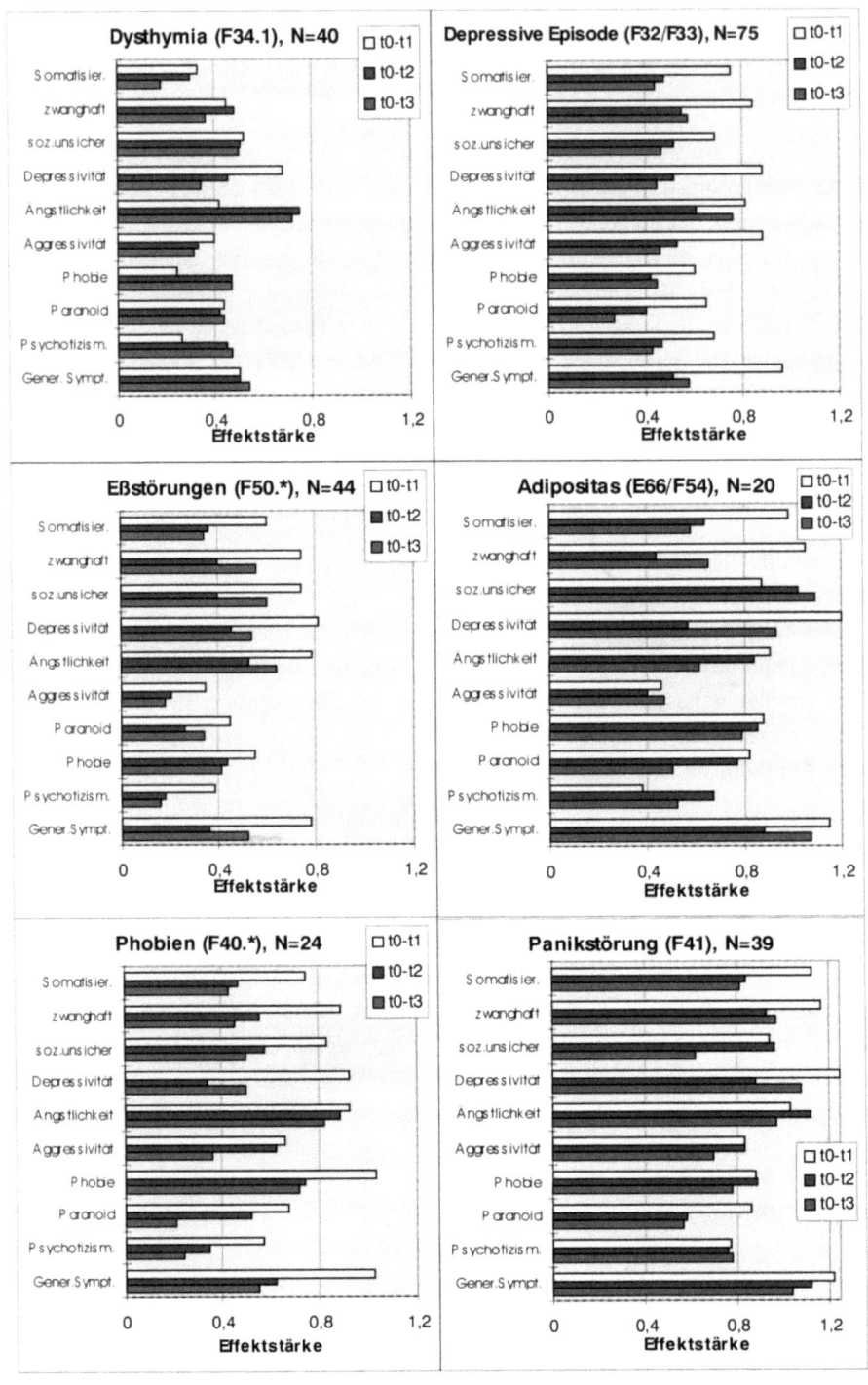

Abb. 10.13: Effektstärken für „Borderline Störung, andere Persönlichkeitsstörung, Somatoforme Störung, Dissoziative Störung, Substanzabhängigkeit und Anpassungsstörung".

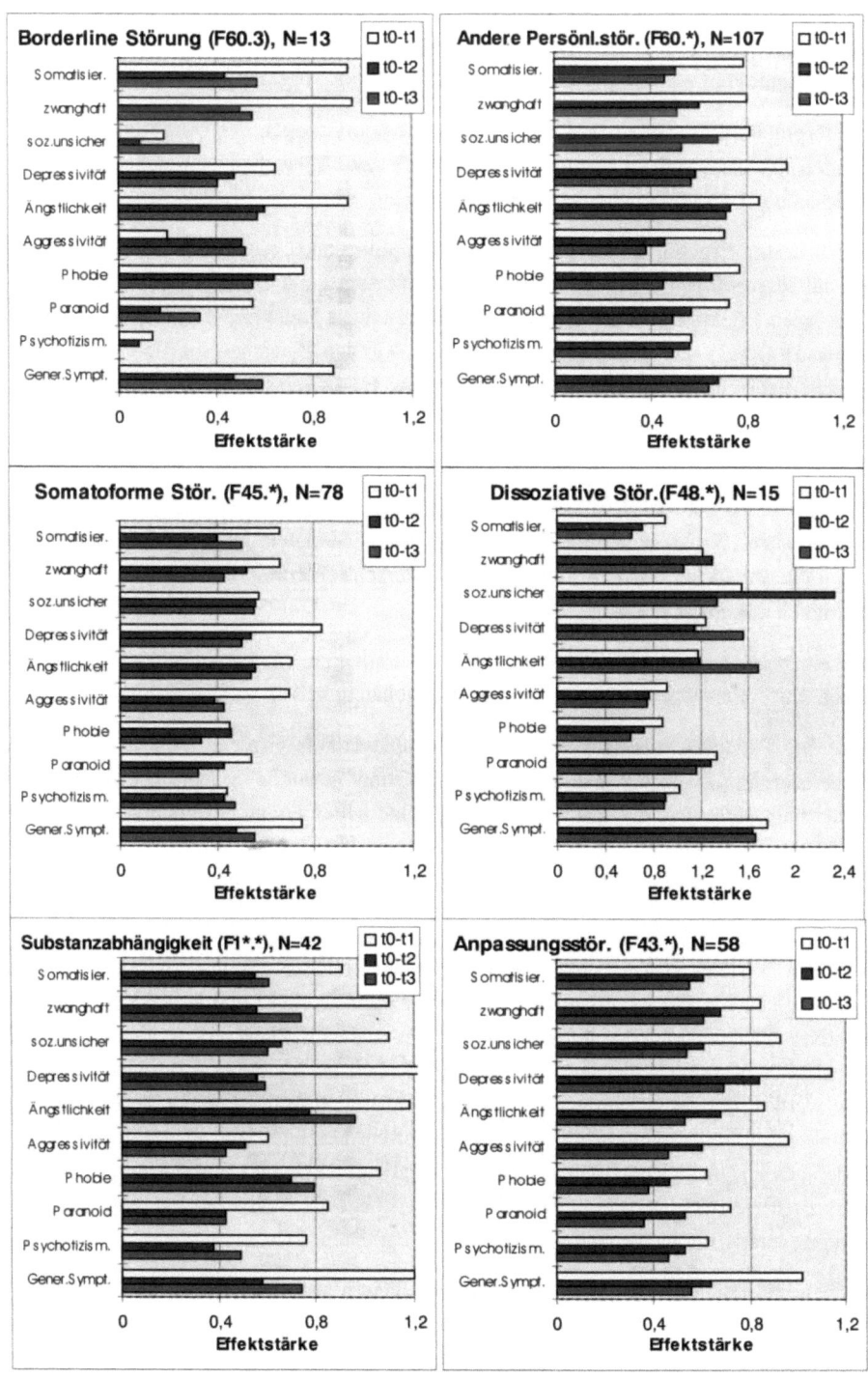

Global betrachtet zeigen sich große Unterschiede zwischen den Effekten bei den einzelnen Störungsgruppen, vergleicht man dasselbe Zeitintervall, sowie zwischen den Effekten, welche die *Stabilität* des Behandlungserfolgs betreffen. So fallen die Effekte nach der Behandlung bei einigen Störungsgruppen stark ab, bei anderen nicht oder im Gegenteil, sie steigen an. Beim Vergleich konzentrieren wir uns aus Aufwandsgründen auf die wesentlichen Unterschiede.

Bei der Interpretation gilt es zu beachten, daß die beiden Gruppen der Borderline-Patienten und Patienten mit dissoziativen Störungen mit N= 13 bzw. 15 recht klein ausfielen, die Ergebnisse deshalb nur als tentativ bewertet werden können.

Die deutlich besten Ergebnisse auf nahezu allen Symptomskalen erreichten die Gruppen der Patienten mit *dissoziativen* Störungen (N= 15) und Personen mit *Panikstörung* (N= 39) mit stabilen globalen Effekten über d= 1.0. Die 15 dissoziativen Patienten erzielten im wichtigsten Zeitintervall (t0-t3) sehr große Effekte über d= 1.3 in den Bereichen soziale Unsicherheit, Depressivität, generelle Symptome und Ängstlichkeit. Im Gegenteil zu vielen anderen Störungsgruppen konnten die Panikpatienten ihre im „prä-post" Vergleich erreichten Ergebnisse in vielen Bereichen stabilisieren.

Sehr gute Ergebnisse mit vielen Effektstärken über d= .8 lassen sich auch für die Gruppe der *adipösen* Patienten (N=20) berichten, die nur nach sechs Monaten, im Vergleich zum t0-t1-Zeitraum, eine deutliche, aber vorübergehende Verschlechterung der Depressivität und Zwanghaftigkeit dokumentierten.

Im Mittelfeld bezüglich der Effektstärken lagen die Patienten mit Persönlichkeitsstörungen, mit Phobien, mit Anpassungsstörungen und Substanzabhängigkeiten.

Die *Borderline* Patienten weisen während des Therapieverlaufs große Effekte in den Bereichen Somatisierung, Zwanghaftigkeit, Ängstlichkeit und generelle Symptombelastung auf, was sie allerdings nicht über die späteren Meßzeitpunkte halten konnten. In den Bereichen der sozialen Unsicherheit und des Psychotizismus weisen sie überraschenderweise die geringsten Effektstärken aller Gruppen auf. Dies verwundert, da diese beiden Skalen wichtige Symptombereiche von Borderline Patienten berühren.

So besteht ein zentraler Baustein der Dialektisch-behavioralen-Borderline-Therapie nach M. Linehan im Aufbau sozialer Kompetenz (Skala soziale Unsicherheit) und in der Verbesserung der kognitiven Fähigkeiten (Psychotizismus mißt im weiteren Sinne etwas ähnliches). Die Stichprobengröße ist mit 13 allerdings gering, und es muß gerade bei den Borderline Patienten betont werden, daß diese häufiger als Personen anderer Störungsgruppen die Behandlung irregulär abbrechen und katamnestisch seltener antworten. Letzteres liegt vielleicht schon daran, daß sie auch im Wohnbereich labiler als andere Patienten sind und häufiger umziehen, d.h. postalisch seltener erreicht werden. Dadurch ist die vorliegende Teilstichprobe nur mehr oder weniger repräsentativ für alle behandelten Borderline Patienten.

Die Personen mit *anderen Persönlichkeitsstörungen* weisen auch nach Abschluß der Behandlung deutliche Effekteinbrüche auf, was wiederum als ein Beleg, bzw. eine Validierung für die gegebene Diagnose gelten kann, da eine Persönlichkeitsstörung eben durch mangelnde

Flexibilität in der Beziehungsgestaltung gekennzeichnet ist. Sie erreichen katamnestisch jedoch noch mittelhohe Effekte auf den meisten Skalen.

Die 24 Patienten mit Phobien zeigten erwartungsgemäß die größten katamnestischen Effekte auf den beiden Angstskalen (ca. d= .7 - .85). Auf den übrigen Skalen wiesen sie große Einbrüche nach Therapieende auf, stabilisierten sich allerdings im mittleren Effektbereich.

Die 58 Personen mit *Anpassungsstörungen* erreichten ebenso während der Behandlung recht gute Effekte, die jedoch katamnestisch auf das „mittlere Niveau" zurückfielen. Im Gegensatz zu allen übrigen Gruppen zeigt sich ein klarer stufenartiger Verlauf, d. h. das Ergebnis wird über die Zeit tendenziell immer schlechter.

Die 42 Patienten mit *Substanzabhängigkeiten* oder schädlichem Gebrauch von Alkohol, Drogen oder Medikamenten wiesen einen sehr starken „rebound-effect" auf, d. h. sie hatten katamnestische Effekteinbußen um d= .3 bis .4, stabilisierten sich jedoch auf einem mittleren Effektniveau.

Etwas schlechtere Ergebnisse erreichten Patienten mit *somatoformen* Störungen (N=78), die vor allem bereits während der Therapie nicht soviel von der Behandlung hinsichtlich der Symptomveränderungen profitieren konnten (mittlere Effekte um .6). Sie erreichten auf der störungsspezifischen Somatisierungsskala kein besseres Ergebnis im Vergleich zu den übrigen Skalen.

Ebenso eher schlechtere Ergebnisse erreichen die *eßgestörten* Patienten (N=44). Vielleicht fällt hier ins Gewicht, daß eben leider keine spezifische Eßstörungsskala in der SCL-90-R vorliegt, die die Veränderungen dieser Gruppe besser abgebildet hätte. Allerdings deckt sich dieser Befund mit anderen katamnestischen Arbeiten, die belegen, daß Eßgestörte im Vergleich recht hohe Rückfallquoten aufweisen (z. B. Mestel, 1994; Nowack, 1997) und für ähnliche Erfolge wie bei anderen Störungsgruppen längere Behandlungszeiten benötigen.

Eher schlechtere Ergebnisse wiesen die Patienten mit einfacher oder rezidivierender *depressiver Episode* auf. Sie erreichten zwar während der Behandlung beachtliche Effekte, konnten diese jedoch katamnestisch in den meisten Bereichen nicht halten (auch im Kernbereich, der Depressionsskala). Sie stabilisierten sich jedoch auf einem mittleren Effektniveau. Interessant wären nun Detailanalysen über die depressiven Patienten, die mit zusätzlicher antidepressiver Medikation behandelt worden waren im Vergleich zu solchen mit „reiner" psychotherapeutischer Behandlung.

Die *dysthymen*, d. h. längerfristig depressiven Patienten mit eher leichteren Verstimmungen (N=40), verbesserten sich insgesamt am wenigsten. Sie erreichten in keinem Zeitraum große Effekte auf irgendeiner Skala und konnten sich nur im Bereich der Ängstlichkeit deutlich verbessern. Interessant wäre es zu untersuchen, ob dieser Befund repliziert werden könnte und welche anderen Moderatorvariablen zu den eher geringen Verbesserungsraten dieser Gruppe beigetragen haben könnten.

Statistisch und klinisch bedeutsame Veränderungen der Einzelfälle

Effektstärken sagen etwas über durchschnittliche Veränderungen aus und sollten durch Auswertungsstrategien ergänzt werden, welche die Verläufe von Einzelpersonen darstellen. Ein heute sehr wichtiger Ansatz, der in der Psychotherapieforschung häufig zur Anwendung kommt (z. B. Mestel et al. 2000), ist die Bewertung statistisch und klinisch bedeutsamer Veränderungen der Einzelpersonen über die Zeit (nach Jacobson, Follette & Revensdorf 1984), der mehrfach revidiert wurde. Nach diesem Ansatz wird erstens der sogenannte „reliable change index" (RCI) errechnet, welcher für die Einzelperson angibt, wie groß eine Differenz zwischen zwei Skalen sein muß (z. B. prä-post Vergleich), um statistisch bedeutsam zu sein. Dieses Vorgehen, welches deutschsprachig von Schmitz & Davies-Osterkamp (1997) oder Schauenburg & Strack (1998) eingehender erläutert wird, entspricht ziemlich exakt der traditionellen Berechnung kritischer Differenzen (Lienert 1969). Der Einfachheit halber wurden deshalb die kritischen Differenzen der SCL-90-R Skalen aufgrund der Angaben aus dem Testmanual herangezogen (Skala 1: .46, Skala 2: .53, Skala 3: .52, Skala 4: .43, Skala 5: .44, Skala 7: .43, Skala 8: .62, Skala 10: .17). Überschreitet der Differenzwert eines Patienten in einem Zeitraum (z. B. t0-t2) diesen Betrag, dann gilt dies als statistisch bedeutsame Veränderung.

Als klinisch bedeutsame Veränderung wird angesehen, wenn eine Person zwar zu Therapiebeginn nicht im Normbereich von gesunden Personen lag, jedoch am Ende der Behandlung oder des Katamnesezeitpunktes. Über die Bestimmung des Cut-Off-Wertes für die Unterscheidung der „Gesunden" und „Kranken" besteht keine wirkliche Einigkeit. Hier wird dem Vorgehen der meisten Autoren gefolgt, indem das sogenannte c-Kriterium (nach Jacobson et al. 1984) herangezogen wurde, welches als ein mäßig strenges Cut-Off-Kriterium gelten kann. Zur Berechnung muß auf eine klinische Population Bezug genommen werden. Hierzu wurde die von Mestel (1998) durchgeführte Normierung an 3000 in der Psychosomatik Bad Grönenbach behandelten Patienten herangezogen. Im einzelnen ergaben sich folgende Werte für die c-Kriterien: Skala 1: .54, Skala 2: .77, Skala 3: .75, Skala 4: .79, Skala 5: .57, Skala 7: .27, Skala 8: .58, Skala 10: .58. Der GSI-Wert war bei Schauenburg & Strack (1998) mit .57 fast identisch. Lag ein „nachher-Wert" unter diesem Rohwert-Kriterium und der Wert zu Therapiebeginn lag über dem Kriterium, dann gilt diese Person als klinisch relevant (bedeutsam) gebessert.

Es wurden aus Überblicksgründen im Gegensatz zur Darstellung anderer Autoren (Schauenburg & Strack 1998) fünf Beurteilungskategorien aufgestellt, in die eine Einzelperson für einen Bezug (z. B. t0-t3 Vergleich) fallen konnte (siehe Tab. 10.4). Der Begriff „testnormal" – andere Autoren verwenden den Ausdruck „pseudo-gesund" – gewinnt seine Bedeutung dadurch, daß diese Personen in der Woche vor der Behandlung keine auffälligen Test-Symptom-Werte aufweisen, obwohl sie klinisch behandlungsbedürftig zu sein scheinen. Es ist möglich, daß diese Personen aus intrapsychischen Abwehrgründen keine Auffälligkeiten zeigen oder soziale erwünschte Antworten geben wollen. Oder sie leiden an einer schubweise auftretenden oder rezidivierenden Symptomatik und genau in der letzten Woche waren sie symptomfrei. Hier ließen sich noch zahlreiche weitere Interpretationen finden. Jedenfalls kann die Kategorienbenennung als „testnormal" als ein recht wertneutraler Kompromiß der Bezeichnung des Sachverhaltes angesehen werden und wird deshalb hier verwendet.

Tabelle 10.4: Kategorisierungen der statistisch und klinisch bedeutsamen Veränderungen.

Kategorie	Beschreibung
Geheilt	Diese Personen wiesen eine statistisch und klinisch bedeutsame Verbesserung auf und waren zu Therapiebeginn klinisch auffällig.
Verbessert	Diese Personen wiesen eine statistische aber keine klinisch bedeutsame Verbesserung auf und waren zu Therapiebeginn klinisch auffällig.
Unverändert	Diese Personen wiesen keine statistisch bedeutsame Veränderung auf und waren zu Therapiebeginn klinisch auffällig.
Testnormal	Diese Personen waren weder zu Therapiebeginn noch bei Therapieende (zweiter Meßzeitpunkt) klinisch auffällig.
Verschlechtert	Diese Personen wiesen eine statistisch bedeutsame Verschlechterung auf.

Abb. 10.14: Prozentsätze statistisch und klinisch bedeutsam veränderter Personen in der Gesamtstichprobe (N= 331) für acht SCL-90-R Skalen.

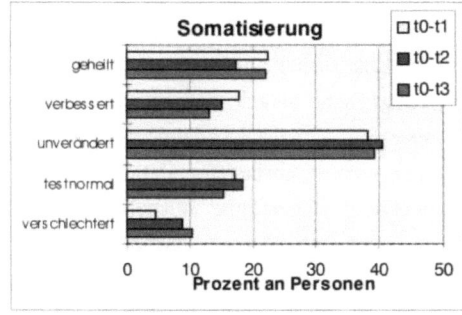
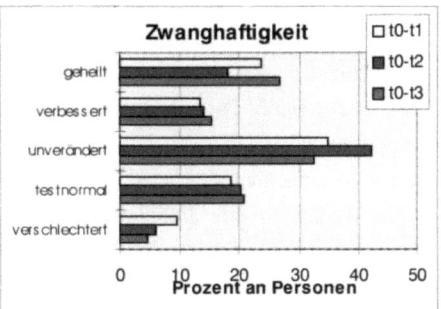
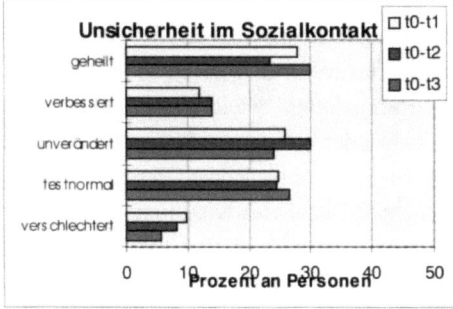
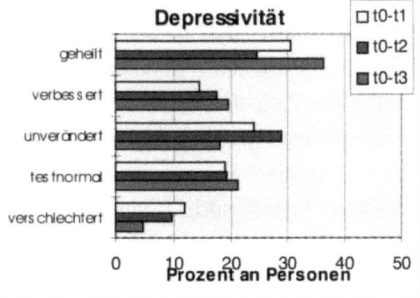

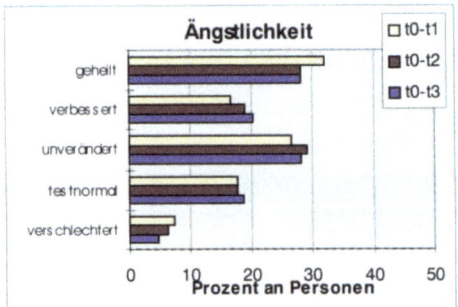
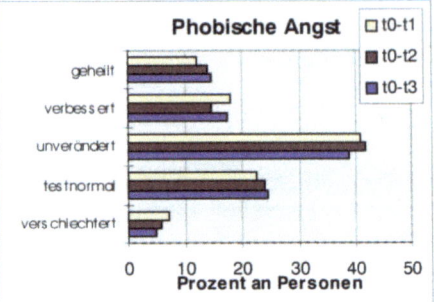
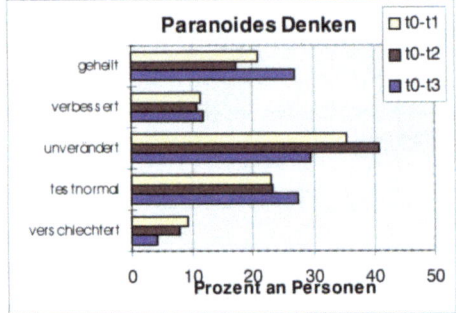
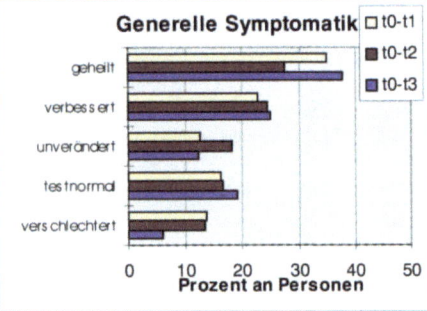

Wie in anderen Stichproben auch (Mestel et al. 2000; Schauenburg et al. 1998) zeigte sich, daß etwa jeder fünfte Patient als geheilt gelten kann, wobei die „Heilungsquoten" in den Symptombereichen Ängstlichkeit, Depressivität und vor allem der generellen Symptomatik (letzteres ist auf die sehr hohe Reliabilität der Gesamtskala zurückzuführen) bei etwa 30 % liegen. Etwa jeder siebte Patient wurde zwar nicht in dem Sinne geheilt, daß er beim zweiten Meßzeitpunkt im Normalbereich lag, aber er war immerhin statistisch bedeutsam gebessert. Bei diesen zum „Nachher-Zeitpunkt" immer noch hoch symptombelasteten Patienten ist sicherlich eine weiterführende ambulante psychotherapeutische Behandlung indiziert. Die Besserungsraten lagen wiederum in den Bereichen Ängstlichkeit und generelle Symptomatik mit etwa 20 % höher als in den übrigen Bereichen. Zusammengenommen waren etwa 30 - 40 % der Patienten auf den verschiedenen Skalen geheilt oder verbessert, wobei dies für über 60 % der Personen im Bereich der generellen Symptomatik zutraf. Bei Zugrundelegung der strengeren kritischen Differenz, wie sie von Schauenburg & Strack (1998) verwendet wird (d_{krit}= .424), erreichen immer noch etwa 40 % den geheilten oder verbesserten Bereich, was etwa im Rahmen anderer stationärer psychosomatischer Einrichtungen liegt (vgl. ebd.). Der relativ größte Anteil der Patienten liegt mit 30 - 40 % im unveränderten Bereich (Ausnahme: Skala generelle Symptomatik). Diese Personen stagnieren mehr oder weniger im klinisch auffälligen Bereich. Die Tatsache, daß sie zu Behandlungsbeginn im entsprechenden Bereich deutlich symptombelastet waren, spricht dagegen, daß die Veränderung dieses Symptombereiches für diese Patienten kein initial relevantes Reha-Ziel dargestellt hat. Dieses Ergebnis kann unterschiedlich interpretiert werden wie zum Beispiel folgendermaßen: Reichte für diese Patienten die Therapiedauer nicht aus, um die Symptombelastung deutlicher zu reduzieren? War die

Behandlung zu wenig symptomorientiert? Waren andere Problembereiche in Anbetracht begrenzter stationärer Zeitressourcen zuerst in der Therapie fokussiert worden? War das „falsche" Problem zuerst fokussiert worden? Stimmte etwas mit der Passung von Patient und Behandlungssetting oder gar mit der Patienten-Therapeuten Passung nicht?

Etwa jeder fünfte Patient (über alle Symptome) weist bereits zu Behandlungsbeginn und auch zum zweiten Meßzeitpunkt überhaupt kein Problem im entsprechenden Bereich auf. Dieses Ergebnis ist im Zusammenhang mit der in Kapitel 2.4 ausführlich dargestellten Problematik zu sehen, daß nicht alle Einzelmeßinstrumente die Probleme jedes einzelnen Individuums abzubilden in der Lage sind. Bei Personen, die bereits zu Behandlungsbeginn keine Auffälligkeiten aufweisen, können sich die Werte nicht verbessern, sondern bestenfalls stagnieren. Der Prozentsatz an verschlechterten Personen liegt je nach Skala etwa bei 5 - 10 % und ist als gering einzustufen. Kritisch muß jedoch erwähnt werden, daß in diese Analyse nur die Personen eingingen, die zu allen Meßzeitpunkten geantwortet haben. Es liegt nahe anzunehmen, und konnte auch empirisch gefunden werden, daß unter den Abbrechern prozentual gesehen mehr Personen zu sein scheinen, die sich katamnestisch verschlechterten (vgl. Wittmann 1996).

<u>Abb. 10.15:</u> Statistisch und klinisch bedeutsame Veränderungen der generellen Symptomatik: Reha-Beginn vs. 12-Monats-Katamnese

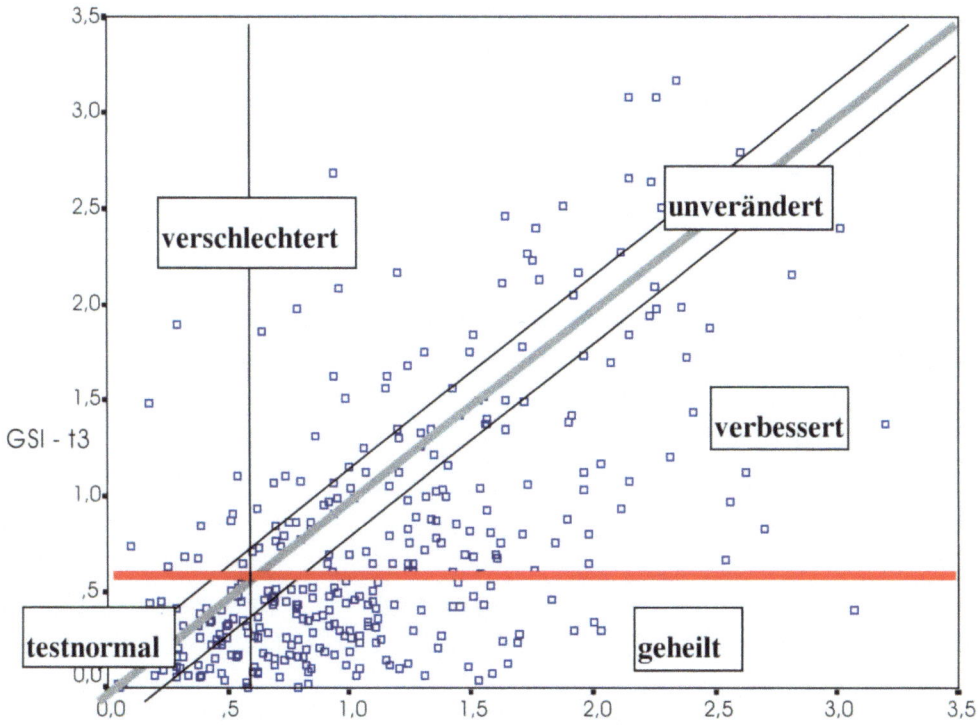

In der Abbildung 10.15 (vorige Seite) werden die klinisch und statistisch bedeutsamen Veränderungen aller 331 Personen für die generelle Symptomatik (GSI) der SCL-90-R graphisch illustriert. Die x-Achse zeigt die Werte zu Therapiebeginn, die y-Achse die Werte der 12-Monats-Katamnese. Jeder Patient erhält in diesem zweidimensionalen Raum einen Wert, wobei die Diagonale den Bereich der stagnierten Werte anzeigt (Streuung: 2 x .085 ergibt zusammen .17, die kritische Differenz). Die rote horizontale Linie bildet den Cut-Off-Bereich für die psychische Gesundheit (c-Kriterium: .58) im generellen Symptombereich. Auch aus der Grafik wird anschaulich ersichtlich, daß die meisten Personen 12 Monate nach stationärer psychosomatischer Behandlung entweder geheilt sind oder zumindest statistisch bedeutsam gebessert.

10.3.3 „Freie" Zielparameter (Therapeutenbogen)

Im Therapeutenbogen bestand die Möglichkeit, neben den Skalen der SCL-90-R auch fünf sogenannte „freie" Zielparameter zu wählen, in denen dann sehr individuelle und/oder störungsspezifische Therapieziele abgebildet werden konnten. Um einen Überblick über die Vielfalt der gewählten Zielparameter gewinnen zu können, sind in Tabelle 10.5 die wichtigsten auf 79 Zielkategorien reduzierten freien Ziele aufgeführt.

Tab. 10.5:   „freie" Zielkategorien im Therapeutenbogen

Tinnitusbelastung	Haut	Berufliche Probleme
Depression	Eßstörungen	Krankheitsakzeptanz
Ängstlichkeit	Vitale Erschöpfung	Gesundheitsverhalten
Psychische Belastung	Schmerzen	K-adäquates Verhalten
Aggression	An-/Verspannungen	Schwindel, HKL usw.
Trauer	Zwanghaftes Verhalten	Labor
Passivität	Schlafstörungen	BDI-Gesamtwert
Ambivalenz	Panik/Phobien	BSQ-Gesamtwert (Angst)
Lebenszufriedenheit	Alkoholabh./-mißbrauch	ACQ-Gesamtwert(Angst)
Psychische Belastung	„Sex-Sucht"	MI-Gesamtwert (Vermeidg.)
Gefühlsäußerung	Medikamentenabhängigkeit/	**Skalen des Gießentest**: z.B.
Frustationstoleranz	-mißbrauch	Soziale Resonanz
Krankheitsverarbeitung	Selbstschäd. Verhaltensmust.	Soziale Potenz
Psychodyn. Introspektionsf.	Partnerschaft/Liebe/Sex	Durchlässig-Retentiv
Selbstwert/Selbstbild	Konflikt Familie/Eltern	Hypoman. Vs. Depressivität
Sinnfragen	Soziale Isolierung	**Skalen des IIP** z.B.:
Lebensplanung	Soziale Kompetenz	Unterwürfig, fürsorglich
Konzentrationsvermögen	Konfliktfähigkeit	Streitsüchtig, abweisend

Neben den sehr individuellen Zielen sind für eine Auswertung vor allem die „freien" Zielparameter interessant, bei denen standardisierte Meßinstrumente zu ihrer Operationalisierung benutzt worden sind (vgl. Kapitel 10.1 und 2.5.4). Exemplarisch werden im folgenden die Ergebnisse für den Zielparameter „Tinnitusbelastung" gemessen mit dem Gesamtscore des Tinnitusfragebogens TF (Goebel & Hiller, 1998), und den Zielparameter „Depressivität", gemessen mit dem Beck-Depressions-Inventar BDI (Hautzinger et al. 1994), berichtet.

Tinnitusbelastung

Insgesamt wurde der „freie" Zielparameter „Tinnitusbelastung" von 44 Therapeuten im Therapeutenbogen ausgewählt. In Tabelle 10.5 werden die Mittelwerte des Tinnitus-Gesamtscores zum Aufnahme- und Entlassungszeitpunkt berichtet. Zudem werden zur Untermauerung der Ergebnisse störungsrelevante Skalen aus der SCL-90-R (Depressivität, Somatisierung, GSI) für dieselbe Patientengruppe aufgeführt. Für den Katamnesezeitraum liegen leider keine Daten für die störungsspezifischen Fragebögen vor, was zwar generell zu kritisieren ist, jedoch vor dem Hintergrund der Aufwandsminimierung und Akzeptanz der Katamneseerhebung durch die Patienten verständlich erscheint. Die Abbildung 10.16 zeigt für alle Skalen außer der Somatisierungsskala „starke" Effekte zu Behandlungsende. Die mittleren Effekte im Bereich der „Somatisierung" sind jedoch für diese Patientengruppe mit einem durchschnittlichen Alter von 54,6 (Std.Abw.=11,6) respektabel.

Tab. 10.5:   Mittelwerte des Tinnitus-FB und ausgewählter Skalen der SCL-90-R für N = 44 Tinnituspatienten

Mittelwerte		**Aufnahme**	**Entlassung**
Tinnitus-FB	Gesamtscore	47,07	36,64
SCL-90-R	Generelle Symptomatik	0,88	0,59
SCL-90-R	Depressivität	1,02	0,64
SCL-90-R	Somatisierung	1,09	0,84

Abb. 10.16: Effektstärken für die Zielparameter von 44 Tinnituspatienten

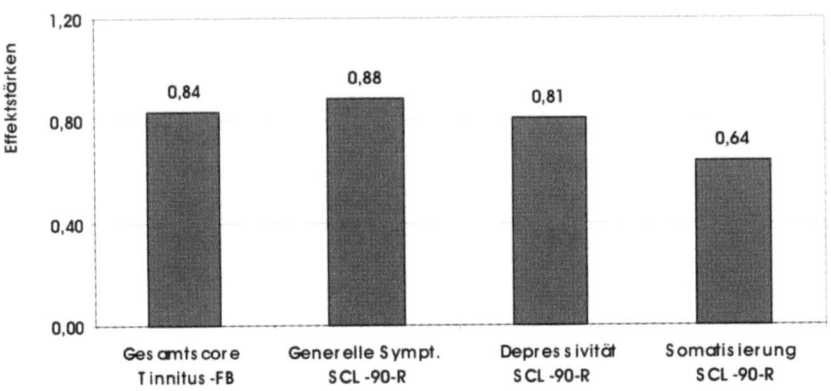

Depressivität

Hier wurde bei 18 Patienten, die ausschließlich auch Diagnosen aus dem Spektrum der affektiven Störungen hatten, der BDI-Summenscore als Zielparameter ausgewählt. Es werden zunächst in Tabelle 10.6 die Mittelwerte für den BDI und für andere störungsrelevante Skalen (Depressivität aus der SCL-90-R, GSI und Somatisierung) berichtet. Abbildung 10.17 zeigt für alle Skalen außer der Somatierungsskala sehr „starke" Effekte für diese kleine, aber schwergradig erkrankte Patientengruppe. Mit mittlerem Effekt für die Somatisierungssymptome profitieren die Patienten dieser Gruppe allerdings auch in diesem Bereich.

Diese sehr positiven Ergebnisse machen deutlich, daß mit dem zielorientierten Vorgehen in der PROTOS-Studie, die „zielgenaue" und störungsspezifische Evaluation auch kleiner Patientengruppen möglich wird. Weitere umfangreichere Auswertungen in diesem Sinne werden durch den großen Datenpool der PROTOS-Studie ermöglicht.

Tab. 10.6: Mittelwerte des BDI und ausgewählter Skalen der SCL-90-R für N = 18 schwer depressive Patienten

Mittelwerte		Aufnahme	Entlassung
BDI	Gesamtscore	31,44	18,11
SCL-90-R	Depressivität	2,26	1,35
SCL-90-R	Generelle Symptomatik	1,78	1,17
SCL-90-R	Somatisierung	1,79	1,31

Abb. 10.17: Effektstärken für die Zielparameter von 18 schwer depressiven Patienten

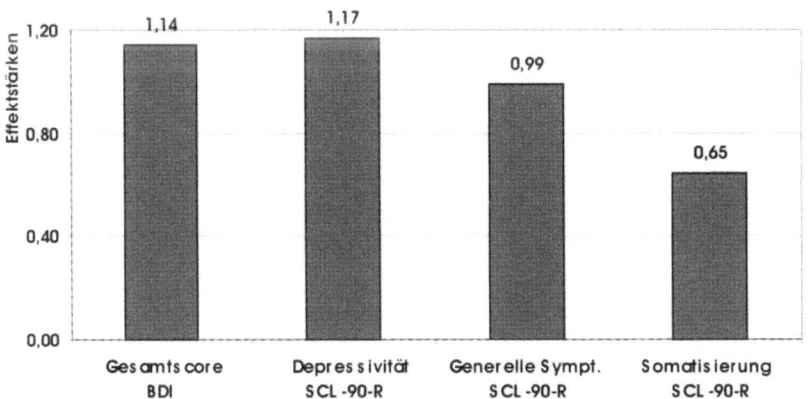

10.3.4 Sozialmedizinische Ergebnisse

Ein wichtiger Aspekt der Evaluation der psychosomatischen Rehabilitation sind Kosten-Nutzen-Analysen. Nun gehörte dieser Aspekt zwar nicht zur Fragestellung der PROTOS-Studie, trotzdem gibt z.B. der IRES-Patientenfragebogen und der Therapeutenbogen auch Auskunft über kostenrelevante Merkmale, z.B. Krankentage bzw. Arbeitsunfähigkeitszeiten (AU-Zeiten) und Arbeitsfähigkeit bei Aufnahme vs. Entlassung. Ein kritisches Moment bei der Auswertung ist jedoch die Frage, ob Selbstauskünfte der Patienten über den sozialmedizinischen Bereich auch zuverlässig sind. Hierzu gibt es kaum Daten, Zielke (1993) zeigt jedoch z.B. die Schwierigkeiten der Erhebungsmethodik auf, allerdings ohne konkrete Zuverlässigkeitsdaten zu berichten. Neumer und Margraf (1996) berichten über eine Kosten-Nutzen-Studie bei ambulanten Patienten, von denen sowohl Selbstauskünfte als auch objektive Krankenkassendaten vorlagen. Sie gehen von einer guten Übereinstimmung der Daten aus und fanden nur leichte Differenzen, die bei Aussagen vor der Behandlung auftraten und in allen Fällen Unterschätzungen durch die Patienten betrafen. Trotzdem sollten die Ergebnisse mit der gebührenden Vorsicht interpretiert werden.

Ein weiterer Vorbehalt gegenüber AU-Tagen als Kriterium des Therapieerfolgs, der in der Literatur als „epidemiologischer AU-Trend" bezeichnet wird (Wagner 1977), wurde von Gerdes (1990) ausführlich analysiert. Ohne hier ausführlich darauf eingehen zu können, scheint dieser Trend jedoch nicht die Bedeutung zu haben, die ihm ursprünglich zugeschrieben wurde (Zielke, 1993, S.77-78). Die Interpretierbarkeit der Ergebnisse ist somit grundsätzlich nicht eingeschränkt. Wichtig sind jedoch die allgemeinen Zusammenhänge von AU-Tagen mit anderen wichtigen Variablen wie z.B. Geschlecht, Alter, Rentenantragsteller, Schweregrad der Erkrankung usw. Ergebnisse hierzu sind z.T. in Kapitel 4.2.3 dargestellt.

Krankentage

Wir beziehen uns auf die Beobachtungszeiträume 12 Monate vor Aufnahme in die Kliniken sowie 12 Monate nach Entlassung. Wie in Abb. 10.18 zu sehen ist, konnte hinsichtlich der Krankentage bezogen auf die gesamte Stichprobe (n=861) ein deutlicher Rückgang im Jahr nach der Reha verzeichnet werden. Im Jahr vor der Behandlung gaben 28,3% der Patienten an, länger als 8 Wochen krank gewesen zu sein. Im Jahr nach der Behandlung ging dieser hohe Anteil „Langzeitkranker" um mehr als 50% zurück. Der Anteil der Patienten, die angaben, gar nicht im zurückliegenden Jahr erkrankt zu sein, verdoppelte sich hingegen auf 40,2%.

Abb. 10.18: Vergleich der Krankheitstage im Jahr vor und nach der Rehabilitation bei 861 Patienten

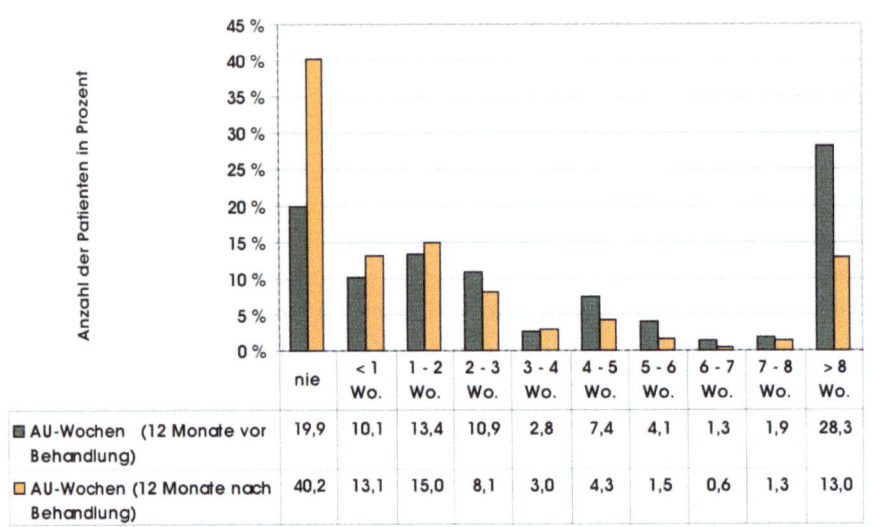

Der nichtparametrische Vorzeichentest weist die Veränderungen als hoch signifikant aus. Von 533 vollständigen Datenpaaren hatten 315 Patienten im Jahr nach der Reha weniger Krankentage, 117 mehr und bei 101 zeigte sich keine Veränderung (Z=9,48, p= ,000).

Arbeitsunfähigkeitstage

Von Interesse war nun die Frage, ob ähnlich gute Effekte auch bei den Erwerbstätigen erzielt werden konnten. Hierzu wurden alle Patienten ausgewertet, die sowohl im Jahr vor der Behandlung als auch im Jahr danach den Status „voll erwerbsfähig" angegeben hatten. Die Ergebnisse von diesen 311 Patienten sind Abbildung 10.19 zu entnehmen. Da hier der Anteil älterer Patienten wesentlich geringer ist (keine Rentner), ist der Prozentsatz der über 8 Wochen erkrankten Patienten mit 19,8% etwas niedriger als für die Gesamtstichprobe. Nach einem Jahr sinkt dieser Anteil jedoch auf nur noch ein Drittel (6,7%). Dieser Effekt geht wiederum einher mit einer Verdopplung des Anteils an Patienten, welche angaben, im Jahr nach der Reha gar nicht arbeitsunfähig gewesen zu sein. Im Vorzeichentest haben von 311 Patienten 204 weniger AU-Tage, 59 Patienten mehr und 48 gleich viele AU-Tage im Jahr nach der Behandlung in den drei psychosomatischen Kliniken (Z=8,88, p= ,000). Absolut gesehen, reduzierten sich die von den Patienten im Jahr vor der Behandlung angegebenen AU-Tage im Mittel für jeden Patienten von 40,16 Tage um 23,90 Tage auf 16,28 Tage. Dies summiert sich für die 311 erwerbstätigen Patienten zu einer Reduktion der insgesamt 12.490 AU-Tage um 7434 AU-Tage (-59,5%) auf.

Abb. 10.19:   Vergleich der AU-Tage bei 311 Patienten
              (im Jahr vor und nach der Reha erwerbstätig)

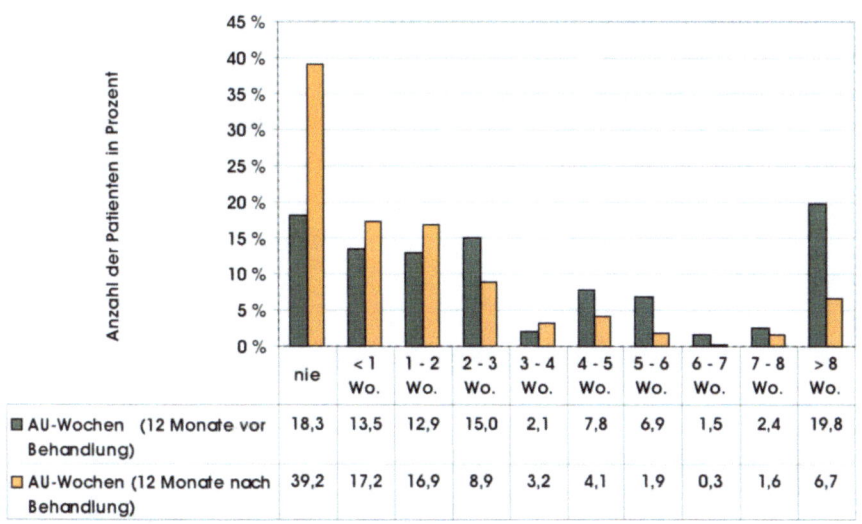

10.4 Schlußfolgerungen

Die hier im Überblick dargestellten Ergebnisse der psychosomatischen Kliniken als Teil der PROTOS-Studie zeigen eindrücklich, wie leistungsfähig die psychosomatische Rehabilitation sein kann. Die PROTOS-Studie realisierte für die Indikation Psychosomatik erstmals eine Evaluations-Studie mit zielorientierter Ergebnismessung. Hierzu wurde auch für den Bereich der Psychosomatik ein aufwendiges Studiendesign prospektiv geplant, was für unseren Indikationsbereich als Kernstücke die Definition individueller Reha-Ziele mit Hilfe des IRES-Fragebogens, der SCL-90-R und freier Zielparameter beinhaltete. Es konnte gezeigt werden, daß ein solches Vorgehen im klinischen Alltag praktikabel ist und ausgesprochen gute Ergebnisse sowohl bei subjektiven als auch bei sozialmedizinischen Outcome-Kriterien sichtbar macht. Das zielorientierte Vorgehen deckte aber auch Mängel bei der Zielfestlegung für die Bereiche „berufliche Belastung" und „Risikofaktoren" auf. Diese differenzierten Hinweise können genutzt werden, um in diesen Bereichen die Qualität der Behandlung zu verbessern.

Aus Sicht der psychosomatischen Rehabilitation sind methodische Weiterentwicklungen des Vorgehens vor allem in folgenden Punkten wünschenswert: Der Einbezug standardisierter und validierter Fremdbeurteilungsmaße wäre eine wertvolle Perspektivenerweiterung. Mit Instrumenten wie der OPD (Psychodynamische Diagnostik) oder störungsspezifischer/-interpersoneller Rating-Instrumente wären für einige Störungsgruppen (z.B. schwere Persönlichkeitsstörungen) wichtige Erfolgsparameter zu erfassen. Die Integration einer einheitlichen störungsspezifischen Testbatterie, aus der je nach störungsspezifischem Behandlungsziel international verbreitete Meßinstrumente ausgewählt werden könnten, wäre eine weitere Verbesserung für die Zukunft.

Als wichtige Ergänzung von nicht zu unterschätzender gesundheitspolitischer Wichtigkeit ist gerade für die Psychosomatik die Erhebung von objektiven sozialmedizinischen Daten der Krankenkassen (Krankenhaustage, Medikamentenverbrauch, Krankschreibungen etc.) zu wünschen. Die insgesamt guten Ergebnisse aus der PROTOS-Studie in den psychosomatischen Kliniken der WKA könnten durch die Einbeziehung solcher Parameter noch weiter gestützt und ausdifferenziert werden.

11. ERGEBNISSE IN DEN NEUROLOGISCHEN KLINIKEN

Bei der Planung der PROTOS-Studie für die vier neurologischen Kliniken der WKA wurden zwei Entscheidungen getroffen, die erhebliche Auswirkungen auf die Zusammensetzung der Studienpopulation und auf die Ergebnisparameter hatten:

Zum einen wurde die Studie auf die zahlenmäßig größte Gruppe der Patienten beschränkt, die nach Schlaganfall, d.h. Verschlüssen der zerebralen oder präzerebralen Gefäße oder intrazerebralen Blutungen, zur Rehabilitation kamen. Die Vielzahl der übrigen neurologischen Krankheitsbilder hätte kaum mit einem einheitlichen Arztbogen erfaßt werden können. Die Studienergebnisse beziehen sich damit nur auf die genannten Diagnosen und können nicht auf andere neurologische Schadensbilder in den vier Kliniken verallgemeinert werden.

Zum anderen ist davon ausgegangen worden, daß die meisten Patienten wegen krankheitsbedingter kognitiver Einschränkungen nicht in der Lage sein würden, den IRES-Patientenfragebogen auszufüllen. Als Meßinstrument zur Erfassung der Ergebnisqualität stand damit nur der Arztbogen zur Verfügung, der gemeinsam mit den Chefärzten der vier neurologischen Kliniken entwickelt worden war. Diese Entscheidung hatte gleichzeitig zur Folge, daß die mittel- und längerfristigen Effekte, die in den übrigen Indikationsbereichen über den Patientenfragebogen nach 6 und 12 Monaten erfaßt wurden, im neurologischen Bereich nicht erhoben werden konnten. Die Messung der Reha-Effekte ist damit auf die arztseitige Erfassung der Veränderungen am Ende der stationären Rehabilitation begrenzt.

Diese zweite Entscheidung wird inzwischen von allen Beteiligten bedauert. Bei der Datenanalyse haben sich nämlich deutliche Anhaltspunkte dafür ergeben, daß ein erheblicher Teil der Patienten sehr wohl in der Lage gewesen sein müßte, den IRES zu beantworten. In einer zweiten Studie, die inzwischen angelaufen ist, wird deshalb neben einem erweiterten Arztbogen auch der IRES-Fragebogen für alle Patienten eingesetzt, die ihn nach ärztlicher Einschätzung beantworten können. Zumindest für diese Untergruppe wird man dann ergänzend zur arztseitigen Ergebnismessung auch die Perspektive der Patienten erfassen und Aussagen über die mittel- und längerfristigen Auswirkungen der Reha-Maßnahmen machen können.

11.1 Aufgabenstellung der neurologischen Rehabilitation bei Schlaganfall

„Was die Neurologische Rehabilitation leisten muß, ... wird letztlich durch die Funktionsstörungen des Gehirns und deren Auswirkungen auf den Betroffenen bestimmt. Sind lebenswichtige Funktionen gestört, z.B. das Bewußtsein im Koma, die Steuerung von Atmung, von Herz und Kreislauf, dann benötigt der Betroffene eine Behandlung in der Frührehabilitation; liegen kognitive Einschränkungen vor, sind Neuropsychologie, Neuropädagogik und Ergotherapie erforderlich. Stehen Persönlichkeitsstörungen und/oder affektive Störungen im Vordergrund, muß der Schwerpunkt auf psychotherapeutisch-psychiatrische Interventionen gelegt werden. Belastungserprobung und Arbeitstherapie schließlich sind erforderlich, um die Auswirkungen der einzelnen Funktionsstörungen auf die beruflichen Fähigkeiten zu überprüfen und die berufliche Kompetenz wiederherzustellen" (Schönle et al. 1997, S.334f.).

In diesem Absatz ist angedeutet, daß die neurologische Rehabilitation vor ungewöhnlich komplexen Aufgaben steht. Hirnschädigungen, die durch vasculäre Störungen im Gehirn entstehen, haben je nach Lokalisation und Ausdehnung vielfältige Auswirkungen auf die Vitalfunktionen (Atmung, Herz-Kreislauf-System), können mehr oder weniger ausgedehnte Lähmungen und Sensibilitätsstörungen verursachen und führen bei entsprechender Lokalisation zu Sprachstörungen, Störungen der visuellen Wahrnehmung (z.B. Gesichtsfeldausfälle, räumlich-konstruktive Störungen), Störungen der Aufmerksamkeit (Fokussieren der bewußten Wahrnehmung, Vigilanz), Gedächtnisstörungen (Einspeichern, Konsolidierung und Abruf von Gedächtnisinhalten), Störungen im Bereich des Denkens und des Problemlösens sowie Störungen von Affektivität und Emotionalität (vgl. Hiedl et al. 1997). Einzeln oder in ihrer Kombination führen diese Störungen häufig zu massiven Kommunikationsproblemen zwischen den Patienten und ihrer sozialen Umgebung, die – abgesehen von der Belastung für die Betroffenen selbst und ihre Angehörigen – eine Rehabilitation naturgemäß sehr erschweren. In den Phasen B und C des Rehabilitationsprozesses (s.u.) sind die Fähigkeiten zur basalen Selbstversorgung (die sog. *activities of daily living* – ADL) oft gravierend eingeschränkt, so daß die Pflege in der neurologischen Rehabilitation einen deutlich größeren Raum einnimmt als in den anderen Indikationsbereichen.

Wegen der mehrdimensionalen Schadensbilder und den entspechend vielfältigen Rehabilitationszielen ist die Behandlung durch ein multiprofessionelles Rehabilitationsteam eine unabdingbare Voraussetzung für eine erfolgversprechende Rehabilitation (vgl. VDR 1991a). Neben der medizinischen Neurologie gehören dazu Fächer wie Krankenpflege, Physio- und Ergotherapie, physikalische Therapie, Logopädie, Neuropsychologie und Psychotherapie, Soziotherapie, Sport- und Bewegungstherapie, Musik- und Rekreationstherapie, Sozial- und Berufsberatung, Arbeitserprobung.

Dem oft langwierigen Rehabilitationsprozeß wird durch eine Phaseneinteilung Rechnung getragen, die typische Stadien des Verlaufs bezeichnet und unterschiedlichen Rehabilitationsformen zuordnet: „In Anlehnung an das Phasenmodell des VDR können sechs Phasen der Neurologischen Rehabilitation unterschieden werden:

A: Phase der Akutbehandlung
B: Behandlungs- bzw. Rehabilitationsphase, in der noch intensivmedizinische Behandlungsmöglichkeiten vorgehalten werden müssen
C: Behandlungs- bzw. Rehabilitationsphase, in der die Patienten bereits in der Therapie mitarbeiten können, aber noch kurativmedizinisch und mit hohem pflegerischem Aufwand betreut werden müssen
D: Rehabilitationsphase nach Abschluß der Frühmobilisation (Medizinische Rehabilitation im bisherigen Sinne, AHB-Verfahren)
E: Behandlungs- bzw. Rehabilitationsphase nach Abschluß einer intensiven medizinischen Rehabilitation - nachgehende Rehabilitationsleistungen und berufliche Rehabilitation
F: Behandlungs- bzw. Rehabilitationsphase, in der dauerhaft unterstützende, betreuende und/oder zustandserhaltende Leistungen erforderlich sind" (Schönle 1997, S.330).

11.2 Beschreibung der Stichprobe

In den vier neurologischen Kliniken wurden insgesamt 744 Patienten in die Studie aufgenommen. Davon waren 57,4% Männer und 42,6% Frauen. Das Durchschnittsalter betrug 63,8 ± 11,9 Jahre für die gesamte Stichprobe und 62,2 ± 11,2 Jahre für die Männer sowie 65,9 ± 12,6 Jahre für die Frauen. Die große Standardabweichung signalisiert, daß es viele Patienten gab, die erheblich älter oder jünger waren als der Durchschnitt.

Drei der vier Kliniken waren sich in der Besetzungszahl (n=230-250) sowie der Altersstruktur und Geschlechterverteilung recht ähnlich. Die Klinik Nr. 15, die sich in mehrfacher Hinsicht von den anderen Kliniken unterschied, konnte aus internen Gründen nur 30 Patienten in die Studie einbringen. In der Abbildung 11.1 ist die Alters- und Geschlechterverteilung nach Kliniken aufgeschlüsselt dargestellt.

<u>Abb. 11.1</u>:   Altersverteilung nach Kliniken und Geschlecht

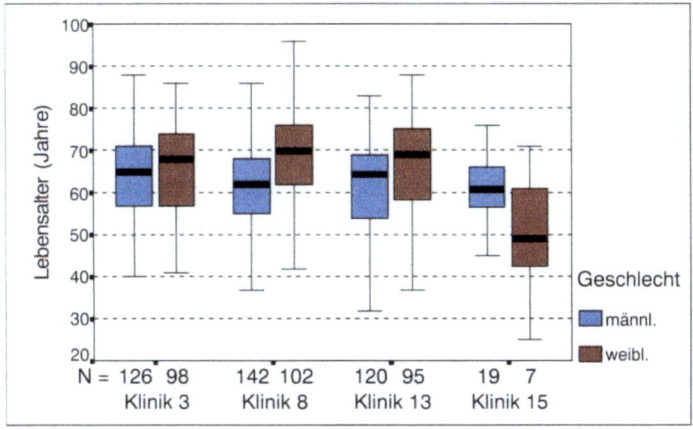

Reha-Diagnosen und Zeit seit Akutereignis

Die Diagnosestruktur war durch die Einschlußkriterien auf Zustände nach Schlaganfall beschränkt. Als Lokalisation wurden am häufigsten die Versorgungsgebiete der Arteria cerebri media links (38,6%) bzw. rechts (35,3%), ein Hirnstamminfarkt (5,8%) oder ein Multiinfarktsyndrom (5,6%) angegeben. Für die meisten Patienten wurden neben der Hauptdiagnose mehrere Nebendiagnosen angegeben. Dabei dominierten Diabetes, essentielle Hypertonie und andere Erkrankungen des Herz-Kreislauf-Systems.

Eigens betont werden muß, daß die Rehabilitationsmaßnahme bei weitem nicht für alle Patienten in unserer Stichprobe direkt nach der Akutbehandlung oder als Anschlußheilbehandlung stattgefunden hat: Nur bei 57% lag das Akutereignis bis zu 8 Wochen zurück, bei 13% 9-12 Wochen, bei 14% 3-12 Monate und bei 16% mehr als ein Jahr. Wie die Abbildung 11.2 zeigt, gab es hier erhebliche Unterschiede zwischen den vier Kliniken.

Abb. 11.2: Zeit zwischen Akutereignis und Beginn der Rehabilitation

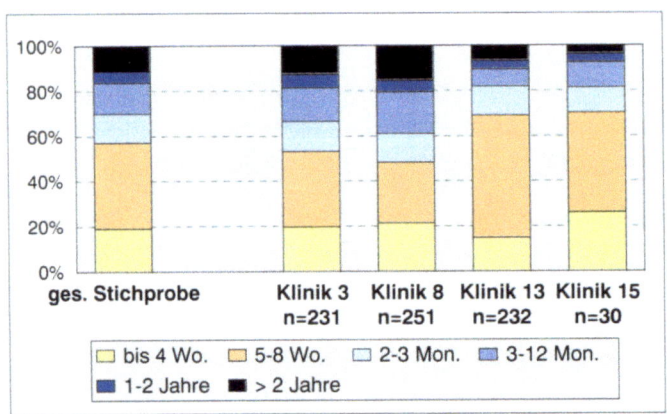

Wie in Kap. 4.2.1 bereits angemerkt wurde, ist der Schweregrad der Hauptdiagnose – für alle Beteiligten überraschend – in knapp einem Drittel aller Fälle von den behandelnden Ärzten als „leicht" eingestuft worden. Dabei wurde vermutlich vor allem auf den Grad der Fähigkeit zur Selbstversorgung in den „Aktivitäten des täglichen Lebens" (*activities of daily living* - ADL) Bezug genommen, der sich in den Punktwerten des „Barthel-Index" widerspiegelt.

Fähigkeit zur Selbstversorgung (Barthel-Index)

Der konventionelle Barthel-Index (vgl. Anhang 4) erfaßt mit 10 Fragen Selbstversorgungsaktivitäten wie An- und Auskleiden, Körperpflege, Hygiene und Mobilität, die je nach Einschränkungsgrad mit Punkten bewertet werden. Der Summenwert variiert zwischen 0 und 100 Punkten, wobei höhere Werte größere Selbständigkeit bedeuten. Ein Vorteil des Barthel-Index ist darin zu sehen, daß leichtere und mittelschwere Einschränkungen der Alltagskompetenz „einfach, reliabel und valide erfaßt werden" (Schönle 1997, S. 333). Ein Nachteil besteht allerdings darin, daß der Index bei intensivmedizinisch zu überwachenden oder schwer eingeschränkten Patienten keine Schweregrade mehr differenziert (sog. „Bodeneffekte") und folglich auch Verbesserungen innerhalb dieser Zustände nicht registrieren kann.

Dieser Mangel ist durch die Einführung eines sog. „Frühreha-Barthel-Index" (FRB) behoben worden, der sieben Merkmale wie „intensivmedizinisch überwachungspflichtiger Zustand", „intermittierende Beatmung", „schwere Verständigungsstörung" und mehrere beaufsichtigungspflichtige Störungen (Verwirrtheit, Verhaltensstörungen mit Eigen- oder Fremdgefährdung, Schluckstörung) beinhaltet, die jeweils mit einem negativen Wert von -50 (bzw. -25 bei Verständigungsstörungen) bewertet werden. Zusammen mit dem konventionellen Barthel-Index ergibt sich so der „erweiterte Barthel-Index", der Werte zwischen -325 und +100 annehmen kann. Untersuchungen haben gezeigt, daß dieser Index „den Schweregrad der allgemeinen Abhängigkeit differenziert erfaßt und den kurativ-medizinischen und rehabilitativen Pflege- und Betreuungsaufwand für einen schwer/schwersthirngeschädigten Patienten genau abbildet" (ebd.). Die Abbildung 11.3 zeigt die Häufigkeitsverteilung des erweiterten Barthel-Index (bei Reha-Beginn) in der Gesamtstichprobe der neurologischen Kliniken

Abb. 11.3: Erweiterter Barthel-Index bei Aufnahme: Kumulierte Prozente

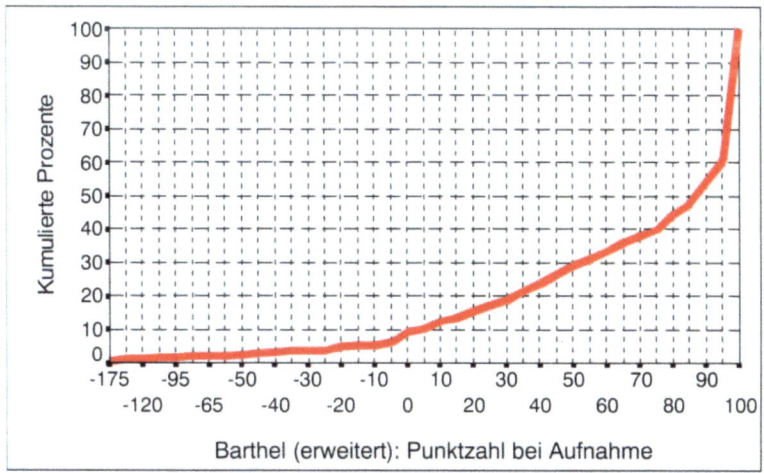

Die Form der Abbildung („Kumulierte Prozente") ist so zu lesen, daß die Punkte auf dem Graphen (rote Linie) jeweils angeben, welcher Prozentsatz der Gesamtstichprobe (y-Achse) maximal einen bestimmten Punktwert (x-Achse), erreicht hat. Der Schnittpunkt des x-Achsenwertes „80" mit dem Graphen zeigt beispielsweise an, daß 45% der Stichprobe einen Wert von „80 oder weniger" aufwiesen und daß dementsprechend 55% der Stichprobe Barthel-Werte zwischen 85 und 100 erreicht haben.

Anhand des erweiterten Barthel-Indexes kann eine Zuordnung der Patienten zu den verschiedenen Phasen des Rehabilitationsprozesses vorgenommen werden. Folgt man der gebräuchlichen Einteilung, beim erweiterten Barthel-Index den Bereich zwischen Minuswerten und etwa 25 Pluspunkten der frühesten Phase der neurologischen Rehabilitation (Phase B) zuzuordnen (Schönle 1997, S. 333), so gehörten knapp 20% der Stichprobe zu dieser Phase, die durch „Bewußtlosigkeit bzw. eine qualitativ oder quantitativ schwere Bewußtseinsstörung der Patienten" bzw. durch ein „apallisches (Durchgangs-)Syndrom" gekennzeichnet ist (ebd.).

Weitere ca. 30% waren mit Barthel-Werten zwischen 30 und 80 auf Hilfe bei den alltäglichen Verrichtungen angewiesen und damit der Phase C zuzurechnen. Etwa die Hälfte aller Patienten war zumindest im Bereich der ADL-Selbstversorgung kaum auf fremde Hilfe angewiesen und kann damit zur Phase D oder Phase E gezählt werden.

Auf dem Hintergrund der schweren Funktionsstörungen, die in der Phase B und z.T. auch noch in der Phase C vorherrschen, wird verständlich, daß ein erheblicher Teil der Patienten von den Ärzten als „leichte" Fälle eingestuft worden ist: Wenn man tagtäglich mit schwer gestörten Patienten umgeht, erscheint ein Rehabilitand bereits in der Phase D vermutlich als (vergleichsweise) „leichter Fall", obwohl noch beträchtliche Funktionsstörungen vorliegen.

Gerade für diese leichteren Fälle weist allerdings der Barthel-Index auch in seiner erweiterten Form das Manko auf, daß mittlere und leichtere Kommunikationsstörungen und Behinderungen bei der „Funktionsfähigkeit im Alltag", wie sie typischerweise in den späteren Phasen der Rehabilitation relevant werden, nicht abgebildet werden können, weil der Maximalwert von 100 Punkten bereits erreicht ist, wenn ein Patient in den ADL-Funktionen selbständig ist (sog. „Deckeneffekte"). Für die Patienten in den Phasen D und E ist folglich der Barthel-Index meistens nicht mehr aussagekräftig. (Wie bereits angemerkt wurde, soll deshalb in nachfolgenden Untersuchungen auch in den neurologischen Kliniken der Patientenfragebogen IRES eingesetzt werden, um dieses Manko auszugleichen.)

Pflegestufe

Die gleiche Einschränkung gilt für die Zuordnung der Patienten zu den verschiedenen Pflegestufen: Rehabilitanden ab Phase D sind normalerweise nicht pflegebedürftig und können sich folglich im Verlaufe der Rehabilitation im Hinblick auf die Pflegebedürftigkeit auch nicht verbessern. Um die Differenzierungsfähigkeit der drei Stufen zur „Allgemeinen Pflege" (A1, A2, A3) zu erhöhen und auch leichtere Verbesserungen innerhalb einer Pflegestufe abbilden zu können, wurde in der PROTOS-Studie ein erweiterter Index zur „Speziellen Pflege" eingesetzt, der zusätzliche Pflegeleistungen im Zusammenhang mit invasiven Maßnahmen, medikamentöser Versorgung oder Wund- bzw. Hautbehandlung erfaßt und ebenfalls in drei Stufen (S1, S2, S3) gegliedert ist. Als Kombination aus den beiden Pflegebereichen ergibt sich eine 3x3-Matrix, die neun mögliche Ausprägungen enthält und von der Stufe A1/S1 bis zur Stufe A3/S3 reicht. In Abbildung 11.4 ist die Häufigkeitsverteilung dieser Pflegestufen in der Gesamtstichprobe und in den einzelnen Kliniken dargestellt.

Abb. 11.4: 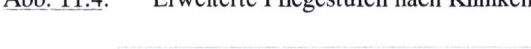 Erweiterte Pflegestufen nach Kliniken

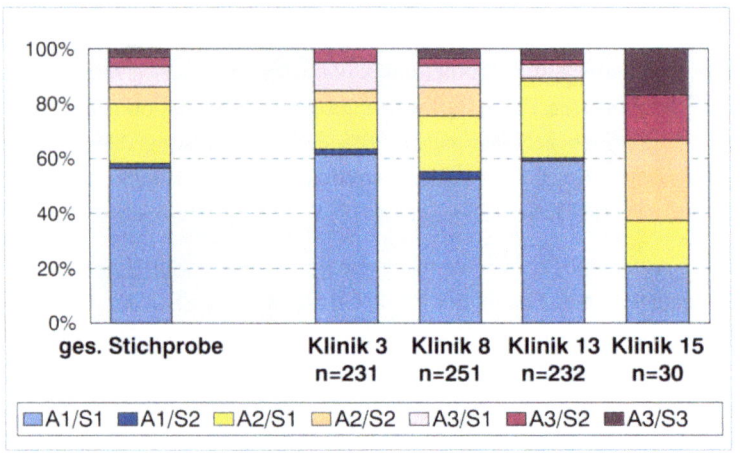

Knapp 60% der Stichprobe wurden damit der untersten, etwa 25% einer mittleren und 15% einer der oberen Pflegekategorien zugeordnet. Nur in der Klinik Nr. 15 gab es Abweichungen von dieser Verteilung, die im übrigen hoch mit dem Barthel-Index korreliert (r= 0.82).

Neurologische Funktionsstörungen (NIH Stroke Scale)

Um den Schweregrad der typischen neurologischen Funktionsstörungen einschätzen zu können, die häufig nach Schlaganfällen auftreten, ist in der PROTOS-Studie eine leicht modifizierte Form der „NIH Stroke Scale" (Adams et al. o.J.) eingesetzt worden. Die Skala ist testtheoretisch gut abgesichert (vgl. Goldstein et al. 1989, Bulau et al. 1994) und wird sowohl in der klinischen Praxis als auch in Studien häufig zur Evaluation der neurologischen Rehabilitation eingesetzt (Adams et al., a.a.O.).

Die Stroke Scale fragt insgesamt 13 Funktionsstörungen ab, die nach Schweregraden bewertet werden. „Keine" Störungen werden dabei mit null Punkten, „leichte bis mittlere" mit einem und „schwere" Störungen mit zwei Punkten verrechnet. Bei fünf Fragen ist eine vierstufige Skalierung vorgesehen, so daß der Summenscore Werte zwischen 0 und 31 annehmen kann. Eine Verbesserung um einen Punkt bedeutet demnach eine Verringerung um eine Schweregradstufe einer Funktionsstörung.

In der Abbildung 11.5 ist für die 13 Störungsbilder der Stroke Scale aufgeführt, bei welchem Prozentsatz der Patienten jeweils „keine" bzw. „leichte bis mittlere" oder „schwere" Störungen registriert wurden.

Abb. 11.5:   Schweregradverteilung bei den Störungsbildern der NIH Stroke Scale

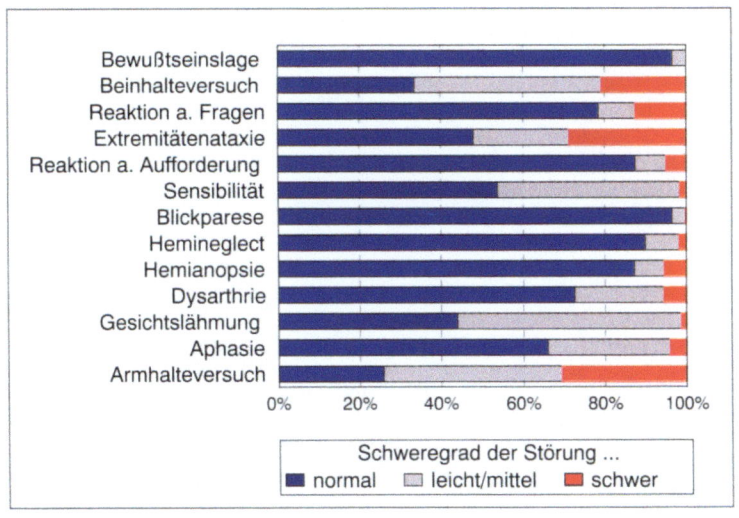

Relativ selten traten demnach auf: Störungen der Bewußtseinslage (mit den Kategorien 'schläfrig', 'soporös', 'keine Reaktion'), Blickparesen ('partielle' bzw. 'komplette' Blicklähmungen); Hemineglect ('partieller' bzw. 'kompletter' Wahrnehmungsausfall einer Körperhälfte); Hemianopsie ('inkomplette' bzw. 'komplette' Halbseitenblindheit) sowie Störungen der Reaktion auf die Aufforderung, die Augen zu öffnen bzw. die Hand zu drücken oder die Frage nach dem aktuellen Monat bzw. das eigene Alter richtig zu beantworten..

Sprachstörungen in Form von Dysarthrie (Störung der Sprechmotorik) und Aphasie (zentrale Sprachstörung) kamen bei ca. 30% der Patienten vor. Etwa die Hälfte aller Patienten litten unter leichteren oder schweren Störungen der Bewegungskoordination von Armen oder Beinen (Extremitätenataxie), des Schmerzempfindens (Sensibilität) oder leichten bis mäßigen Gesichtslähmungen. Der Versuch, ein Bein oder einen Arm 10 Sekunden lang hochzuhalten, gelang nur bei etwa einem Viertel der Patienten ohne Einschränkung. Völlig ohne neurologische Funktionsstörungen waren nur 5% der Patienten.

Rehabilitationsdauer

Mit einer mittleren Dauer von 6,3 Wochen hat die Rehabilitation in den neurologischen Kliniken im Durchschnitt etwa 2 Wochen länger gedauert als in den anderen Indikationsgebieten außer der Psychosomatik (7,5). Zwischen den Kliniken gab es dabei kaum Unterschiede. Lediglich in der Klinik Nr. 15 (n=30), in der vorwiegend Früh-Reha-Fälle behandelt wurden, wich die mittlere Rehabilitationsdauer mit 10,4 Wochen sehr deutlich von den anderen drei Kliniken ab. In Abbildung 11.6 ist die (kumulierte) Häufigkeitsverteilung der Aufenthaltsdauer für die Gesamtstichprobe der neurologischen Kliniken dargestellt.

Abb. 11.6: Dauer der Rehabilitation (in Wochen): Kumulierte Häufigkeit

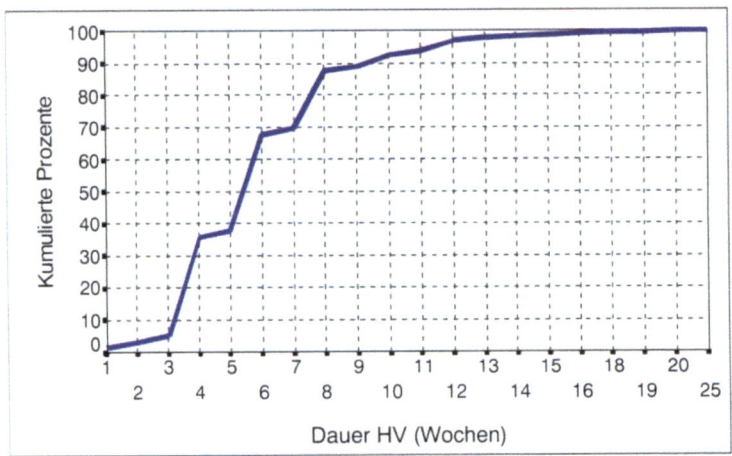

Wie die Abbildung sichtbar macht, wies die Rehabilitationsdauer eine große Spannweite auf; Maßnahmen von mehr als zwei Monaten waren aber relativ selten und trafen insgesamt nur für ca. 10% aller Fälle zu.

Der deskriptive Teil der Auswertungen soll abgeschlossen werden durch eine Analyse der Faktoren, die mit der Rehabilitationsdauer assoziiert waren. Eine Regressionsanalyse zeigte einen schwachen negativen Zusammenhang mit dem Lebensalter (d.h. je jünger die Patienten, desto länger die Reha) sowie deutliche positive Zusammenhänge mit dem Ausmaß der neurologischen Funktionsstörungen nach Maßgabe der NIH Stroke Scale und mit der Pflegestufe.

Insgesamt aber konnten diese Faktoren nur ca. 13% der Varianz der Rehabilitationsdauer aufklären. Die ausschlaggebenden Faktoren, die über die Dauer entscheiden, müssen offensichtlich u.a. in Prozeßvariablen gesucht werden, die sich erst im Verlauf der Rehabilitationsmaßnahme herausstellen, wenn beispielsweise abzusehen ist, daß eine Verlängerung noch deutliche Fortschritte erwarten läßt. Dies bedeutet gleichzeitig, daß die Rehabilitationsdauer nicht mit hinreichender Genauigkeit aus dem Eingangsbefund der Patienten, wie er hier erhoben wurde, abgeleitet und prognostiziert werden kann. Dies hat – am Rande bemerkt – erschwerende Konsequenzen für die Einführung von Fallpauschalen im Bereich der neurologischen Rehabilitation, da zu Beginn der Maßnahmen nur schwer abzuschätzen ist, welche Zeitdauer benötigt werden wird, um die Rehabilitationsziele zu erreichen.

Für den Barthel-Index zeigte eine separate Auswertung, die in der Abbildung 11.7 zusammengefaßt ist, einen kurvilinearen Zusammenhang mit der Rehabilitationsdauer:

Abb. 11.7:   Erweiterter Barthel-Index bei Aufnahme vs. Reha-Dauer (Wochen)

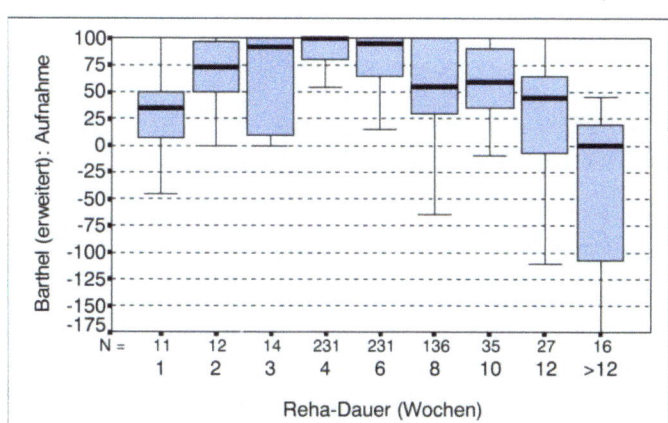

Die Patienten, bei denen die Maßnahme weniger als vier Wochen dauerte und möglicherweise wegen unvorhergesehener Komplikationen abgebrochen werden mußte, wiesen relativ niedrige Barthel-Werte auf. Bei den übrigen Patienten jedoch wurde die stationäre Rehabilitation der Tendenz nach umso länger durchgeführt, je niedriger der Barthel-Index zu Beginn der Maßnahme ausgefallen war.

Nimmt man die „Abbrecher" aus der Betrachtung heraus, zeigt sich ein linearer Zusammenhang zwischen Barthel-Index und Rehabilitationsdauer, der allein 18% der Varianz der Dauer erklärt. Gemeinsam mit dem Alter, der Pflegestufe und der Stroke Scale ergibt sich dann eine Varianzaufklärung von 21%, die aber für eine praktisch verwertbare Prognose der Rehabilitationsdauer immer noch nicht ausreichen dürfte.

11.3 Ergebnisse der Rehabilitation

Zur Einschätzung der Veränderungen, die am Ende der Rehabilitation gegenüber dem Status zu Beginn erzielt wurden, standen als Ergebnisparameter der Barthel-Index, die Pflegestufe und die NIH Stroke Scale zur Verfügung.

Veränderungen des Barthel-Index

Wie die deskriptive Auswertung gezeigt hat, waren etwa 60% der Patienten zu Beginn der Rehabilitation im Hinblick auf die Selbstversorgung in den ADL-Funktionen unauffällig. Dies bedeutet gleichzeitig, daß für sie eine Verbesserung dieser Funktionen kein sinnvolles Therapieziel sein konnte. In die Analyse der Veränderungen beim Barthel-Index wurden deshalb nur diejenigen Patienten einbezogen, die zu Beginn einen Barthel-Wert von höchstens 90 Punkten aufgewiesen hatten.

In der Abbildung 11.8 sind für diese Patienten die Mittelwerte des Barthel-Index bei Aufnahme und Entlassung sowie die Effektstärken der Veränderung dargestellt, und zwar sowohl für die Gesamtstichprobe als auch für die einzelnen Kliniken.

Abb. 11.8: Barthel-Index: Aufnahme vs. Entlassung - nach Kliniken
(nur Patienten mit Barthel-Werten < 90 bei Aufnahme)

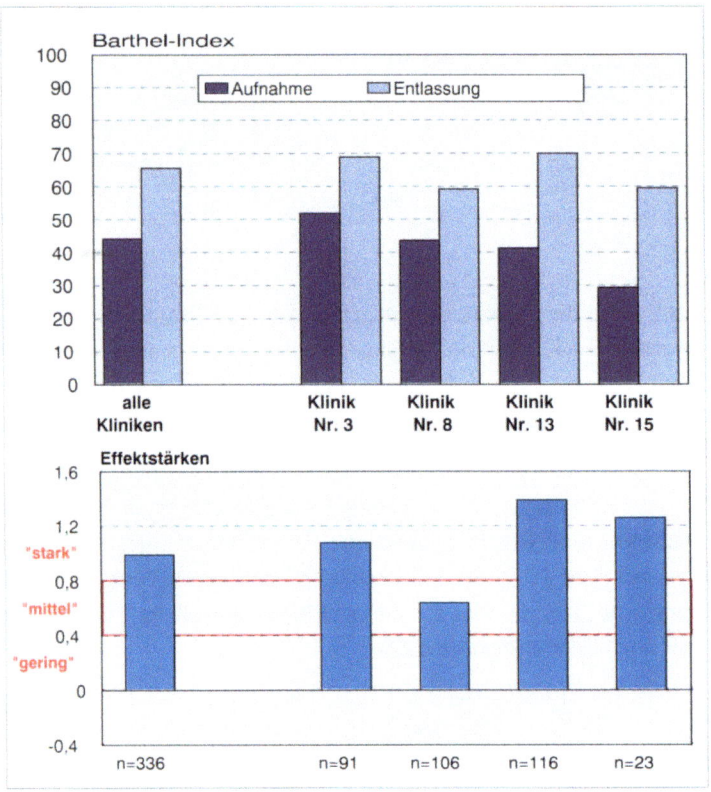

Kap. 11: Ergebnisse in den neurologischen Kliniken

Wie die Effektstärken ausweisen, konnten für die Untergruppe der neurologischen Patienten, die in der Fähigkeit zur Selbstversorgung zumindest leicht eingeschränkt waren, im Durchschnitt Verbesserungen erzielt werden, die 20-30 Barthel-Punkte betrugen und als „starke" Effekte zu interpretieren sind. In der Klinik Nr. 8 allerdings sind die Verbesserungen deutlich niedriger ausgefallen.

Die Aufschlüsselung nach individuellen Veränderungen in Abbildung 11.9 zeigt, daß sich hinter den durchschnittlichen Verbesserungen keine starken Verschlechterungen verbergen, die durch einen größeren Anteil sehr starker Verbesserungen verdeckt worden wären.

Abb. 11.9: Barthel-Index: Differenz Entlassung - Aufnahme

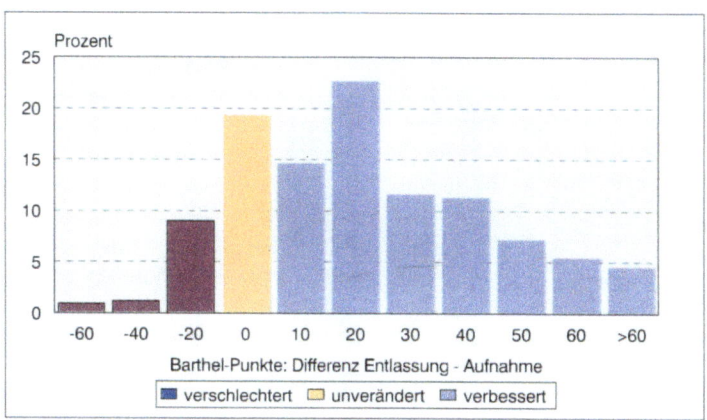

Die Abbildung 11.10 zeigt den gleichen Sachverhalt als kumuliertes Häufigkeitsdiagramm, an dem z.B. abzulesen ist, daß ca. 40% dieser Unterstichprobe eine Verbesserung um mehr als 20 Barthel-Punkte erreicht haben.

Abb. 11.10: Barthel-Index: Differenz Entlassung - Aufnahme (kumulierte Prozente)

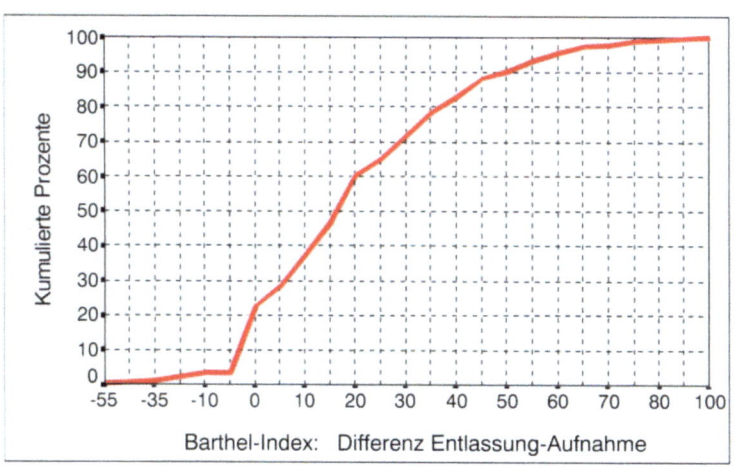

Veränderungen der Pflegestufe

In der Abbildung 11.11 sind die Veränderungen der erweiterten Pflegestufe (A/S) am Ende der Rehabilitation gegenüber dem Beginn dargestellt. Die linke Säule der Säulenpaare repräsentiert dabei jeweils die Patienten, die zu Beginn der Maßnahme der betreffenden Pflegestufe zugeordnet waren. In der rechten Säule ist dann jeweils abgetragen, welcher Pflegestufe diese Patienten bei der Entlassung zugeordnet wurden. Gleiche Farben in den beiden Säulen bezeichnen die Patienten, die sich nicht verändert haben. Der Anteil *unterhalb* des gleichfarbigen Segments in der rechten Säule enthält die Patienten, die sich um eine oder mehr Stufen verbessert und der Anteil *oberhalb* diejenigen, die sich verschlechtert haben.

<u>Abb. 11.11</u>: Pflegestufe (A/S): Aufnahme vs. Entlassung

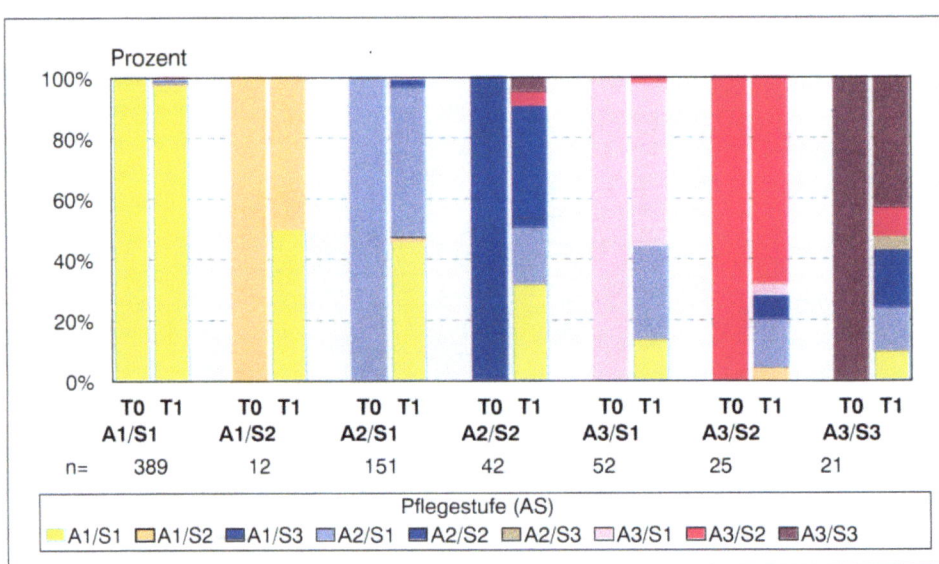

Im Durchschnitt hat sich die Pflegestufe bei allen Patienten, die zu Beginn überhaupt einen Pflegebedarf aufwiesen, um etwas mehr als eine Kategorie der Speziellen Pflegestufe verbessert.

Da die Einstufung für die Pflegeversicherung nur nach der Allgemeinen Pflegestufe stattfindet, ist die Frage, inwieweit sich Wechsel in eine niedrigere Allgemeine Pflegestufe ergeben haben, wegen der Kosten für die Pflegeversicherung von besonderem Interesse. Hier interessieren allerdings nur diejenigen Patienten, die zu Beginn der Rehabilitation pflegebedürftig waren.

In der Abbildung 11.12 sind dazu für die Fälle mit Pflegebedarf bei der Aufnahme die Veränderungen der Allgemeinen Pflegestufe dargestellt. (Veränderungen der Speziellen Pflegestufe *innerhalb* derselben Allgemeinen Pflegestufe werden dabei also der Kategorie „unverändert" zugeordnet.)

Abb. 11.12: Allgemeine Pflegestufe: Differenz Entlassung - Aufnahme
(nur Patienten mit Pflegebedarf bei Aufnahme)

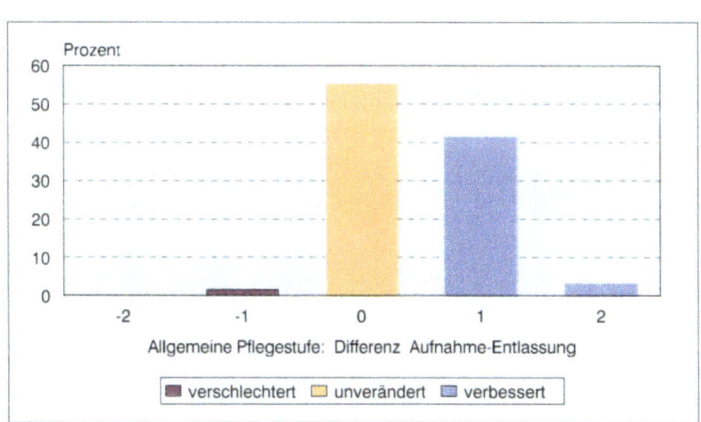

In fünf Fällen (1,6%) hat sich demnach eine Verschlechterung um eine Stufe und bei 44,7% eine Verbesserung um eine Stufe (41,5%) bzw. um zwei Stufen (3,2%) ergeben, während 53,7% bei der Entlassung derselben Allgemeinen Pflegestufe wie bei der Aufnahme zugeordnet wurden. Damit wurde bei knapp der Hälfte aller Fälle mit Pflegebedarf bei der Aufnahme ein Wechsel in eine niedrigere Allgemeine Pflegestufe erreicht.

Die Frage, ob sich bei den aus dieser Analyse ausgeklammerten Patienten (ohne Pflegebedarf bei der Aufnahme) nicht auch Verschlechterungen ergeben haben, ist dahingehend zu beantworten, daß dies bei insgesamt 9 Patienten der Fall war. Bezogen auf die Anzahl von 389 Patienten in dieser Untergruppe bedeutet das einen Anteil von 2,3%. Die übrigen wurden auch bei der Entlassung der niedrigsten Pflegestufe zugeordnet.

Veränderungen der NIH Stroke Scale

Die Stroke Scale hat sich schon bei der deskriptiven Analyse als das sensitivste der eingesetzten Meßinstrumente herausgestellt, da nach Maßgabe dieser Skala nur 5% aller Patienten zu Beginn der Rehabilitation keine neurologischen Funktionseinschränkungen aufgewiesen hatten. In die Veränderungsmessung konnten deshalb alle Patienten einbezogen werden, für die gültige Werte zu Beginn und am Ende der Maßnahme vorlagen. In der Abbildung 11.13 sind die Mittelwerte zu den beiden Erhebungszeitpunkten für die Gesamtstichprobe und für die einzelnen Kliniken aufgeführt.

Im Durchschnitt wurde in allen Kliniken eine Verbesserung um knapp zwei Skalenpunkte erreicht. Lediglich in der Klinik Nr. 15, in der meistens Früh-Reha-Fällen behandelt wurden, betrug die mittlere Veränderung fast vier Skalenpunkte, wobei allerdings die sehr niedrige Fallzahl (n=13) zur Vorsicht bei der Interpretation mahnt. Die Verbesserungen sind in allen Kliniken statistisch hochsignifikant und können als „starke" Effekte angesehen werden.

Abb. 11.13: NIH Stroke Scale: Mittelwerte Aufnahme vs. Entlassung

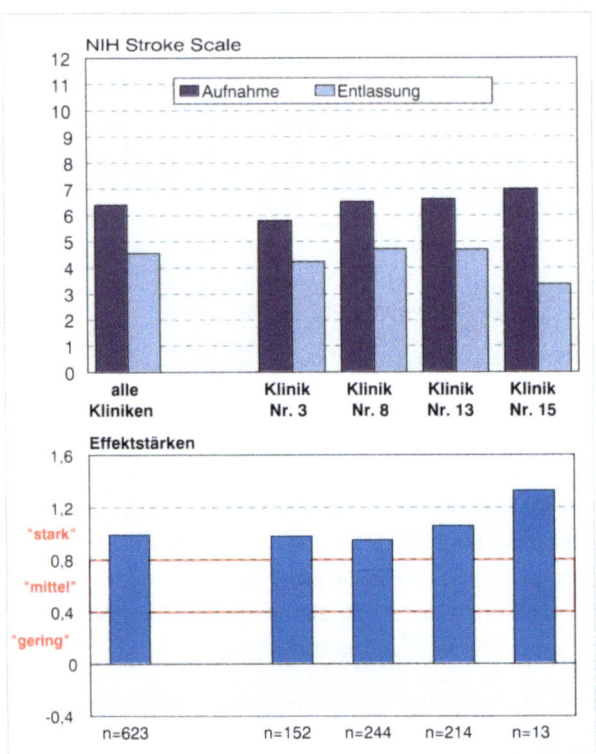

Ein Überblick zu den *individuellen* Veränderungen (Abbildung 11.14) zeigt, daß es auf der Stroke Scale kaum Verschlechterungen (2%) gegeben hat und daß etwa ein Viertel (27%) aller Patienten sich nicht verändert hat – einschließlich der 5%, die bereits bei der Aufnahme den niedrigsten Wert hatten und sich folglich nicht weiter verbessern konnten. 40% haben sich um einen oder zwei Punkte, und 21% um drei oder mehr Punkte verbessert.

Abb. 11.14: NIH Stroke Scale: Differenz Entlassung - Aufnahme

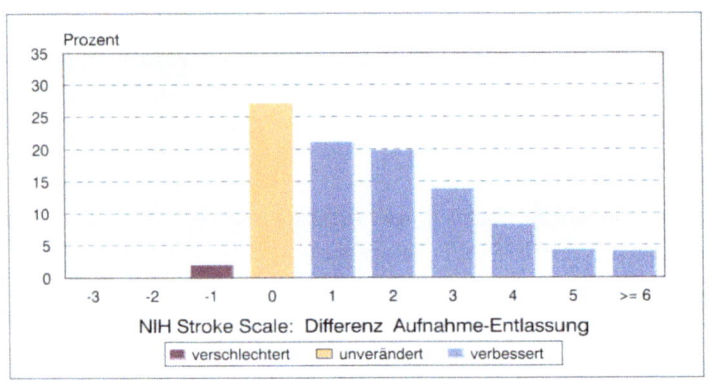

Zwischen der Aufenthaltsdauer und den Veränderungen auf der Stroke Scale gab es Zusammenhänge, die in Abbildung 11.15 dargestellt sind. Zwischen einer Reha-Dauer von 4 bis 11 Wochen erhöhten sich demnach die Verbesserungen mit zunehmender Dauer der Maßnahme.

Abb. 11.15:   Reha-Dauer vs. Veränderungen auf der NIH Stroke Scale

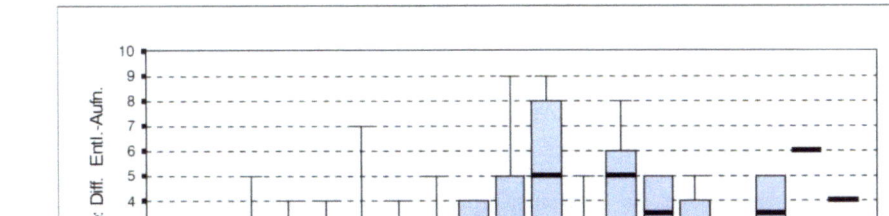

Bei einer Aufenthaltsdauer von 12 Wochen scheint dieser Trend abzubrechen und dann zu beginnen sich umzukehren, wenngleich diese Interpretation wegen der sehr geringen Fallzahlen in diesem Bereich mit Vorsicht zu handhaben ist.

Für den Zeitraum zwischen 4 und 11 Wochen jedenfalls kann eine Regressionsanalyse zeigen, daß es zwischen der Höhe der Verbesserungen und der Aufenthaltsdauer einen linearen positiven Zusammenhang gibt, der 42% der Varianz der Dauer erklärt. (Werden alle Fälle in die Analyse einbezogen, sinkt der Anteil erklärter Varianz allerdings wieder auf bescheidene 13%.)

Vor allem bei den relativ seltenen Fällen mit sehr langer Aufenthaltsdauer (drei Monate und mehr) ist der inverse Trend möglicherweise dadurch zu erklären, daß Komplikationen aufgetreten sind, die behandelt werden mußten, auch wenn dadurch keine weitere Verbesserung der neurologischen Funktionsstörungen erwartet werden konnte. Ansonsten aber gilt, daß eine längere Aufenthaltsdauer auch zu einer Erhöhung der Effekte bei den neurologischen Funktionsverbesserungen geführt hat. Dies spricht dafür, daß die Rehabilitationsdauer vor allem dann verlängert wurde, wenn nach Ablauf der Regeldauer berechtigterweise weitere Verbesserungen erwartet werden konnten.

Dieser Zusammenhang kann allerdings leider nicht dazu benutzt werden, um bei Beginn der Maßnahme die voraussichtliche Rehabilitationsdauer zu prognostizieren, da es sich hierbei um ein Merkmal handelt, das sich erst am Ende des Rehabilitationsprozesses herausstellt. In praktischer Hinsicht ist deshalb der aufgezeigte Zusammenhang nur insofern von Interesse, als er nachträglich zeigen kann, daß in den meisten Fällen eine Verlängerung auch zu einer Verbesserung der Funktionsdefizite geführt hat und insofern gerechtfertigt erscheint.

11.4 Zusammenfassung

Die Ergebnisse der Rehabilitation in den neurologischen Kliniken können dahingehend zusammengefaßt werden, daß bei etwa drei Viertel aller Patienten spürbare bis deutliche Verbesserungen der neurologischen Funktionsstörungen erzielt werden konnten. Bei den Patienten mit Einschränkungen der Fähigkeit zur Selbstversorgung konnte bei 40% eine ausgeprägte Verbesserung um 20 und mehr Barthel-Punkte und bei weiteren 20% eine leichte Verbesserung um 5-15 Punkte erreicht werden. Von den Patienten mit Pflegebedürftigkeit bei der Aufnahme schließlich konnten etwa 45% mit einer Allgemeinen Pflegestufe entlassen werden, die mindestens eine ganze Stufe niedriger lag als bei der Aufnahme.

In methodischer Hinsicht hat die Datenauswertung einige Probleme der eingesetzten Instrumente aufgezeigt. So vermag der Barthel-Index in seiner Kombination mit dem Früh-Reha-Index zwar die „Bodeneffekte" des konventionellen Barthel-Index, nicht aber seine „Deckeneffekte" zu vermeiden, die dazu führen, daß Behinderungen im Alltagsleben „jenseits" der basalen ADL-Fähigkeiten nicht abgebildet werden können. Für Patienten der Phasen D und E aber geht es primär um eben diese Behinderungen im Alltag, die wir mit den eingesetzten Meßinstrumenten nicht erfassen konnten. Diesem Mangel soll in der bereits angelaufenen Folgestudie durch den Einsatz des Patientenfragebogens IRES begegnet werden, der es dann ermöglichen wird, ebenso wie in den anderen Indikationsbereichen auch im neurologischen Bereich die mittel- und längerfristigen Auswirkungen der Rehabilitation zu dokumentieren.

Literatur

Abenhaim L, Bergeron AM (1992) Twenty years of randomized clinical trials of manipulative therapy for back pain: a review. Clin & Investigative Med 15: 527-535

Adams H, Davis P, Torner J, Grimsman K, Vande Berg J. The NIH Stroke Scale. http://www.vh.org/Providers/ClinGuide/Stroke/Scaleind.html

Angermann B, Deschler H (1992) Subsequent rehabilitation treatment after aortocoronary bypass – How often is reintegration into occupational life successful? Rehabilitation 31: 29-32

Angster H, Glonner R (1974) Medizinische und berufliche Rehabilitation Herzinfarktkranker durch umfassende Nachbetreuung. Landesversicherungsanstalt Oberbayern

Antmann EM, Lau J, Kupelnick B, Masteller F, Chalmers TC (1992) A comparison of results of meta-analyses of randomized control trials and recommendations of clinical experts. JAMA 268: 240-248

Assmann G, Berg A, Bidlingmaier F, Breddin HK, Breithard G, Faulhaber HD, Frankenberg H von, Gleichmann U, Halhuber MJ, Hanefeld M, Held K, Jaroß W, Keil U, Kruse-Jarres J, Oberritter H, Pudell U, Schaefer HE, Schuster HP, Wieland H (1993) Aktualisierte Hinweise für Primär- und Sekundärprävention der koronaren Herzkrankheit. Deutsches Ärzteblatt 90 (46, B): 2260-2270

Assmann G, Berg A, Breithardt G, Gleichmann U, Halhuber MJ, Keil U, Kochsiek K, Kruse-Jarres J, Lichtlen P, Schlierf G, Schwandt P, Weidemann H, Wisser H (1990) Nationale Cholesterin-Initiative – Ein Strategie-Papier zur Erkennung und Behandlung von Hyperlipidämien. Deutsches Ärzteblatt 87 (17): 1358-1382

Assmann G, Schule H (1993) Ergebnisse der prospektiven cardiovaskulären Münster (PROCAM) Studie. Deutsches Ärzteblatt 90 (42, B): 2057-2062

Astrand PO (1952) Experimental studies of working capacity in relation to sex and age. Copenhagen

Astrand PO (1961) Maximal oxygen uptake and heart rate in various types of muscular activity. J Appl Physiol 16: 977

Badura B, Grande G, Janssen H, Schott T (1995) Qualitätsforschung im Gesundheitswesen. Juventa, Weinheim

Badura B, Grande G, Schott T (1996) Längerfristige Wirkungen kardiologischer Rehabilitation. Betriebskrankenkasse 10: 486-494

Badura B, Kaufhold G, Lehmann H, Pfaff H, Schott T, Waltz M (1987) Leben mit dem Herzinfarkt – eine sozialmedizinische Studie. Springer, Berlin

Beck M, Eissenhauer W, Löffler H (1993) Rehabilitation heute. Die Reha-Studie Baden. G. Braun, Karlsruhe

Berg A, Frey I, Baumstark MW, Halle M, Keul J (1993) Sport und Lipide. Lipid aktuell 6(2): 1-9

Berg A, Halle M, Baumstark MW, Keul J (1994) Bedeutung der Lipoproteine bei der Pathogenese der KHK. Deutsches Ärzteblatt 91 (12, A): 822-830

Beutel M (1988) Bewältigungsprozesse bei chronischen Krankheiten. VCH, Weinheim

Biefang S, Potthoff P (1994) Assessmentverfahren für Rehabilitation. Ergebnisse einer Recherche deutschsprachiger Instrumente. Im Auftrag des VDR. Unveröffentl. Manuskript

Biefang S, Potthoff P, Schliehe F (1999) Assessmentverfahren für die Rehabilitation. Hogrefe, Göttingen

Bortz J (1984) Lehrbuch der empirischen Forschung. Springer, Berlin

Bortz J, Döring N (1995) Forschungsmethoden und Evaluation. 2. Aufl. Springer, Berlin

Boulay F, David P, Daviel PR, Bouprassa MG (1985) Work status and percutaneous transluminal coronary angioplasty. In: Walter PJ (Hrsg.) Return to work after coronary bypass surgery. Springer, Berlin, S 183-190

Broda M, Bürger W, Dinger-Broda A, Massing H (1996) Die Berus-Studie. Zur Ergebnisevaluation der Therapie psychosomatischer Störungen bei gewerblichen Arbeitnehmern. Westkreuz, Berlin

Buchwalsky R (1982) Längsschnittuntersuchungen mehrjähriger Bewegungstherapie nach Herzinfarkt. In: Weidemann H, Samek L (Hrsg.) Bewegungstherapie in der Kardiologie. Steinkopff, Darmstadt

Buchwalsky R, Bahls J, Pinno D, Caliman J (1977a) Auswirkungen eines körperlichen Trainings auf die Hämodynamik nach Herzinfarkt. Verh Dtsch Ges Inn Med 83: 2

Buchwalsky R, Bauer E, Tanczos P, Hubert H (1977b) Ist jeder Herzinfarkt trainierbar? Herz/Kreislauf 9: 622

Buchwalsky R, Hansen W, Blümchen G, Battke K, Barmeyer J, Reindell H (1974) Ergebnisse eines langjährigen, unterschiedlich intensiven kontrollierten Trainings anhand ergometrischer, hämodynamischer und arteriografischer Parameter. 13. Jahresvers d Schweizer Ges f Angiologie.

Budde H (1994) Die Wiesbadener Rückenschule. Empirische Untersuchungen zu den Effekten eines Programms aus orthopädischer Rückenschule und psychologischer Schmerzbewältigung in der stationären Rehabilitation von Patienten mit Rückenschmerzen. Lang, Frankfurt am Main

Budde HG, Keck M (1998) Längerfristige berufliche Reintegration von Versicherten der Arbeiterrentenversicherung nach stationärer kardiologischer Rehabilitation. In: Verband der Deutschen Rentenversicherungsträger (Hrsg.), Interdisziplinarität und Vernetzung. 7. Rehabilitationswissenschaftliches Kolloquium vom 10. bis 12. März (1997 in Hamburg. Frankfurt am Main: Herausgeber, S 397-399

Bührlen-Armstrong B, de Jager U, Schochat T, Jäckel WH (1998) Patientenzufriedenheit in der Rehabilitation muskuloskelettaler Erkrankungen – Einfluß von Merkmalen der Patienten, der Behandlung, des Meßzeitpunkts und Zusammenhang mit dem Behandlungsergebnis. Rehabilitation 37 (Suppl 1): S38-S46

Bulau P, Fuger J, Horn H (1994) Validating rehabilitation after stroke. Nervenarzt 65: 836-840

Bullinger HJ, Volkholz V, Betzl K, Köchling A, Risch W (1993) Alter und Erwerbsarbeit der Zukunft. Springer, Berlin

Bunte H, Hahmann HW, Hellwig N, Hau U, Becker D, Dyckmanns J, Keller HE, Schieffer HJ (1993) Effects of fenobriate on angiographically examined coronary atherosclerosis and left ventricular function in hypercholesterolemia patients. Atherosclerosis 98: 127-138

Campbell DT, Kenny DA (1999) A primer on regression artifacts. Guilford Press

Claros-Salinas D, Jeske A, Greitemann G (1999) Neurologische Berufstherapie an der Schnittstelle von medizinischer und beruflicher Rehabilitation. In VDR 1999, S 90ff

Clausing P. Die stationäre Rehabilitation aus Sicht der Rentenversicherung. BfA- Symposium Durbach, 03.12.1993

Cohen J (1992) A Power Primer. Psychological Bulletin 112: 155-159

Cremer P, Nagel D, Labrot B, Muche R, Elster H, Mann D, Seidel D (1991) Göttinger Risiko-, Inzidenz- und Prävalenzstudie (GRIPS). Springer, Berlin

Cytrynbaum S, Ginath Y, Birdwell J et al. (1979) Goal attainment scaling: a critical review. Evaluation Quarterly 3: 5-40

Danchin N, Juillière Y, Selton-Suty C, Vaillant G, Pernot C, Gilgengrantz JM, Villemont JP, Mathieu P, Cherrier F (1989) Return to work after percutaneous transluminal coronary angioplasty, a continuing problem. Europ Heart J 10 (Suppl): G54-G57

Deck R, Raspe HH (1992) Zur Messung des Leistungsvermögens bei rheumatischen Erkrankungen: Funktionsbehinderung, Schmerz, schmerzbezogene Kognitionen und Affekte. Versicherungsmedizin 55: 214-221

Di Fabio RP (1995) Efficacy of comprehensive rehabilitation programs and back school for patients with low-back-pain. A Metaanalysis. Physical Therapy 75: 865-878

Donat K (1994) Erhebliche Verminderung des koronaren Risikos durch vergleichsweise geringe Senkung des Serum-Cholesterins. Jatros Kardiologie 3 (7/8): 8-11

Downs JR, Clearfield M, Weis S, Whitney E, Shapiro DR, Beere PA, Langendorfer A, Stein EA, Kruyer W, Gotto AM (1998) Primary prevention of acute coronary events with Lovastatin in men and woman with average cholesterol levels – results of AFCAPS/TexCAPS. JAMA 279 (20): 1615-1622

Deutsche Herz-Kreislauf-Präventionsstudie (DHP) (1989) Programmreport 1989

Ehlers A, Margraf J (1993) Fragebogen zu körperbezogenen Ängsten, Kognitionen und Vermeidung – Manual. Beltz Test, Göttingen

Engel J-M, Meißner F (1996) Eignung des IRES-Fragebogens für die Routine in einer rheumatologischen Rehabilitationsklinik – Ergebnisse einer ersten Erprobung. In: VDR 1996, S 203-204

European Atherosclerosis Society (Study group) (1987) Strategies for the prevention of coronary heart disease: a policy statement of the European Atherosclerosis Society. Europ Heart J 8: 77-88

European Atherosclerosis Society (Study group) (1988) The recognition of hyperlipidaemia in adults: a policy statement of the European Atherosclerosis society. Europ Heart J 9: 571-600

Feldmeier U, Raspe HH (1996) Auf dem Weg zu einem einheitlichen Patientenfragebogen zu Sicherung der Ergebnisqualität in der medizinischen Rehabilitation – Ergebnisse aus einem Pretest. In: VDR 1996, S 76-77

Fliedner M (1996) Methodik und Ergebnisse eines bewegungstherapeutisch ausgerichteten Therapiekonzeptes bei Rückenschmerzen. In: VDR 1996: 336-337

Ford CV (1992) Illness as a lifestyle. The role of somatization in medical practice. Spine 17: 338-343

Franke G (1995) SCL-90-R: Die Symptom-Checkliste von Derogatis – Deutsche Version – Manual. Beltz Test, Göttingen

Frick MH (1987) Helsinki Heart-Study – primary prevention trial with Genofibroseil in middle aged men with dyslipidämia. New Engl J Med 317: 1237-1245

Gehring J, König W, Rance NW, Mathes P (1988) The influence of the type of occupation on return to work after myocardial infarction, coronary angioplasty and coronary bypass surgery. European Heart Journal 9 (Suppl): 109-114

Gelbhaar S, Klöss R, Scharf P, Gerdes N (1998) Improvement of motivation before inpatient psychosomatic rehabilitation. In: VDR 1998, S 435-436

Gerdes N (1993) Bewirken Reha-Maßnahmen eine Abnahme der Arbeitsunfähigkeit? Eine Fall-Kontroll-Studie. Thieme, Stuttgart

Gerdes N (1995) Unter- und Über-Inanspruchnahme von Reha-Maßnahmen: Anmerkungen zum Grundkonzept der Rehabilitation in der BRD. In: Hackhausen W, Rheindorf HJ, Wüsten B (Hrsg.) Aktuelle Entwicklungen in der Rehabilitation. Willy-Pitzer-Stiftung, Bad Nauheim, S 27-37

Gerdes N (1996) Multizentrische Reha-Studie 1992/93 der LVA Württemberg. Zusammenfassung der Studienergebnisse. Mitteilungen der LVA Württemberg 88: 110-117

Gerdes N (1998) Rehabilitationseffekte bei „zielorientierter Ergebnismessung". Ergebnisse der IRES-ZOE-Studie 1996/97. Deutsche Rentenversicherung 3-4/1998: 217-238

Gerdes N, Brusis J, Pollack H, Fliedner T (1993) Erste Ergebnisse der 'Multizentrischen Reha-Studie 1993/93'. Mitteilungen der LVA-Württemberg 85: 207-213

Gerdes N, Jäckel WH (1992) „Indikatoren des Reha-Status (IRES)" – Ein Patientenfragebogen zur Beurteilung von Rehabilitationsbedürftigkeit und -erfolg. Rehabilitation 31 (2): 73-79

Gerdes N, Jäckel WH (1995) Der IRES-Fragebogen für Klinik und Forschung. Rehabilitation 34: XIV-XXIV

Gerdes N, Zwingmann Ch, Bührlen B, Jäckel WH, Stier R, Zwingmann E (1998) Ein Theoriemodell der Rehabilitation. Unveröffentlichtes Manuskript. Hochrhein-Institut für Rehabilitationsforschung, Bad Säckingen

Gesundheitsökonomische Aspekte der Früherkennung von Herz-Kreislauf-Krankheiten (1991) Diskussionen und Empfehlungen des Sachverständigenkreises „Gesundheitsökonomie" beim Bundesminister für Forschung und Technologie. Bonn

Goebel G, Hiller W (1998) Tinnitus-Fragebogen (TF) – Manual. Ein Instrument zur Erfassung von Belastung und Schweregrad bei Tinnitus.

Goeminne HM, Faes K, Poelemanns KM, van der Mersch C, Brutsaert DL (1989) The effect of a cardiac rehabilitation program on a return to work. Archives Belges 47 (1-4): 70-72

Göttl KH, Maleitzke R, Gerdes N (1997) Vergleich zwischen einer 4-wöchigen und einer 3-wöchigen stationären Rehabilitation im Langzeitverlauf der chronischen Lumbalgie. In: VDR 1997. S 171-172

Gohlke H, Jarmatz H, Zaumseil J, Hasford J, Jansen C, Bestehorn K für die PROTECT-Studiengruppe (1999) Einfluß eines optimierten Schnittstellenmanagements auf die Langzeiteffektivität der kardiologischen Rehabilitation – eine prospektive, kontrollierte Studie. 26. wissenschaftliche Jahrestagung der Deutschen Gesellschaft für Prävention und Rehabilitation von Herz-Kreislauferkrankungen, Todtmoos

Gohlke H, Mathes P, Fleck E, Keil U, Rost R (1997) Empfehlungen zur umfassenden Risikoverringerung für Patienten mit koronarer Herzerkrankung. Herz/Kreislauf 29 (9)

Goldstein LB, Bertels C, Davis JN (1989) Interrater reliability of the NIH Stroke Scale. Archives of Neurology 46: 660-662

Gottheiner V (1964) Renaissance der Zivilisationskrankheiten und Wiederherstellung der Herz- und Gefäßleidenden durch maximale körperliche Übung. Rehabilitation 4: 173

Graham S, Reeder LG (1979) Social epidemiology of chronic diseases. In: Freeman HE, Levine S, Reeder LG (eds) Handbook of Medical Sociology. Prentice-Hall, Englewood Cliffs, NJ

Grande G, Schott T, Badura B (1999) Psychosoziale und medizinische Determinanten des langfristigen Rehabilitationsverlaufs bei kardiologischen Patienten. In Verband Deutscher Rentenversicherungsträger (Hrsg.), 8. Rehabilitationswissenschaftliches Kolloquium vom 8. bis 10. März 1999 auf Norderney. Reha-Bedarf – Effektivität – Ökonomie. WDV Wirtschaftsverlagsdienst, Bad Homburg, S 223-224

Grosse Holforth M, Grawe K (1999) What do Psychotherapy Clients want and does it make a Difference? – An Empirical Analysis. Paper presented on the 29th Annual Congress of the European Association for Behavioural and Cognitive Therapies (EABCT), Dresden

Günther Ch et al. (1997) Osteoporose aus somato-psycho-sozialer Sicht – Konsequenzen für die Rehabilitation. In: VDR 1997, S 278-279

Hahmann HW (1993a) Diagnostik von Fettstoffwechselstörungen bei koronarer Herzkrankheit. Fortschritte der Diagnostik 4 (3)

Hahmann HW (1993) Prognose durch Lipidsenkung verbessern? Therapiewoche 43 (32/33): 1672-1678

Halhuber MJ (1987) Grundlagen der Rehabilitation Koronarkranker. In: Kolenda KD (Hrsg.) 2. Holmer Kolloquium. Perimed Fachbuch, Erlangen, S 11-18

Hartmann A, Herzog T (1995) Varianten der Effektstärkenberechnung in Metaanalysen: Kommt es zu variablen Ergebnissen? Zeitschrift für Klinische Psychologie 24(4): 337-343

Hautzinger M, Bailer M, Worall H, Keller F (1994) Das Beck-Depressions-Inventar (BDI) – Manual. Huber, Bern

Hautzinger M, De Jong-Meyer R (1996) Themenheft Depression. Zeitschrift für klinische Psychologie 25(2)

Hedback BE, Perk J, Engvall J, Arekog NH (1990) Cardiac rehabilitation after coronary artery bypass grafting: effects on exercise performance and risk factors. Achieves of Physical Medicine & Rehabilitation 71(13): 1069-1073

Held K, Müller-Fahrnow W, Karoff M, Nowossadek E (1999) CARO – Die DGPR-Studie: Ergebnisse der Sekundärprävention. 26. wissenschaftliche Jahrestagung der Deutschen Gesellschaft für Prävention und Rehabilitation von Herz-Kreislauferkrankungen, Todtmoos

Hellerstein HK (1968) Exercise therapy in coronary disease. Bull NY Acad Med 44: 1028

Hellerstein HK, Hornstein ET, Goldberg AN, Dulando AG, Friedmann EK, Hirsch EZ, Marik S (1967) The influence of active conditioning upon subjects with coronary artery disease. Can Med Assoc J 96: 901

Heuft G, Senf W (1998) Praxis der Qualitätssicherung in der Psychotherapie: Das Manual zur Psy-BaDo. Thieme, Stuttgart

Heuft G, Senf W, Janssen PL et al. (1995) Praktikabilitätsstudie zur qualitativen und quantitativen Ergebnisdokumentation. Psychotherapie, Psychosomatik und Medizinische Psychologie 45: 303-309

Hiedl C, Schoof-Tams K, Welter FL (1997) Klinische Neuropsychologie. In: Welter FL, Schönle PW (Hrsg.) Neurologische Rehabilitation. Fischer, Stuttgart, S 142-153

Hollmann W (1962) Die klinische Bedeutung der Bewegungstherapie bei Herzkranken. Med Welt 21: 635

Hollmann W (1965) Körperliches Training zur Prävention und Rehabilitation von Herz-Kreislaufkrankheiten. Hippokrates, Stuttgart

Holmgren A (1956) Circulatory changes during muscular work in man with special reference to arterial and central venous pressure in systemic circulation. Scan J Clin Lab Invest 8(Suppl 24) 1-97

Jäckel WH (1999) Aktuelle Situation und Perspektiven der Rehabilitation bei muskuloskelettalen Krankheiten. Zeitschrift für ärztliche Fortbildung und Qualitätssicherung 93: 349-354

Jäckel WH, Bengel J (1997) Rehabilitationswissenschaftlicher Forschungsverbund Freiburg/Bad Säckingen: Zielorientierung in Diagnostik, Therapie und Ergebnismessung. Unveröffentlichtes Manuskript

Jäckel WH, Maier-Riehle B, Protz W, Gerdes N (1997) Peer-Review: Ein Verfahren zur Analyse der Prozeßqualität stationärer Rehabilitationsmaßnahmen. Die Rehabilitation 36: 224-232

Jäckel WH, Protz W, Maier-Riehle B, Gerdes N (1997) Qualitätsscreening im Qualitätssicherungsprogramm der gesetzlichen Rentenversicherung. Deutsche Rentenversicherung, 9-10/97: 575-591

Jacobson NS, Follette WC, Revenstorf D (1984) Psychotherapy Outcome Research: Methods for Reporting Variability and Evaluating Clinical Significance. Behavior Therapy 15: 336-352

Kallio V, Hämäläinen H, Hakkila J, Luurila OJ (1979) Reduction in sudden deaths by a multifactorial intervention program after acute myocardial infarction. Lancet 2: 1091

Kannel WB, Castelli WD, Gordon T (1979) Cholesterol in the predication of atherosclerotic disease. Intern Med 90: 85-91

Karoff M (1997) Prozeß- und Ergebnisqualität neuer Methoden zur Flexibilisierung einer kardiologischen Rehabilitationsbehandlung. Deutsche Hochschulnachrichten 1997: 1136

Karoff M (1999) Rehabilitationsverfahren im „Ennepetaler Modell". Herz 24(Suppl I): 67-72

Karoff M, Goedecker N (1993) Stufenweise Wiedereingliederung: Eine Möglichkeit, die Reintegration in das Berufsleben nach langer Krankheit zu fördern. Herz/Kreisl 2(7): 215-217

Karoff M, Held K, Müller-Fahrnow W, Grünbeck P (1999) CARO – die DGPR-Studie: Klinische Aspekte. 26. wissenschaftliche Jahrestagung der Deutschen Gesellschaft für Prävention und Rehabilitation von Herz-Kreislauferkrankungen, Todtmoos

Karvonen MJ (1963) Physiologische Grundlagen des Sports in Therapie und Rehabilitation unter besonderer Berücksichtigung des Gefäßsystems. Sportart 10: 225

Kazis LE, Anderson JJ, Meenan RF (1989) Effect sizes for interpreting changes in health status. Medical Care 27(Suppl): 178-189

Keel P, Perini Ch, Schütz-Petitjean D (1996) Chronifizierung von Rückenschmerzen: Hintergründe, Auswege. EULAR Verlag, Basel

Keitel W, Hoffmann H, Weber G, Krieger U (1971) Ermittlung der prozentualen Funktionsminderung der Gelenke durch einen Bewegungsfunktionstest in der Rheumatologie. Deutsches Gesundheitswesen 26: 1901-1903.

Kentala E (1972) Physical fitness and feasility of physical rehabilitation after myocardial infarction in men of working age. Am Clin Res 4(Suppl 9): 1

Kimmerle R, Wimmer T, Markus M, Heinemann L, Vester E, Berger M (1994) Untersuchung der Risikofaktoren bei hyperlipidämischen Patienten mit koronarer Herzkrankheit 1 Jahr nach PTCA. Z Kardiol 83: 9-15

Kiresuk TJ, Sherman RE (1968) Goal attainment scaling: a general method for evaluating comprehensive community mental health programs. Community Mental Health Journal 4: 443-453

Koch U, Gerdes N, Jäckel WH, Müller-Fahrnow W, Raspe H-H, Schian H-M, Schliehe F, Wallesch CW, Lotz W (1995) Verbundforschung – Vorschlag zu einer Förderinitiative. Deutsche Rentenversicherung 7-8/1995: 491-513

Kohlmann T, Raspe HH (1998) Zur Messung patientennaher Erfolgskriterien in der medizinischen Rehabilitation: Wie gut stimmen „indirekte" und „direkte" Methoden der Veränderungsmessung überein? Rehabilitation 37(Suppl 1): 30-37

Kohlmann T et al. (1997) Zur Messung der subjektiven Gesundheit in der medizinischen Rehabilitation: Ein Vergleich von Instrumenten zur patientenbezogenen Outcome-Messung bei muskulo-skelettalen Krankheiten. In: VDR 1997: S 136

Kordy H, Scheibler D (1984) Individuumsorientierte Erfolgsforschung: Erfassung und Bewertung von Therapieeffekten anhand individueller Behandlungsziele. Teil I: Gibt es in der

Ergebnisforschung eine „Lücke"? Zeitschrift für Klinische Psychologie, Psychopathologie und Psychotherapie 32(3): 218-233

Kubo H, Yano K, Hirai H, Yakubi S, Machii P (1992) Preventive effect of exercise training on recurrent stenosis after PTCA. Japanese Circulation Journal 56(5): 413-421

Kübler W (eingereicht) Statine-Primärprophylaxe der koronaren Herzkrankheit. 1. Seminar Aktuelle Kardiologie Bad Gastein 2000

Kübler-Nolde B, Maninger S, John J, Zöller BI (1997) Bisherige Erfahrungen mit der teilstationären Rehabilitation degenerativer Wirbelsäulen- und Gelenkerkrankungen. In: VDR 1997: S 64-65

Lavie CJ, Miloni RV, Littmann AB (1993) Bennefits of cardiac rehabilitation and exercise training in secondary coronary prevention in the elderly. Journal of the American College of Cardiology 22(3): 678-683

Law MR, Wald N, Thompson SG (1994) By how much and how quickly does reduction in serum cholesterol concentration lower risk of ischaemic heart disease? Brit Med J 308(6925): 367-372

Lienert GA (1969) Testaufbau und Analyse. PVU, Weinheim

LIPID-Study Group (1998) Prevention of cardiovascular events and death with pravastatin in patients with coronary heart disease and a broad range of initial cholesterol levels. N Engl J Med 339: 1349-1357

Mark DB, Laun LC, Lee KL, Clapp-Channing NE, Williams RB, Pryor DM, Califf RM, Hlatky MA (1992) Identification of patients with coronary disease at light risk for loss of employement. Circulation 86: 1485-1494

Mathes P (1987) Rehabilitation – Die konservative Alternative. Herz & Gefäße 7(2): 73

May GS, Eberlein KA, Furberg CS, Passamani ET, Demets DL (1982) Secondary prevention after myocardial infarct a review of long-term trials. Prog Cardiovasc Dis 24: 331

Mc Gee HM, Graham T, Crowe B, Horgan JH (1993) Return to work following coronary artery bypass surgery or percutaneous transluminal coronary angioplasty. European Heart Journal 14(5): 623-628

Meier B, Chaves U, Segesser L, Faidutti B, Rutishauser W (1985) Vocational rehabilitation after coronary angioplasty and coronary surgery. In: Walter PJ (Hrsg.) Return to work after coronary bypass surgery. Springer, Berlin, S 171-176

Meier RK, Disse O, Knörzer J (1999) Berufliche Orientierung in der Medizinischen Rehabilitation der Rentenversicherung. In: VDR 1999, S 100-101

Mellerowicz H (1956) Vergleichende Untersuchungen über das Ökonomieprinzip des trainierten Kreislaufs und seine Bedeutung für die präventive und rehabilitive Medizin. Arch Kreisl Forsch 24: 70

Mestel R (1994) Nachuntersuchungen an 408 Patient/innen der psychosomatischen Klinik Grönenbach, Haus II (1983-1992) Unveröffentlichter Bericht. Kliniken Grönenbach

Mestel R (1998) Normierungen und Itemanalysen für SCL-90-R, BSI, BDI, GT, IIP, VEV, SASB. Unveröffentlichtes Arbeitspapier. Kliniken Grönenbach

Mestel R, Klingelhöfer J, Stauss K (1999) Abhängigkeit des Therapieerfolgs von der Art des Instrumentes und der Art der Erfolgsmessung bei depressiven Patienten. Fortschritte der Neurologie, Psychiatrie 67(Sonderheft 1)

Mestel R, Neeb K, Hauke B, Klingelhöfer J, Stauss K (2000) Zusammenhänge zwischen der Therapiezeitverkürzung und dem Therapieerfolg bei depressiven Patienten. In: Bassler, M (Hrsg.) Empirische Forschung in der stationären psychosomatischen Rehabilitation. Psychosozial, Gießen

Metzger D, Zwingmann Ch, Gerdes N, Jäckel WH (1996) SF-36 und IRES im Vergleich: Patientenseitige Erfassung des Reha-Erfolges bei chronischen Rückenschmerzen. In: VDR 1996, S 55-56

Müller-Fahrnow W (1994) Die Berliner KHK-Studie – eine empirische Untersuchung zur Versorgungsphase I-III bei koronarer Herzkrankheit. In: Müller-Fahrnow W (Hrsg.) Medizinische Rehabilitation. Juventa, Weinheim, S 145-180

Müller-Fahrnow W (1994a) Stationäre kardiologische Reha-Behandlung in Verbindung mit der ambulanten Herzgruppe – lebensverlängernd? Ergebnisse aus der Berliner KHK-Studie. 10. Interdisziplinäre Jahrestagung DGPR, Ennepetal)

Müller-Fahrnow W, Karoff M, Held K, Spyrak (1999) CARO – die DGPR-Studie als Instrument eines multizentrischen Qualitätsmanagements (MCQM). 26. Wissenschaftliche Jahrestagung der Deutschen Gesellschaft für Prävention und Rehabilitation von Herz-Kreislauferkrankungen, Todtmoos

Naughton J (1992) Exercise training for patients with coronary artery disease. Cardiac rehabilitation revisited. Sports Medicine 14(5): 304-319

Neumer S, Margraf J (1996) Kosten-Effektivitäts- und Kosten-Nutzen-Analyse. In: Margraf J (Hrsg.) Lehrbuch der Verhaltenstherapie. Band 1: Grundlagen, Diagnostik Verfahren und Rahmenbedingungen. Springer, Berlin

Niederhauser HU (1993) Möglichkeiten zur Beeinflussung der Risikofaktoren. In: Saner H (Hrsg.) Kardiale Rehabilitation. Thieme, Stuttgart, S 130-146

Niesten-Dietrich U, Simon G, Blome G, Schulte H, Schmidt A, Assmann G (1994) Wirkungen eines Geh-, Lauf- und Krafttrainings auf Leistungsfähigkeit und Fettstoffwechselparameter. Deutsche Zeitschrift für Sportmedizin 45(1): 18-30

Nowack U (1997) Katamnestische Ergebnisse bei Psychosomatischen Patienten, Eßgestörten und Patienten mit Persönlichkeitsstörungen und Substanzabhängigkeiten. Unveröffentlichte Diplomarbeit. Universität Marburg

Nübling R, Puttenhöfer J, Wittman WW, Schmidt J, Wittich A (1995) Evaluation psychosomatischer Heilverfahren – Ergebnissse einer Katamnesestudie. Rehabilitation 34: 74-80

O'Connor G, Buring J, Yusuf S, Goldhammer S, Olmstead E, Pfaffenberger R, Hennekens C (1989) An overview of randomized trials rehabilitation with exercise after myocardial infarction. Circulation 80(2): 234-244

Oldridge NB, Guyatt GH, Fisher NE, Rimm AA (1988) Cardiac rehabilitation after myocardial infarction. Combined experience of randomised trials. JAMA 260: 945-950

Ornish D (1998) Intensive lifestyle changes for reverse of coronary artery disease. JAMA 280: 2001-2007

Ornish D, Brown SE, Scherwitz LW, Billings JH, Armstrong WT, Ports TA, McLanahan SM, Kirkeeide RL, Brand RJ, Gould KL (1990) Can lifestyle changes reverse coronary heart disease? Lancet 336: 129-133

Palatsi J (1976) Feasibility of physical training after myocardial infarction and ist effects on return to work, morbidity und mortality. Acta Med Scand 599(Suppl): 7-84

Persson H, Bartmuß R, Nutzinger DO (1999) Konzept des arbeitsweltbezogenen Behandlungsansatzes START im Rahmen einer stationären psychosomatischen Heilbehandlung und Zwischenergebnisse aus der modellhaften Erprobung – Zwischenergebnisse einer mehrjährigen katamnestischen Studie. In: VDR 1999, S 88ff

Radtke HJ, Hahn C, Roskamm H, Schmuzinger M (1981) Myocardial revascularisation in patients under 40 years of age. In: Roskamm H (Hrsg.) Myocardial infarction at young age. Springer, Berlin

Rauch B, Kaiser AM, Myrtek M (1998) Work resumption after myocardial infarction or bypass surgery. 6. European Congress on research in rehabilitation, Congress Proceedings. VDR 1998, S 76-77

Rauscha F, Müller C, Kiss H, Mlczoch J, Schuster J, Weber H, Kalimann J (1988) Return to work following myocardial infarction. Wiener Klinische Wochenzeitschrift 100 (18): 605-610

Reindell H, Klepzig H, Musshoff K (1953) Anpassungsvorgänge des gesunden und kranken Herzens. Verh Dtsch Ges Inn Med 59: 274

Reindell H, Klepzig H, Musshoff K, Kirchoff W, Steim H, Moser F, Frisch P (1957) Neuere Untersuchungsergebnisse über Beziehungen zwischen Größe und Leistungsbreite des gesunden Herzens, insbesondere des Sportherzens. Dtsch Med Wschr 82: 613

Reindell H, Klepzig H, Steim H, Musshoff K, Roskamm H, Schildge E (1960) Herz- Kreislaufkrankheiten und Sport. Barth, München

Reindell H, Weyland R, Klepzig H, Kirchoff W (1955) Kreislaufregulation. Thieme, Stuttgart

Reindell H, Weyland R, Klepzig H, Musshoff K, Schildge E (1954) Das Sportherz. Ergeb Inn Med Kinderheilk 5: 306

Robitaille NM, Desaulmers D, Beaupré MA, Habel C, Bourgeois A, Leblanc MH, Vaillancourt L (1985) Rehabilitation after aortocoronary bypass and return to work. Canadian Journal of Surgery 28(4): 338-340

Rodis E, Shapira I, Miller HI, Yakirevich V, Vidue BA (1985) Work status after coronary bypass operation. Journal of Cardiovascular Surgery 26(3): 228-230

Roecken S, Weis J (1987) Erfahrungen bei der Anwendung von Goal Attainment Scaling (GAS) in der Evaluation einer psychiatrischen Übergangseinrichtung. Zeitschrift für Klinische Psychologie 16(2): 158-173

Román O, Gutirrez M, Luksic I, Chavez E, Camuzzi AL, Villalón E, Klenner C, Cumsille F (1983) Cardiac rehabilitation after acute myocardial infarction. 9-year controlled follow-up study. Cardiology 70: 223

Roskamm H (1964) Die Bedeutung der körperlichen Aktivität in Prophylaxe und Therapie von Herz- und Kreislauferkrankungen. Habilitationsschrift, Universität Freiburg

Sacks FM, Pfeffer MA, Moye LA, Rouleau JL, Rutherford JD, Cole TG, Brown L, Warnica LW, Arnold JMO, Wun CC, Davin BR, Braunwald E (1996) for the cholesterol and recurrent events trial investigators. The New Engl J of Med 335(14): 1001-1009

Samuelson OG, Wilhelmson LW, Anderson OK, Pennert KM, Berglund GL (1987) Cardiovascular morbidity in relation to change in blood pressure and serum cholesterol levels in treated hypertension. Results for the primary prevention trial in Göteborg, Sweden. JAMA 258: 1768-1776

Saner H (1993) Spezielle Aspekte der Rehabilitation bei älteren Patienten. In: Saner H (Hrsg.) Kardiale Rehabilitation. Thieme, Stuttgart, S 179-192

Scandinavian-Simvastatin-survival-Studiengruppe (1994) Randomisierte Studie zur Cholesterinsenkung an 4.444 Patienten mit koronarer Herzkrankheit: The Scandinavian Simvastatin survival Study (4S). Lancet 344(8934): 1383-1390

Schauenburg H, Strack M (1998) Die Symptom Checklist 90 R (SCL-90-R) zur Darstellung von statistisch- und klinisch-signifikanten Psychotherapieergebnissen. Psychotherapie, Psychosomatik und medizinische Psychologie 47: 257-264

Scherwitz LW, Brusis OA, Kesten D, Safian PA, Hasper E, Berg A, Siegrist J (1995) Lebensstiländerung bei Herzinfarktpatienten im Rahmen der stationären und ambulanten Rehabilitation. Ergebnisse einer deutschen Pilotstudie. Z Kardiol 84. 216-221

Schliehe F (1994) Das Qualitätssicherungsprogramm der gesetzlichen Rentenversicherung – Perspektiven und Ziele. Deutsche Rentenversicherung: 745-750

Schliehe F, Haaf H-G (1996) Zur Effektivität und Effizienz der medizinischen Rehabilitation. Deutsche Rentenversicherung: 666-689

Schmidt J (1991) Evaluation einer psychosomatischen Klinik. Verlag für Akademische Schriften, Frankfurt am Main

Schmitz N, Davies-Osterkamp S (1997) Klinische und statistische Signifikanz – diskutiert am Beispiel der Symptom Check Liste (SCL-90-R). Diagnostica 43(1): 80-96

Schönle PW (1997) Frühe Phasen der Neurologischen Rehabilitation: Differentielle Schweregradbeurteilung bei Patienten in der Phase B und C. In: Welter FL, Schönle PW (Hrsg.) Neurologische Rehabilitation. Fischer, Stuttgart, S 330-334

Schönle PW, Welter FL, Vornholt K-H (1997) Flexibilisierung von Rehabilitationsleistungen in der Neurologie. In: Welter FL, Schönle PW (Hrsg.) Neurologische Rehabilitation. Fischer, Stuttgart, S 334-344

Scholz BO (1989) Therapieplanung des Einzelfalles – Voraussetzungen, Methoden, Anwendungen. In: Petermann F (Hrsg.) Einzelfallanalyse. Oldenbourg, München, S 264-283

Schott T (1996) Rehabilitation und die Rückkehr zur Arbeit. Determinanten subjektiver Entscheidungsprozesse. 6. Rehabilitationswissenschaftliches Kolloquium Bad Säckingen (Kongreßband). VDR 1996, S 317-318

Schubmann R, Zwingmann Ch, Blessing-Hummel H, Hopfenzitz P, Hölz G (1999) Psychosoziale Aspekte bei Adipositas: Patientenprofile vor und nach stationärer Rehabilitation. Präv.-Rehab. 11: 123-133

Schubmann R, Zwingmann Ch, Graban I, Hölz G (1997) Ergebnisqualität stationärer Rehabilitation bei Patienten mit Adipositas. Deutsche Rentenversicherung 9-10/1997: 604-625

Schuler G, Hambrecht R (1998) Die Rolle der Rehabilitation – Sekundärprävention der koronaren Herzerkrankung. Dtsch Ärzteblatt 95. J. 20: 1233-1240

Schuler G, Hambrecht R, Schlierf G, Grunze M, Methfessel S, Hauer K, Kübler S (1992) Myocardial perfusion and regression of coronary artery disease in patients on a regimen of intensive physical exercise und low fat diet. Journal of the American College of Cardiology 19(1): 34-42

Schuler G, Hambrecht R, Schlierf G, Niebauer J, Hauer K, Neumann J, Hoberg E, Drinkmann A, Bacher F, Grunze M, Kübler W (1992) Regular physical exercise and low- fat-diet-effects on regression of coronary artery disease. Circulation 86(1)

Schulz H, Lotz-Rambaldi W, Koch U, Jürgensen R, Rüddel H (1999) 1-Jahres-Katamnese stationärer psychosomatischer Rehabilitation nach differentieller Zuweisung zu psychoanalytisch oder verhaltenstherapeutisch orientierter Behandlung. Psychotherapie, Psychosomatik, Medizinische Psychologie 49: 114-130

Schuntermann MF (1995) Hinweise auf Bewertungsinstrumente zur Qualitätssicherung in der Rehabilitation – Blatt 2: Der IRES-Fragebogen für Klinik und Forschung. Vorwort. Rehabilitation 34: XIII

Schuntermann MF (1995a) Hinweise auf Bewertungsinstrumente zur Qualitätssicherung in der Rehabilitation – Blatt 7. Erfassung der gesundheitsbezogenen Lebensqualität mit dem SF-36 Health Survey. Vorwort. Rehabilitation 35: XVII-XVIII

Seer P, Weidemann H (1984) Raucherentwöhnung bei Koronarpatienten. Herz u. Gefäße 8: 447-458

Seidel D (1993) Risikofaktoren der Atherogenese: Mechanismen ihrer Wirkung und klinische Bewertung. Deutsches Ärzteblatt 90(36): 1714-1723

Shephard RJ (1983) The value of exercise in ischemic heart disease: A cumulative analysis. J Cardiac Rehabil 3: 294

Shephard RJ, Cobbe SM, Ford J, Isles CK, Lorimer AR, Macfarlane PW, McKillop JH, Packard CJ (WOSCAP-study group) (1995) N Engl J Med 333: 1301-1307

Siegrist K, Broer M (1993) Erwerbsstatus von Männern im mittleren Alter 2-6 Jahre nach erstem Herzinfarkt und Anschlußheilbehandlung in Abhängigkeit von medizinischen, psychologischen und soziologischen Faktoren. Herbsttagung DGPR, Bad Münster

Stallmann M (1996) Statistisch-methodische Anmerkungen zum epidemiologischen Arbeitsunfähigkeitstrend. Gesundheitswesen 58: 303-310

Stocksmeier U (1973) Einige Zwischenergebnisse der Höhenrieder Längsschnittstudie an Herzinfarktpatienten. In: Roskamm H, Reindell (Hrsg.): Langzeittherapie und Rehabilitation des chronisch kranken Herzens. Verlag Mannheimer Morgen, Mannheim

The European Society of Cardiology (1992) Long-term comprehensive care of cardiac patients. Recommendations by the working group on rehabilitation. European Heart Journal 13(Suppl C)

The Lipid Research Clinics coronary primary prevention trial (LRC-CPPT) (1984) Results 1, reduction on incidence of coronary heart disease. JAMA 251: 351-364

Thiel A, Paul Th (1988) Entwicklung einer deutschsprachigen Version des Eating-Disorder-Inventory (EDI). Zeitschrift für Differentielle und Diagnostische Psychologie

Tunstall-Pedoe H (1999) Contribution of trends in survival on coronary-events rates to changes in coronary heart disease mortality: 10-year results from 37 WHO MONICA project population. Lancet 353: 1547-1557

Vallbracht C, Kober C, Scherer D, Kaltenbach M (1985) Return to work after coronary angioplasty. In: Walter PJ (Hrsg.) Return to work after coronary bypass surgery. Springer, Berlin, S 177-182

VDR Verband Deutscher Rentenversicherungsträger (Hrsg.) (1991a) Kommission zur Weiterentwicklung der Rehabilitation in der gesetzlichen Rentenversicherung. Abschlußberichte – Band III, Teilband 3: Rehabilitation bei neurologischen Erkrankungen: Allgemeines Rehabilitationskonzept, Problemfelder und Lösungsansätze. VDR, Frankfurt, S 829-910

VDR Verband Deutscher Rentenversicherungsträger (Hrsg.) (1991b) Kommission zur Weiterentwicklung der Rehabilitation in der gesetzlichen Rentenversicherung. Abschlußberichte – Band VI Arbeitsbereich „Wissenschaft und Forschung". VDR, Frankfurt am Main

VDR Verband Deutscher Rentenversicherungsträger (Hrsg.) (1996) 6. Rehabilitationswissenschaftliches Kolloquium – Evaluation in der Rehabilitation – vom 4.-6. März 1996 in Bad Säckingen (DRV-Schriften Bd. 6). VDR, Frankfurt am Main.

VDR Verband Deutscher Rentenversicherungsträger (1996a) Rahmenkonzept zur medizinischen Rehabilitation in der gesetzlichen Rentenversicherung. Empfehlungen des Verbandes Deutscher Rentenversicherungsträger. DRV 10-11/1996: 633-665

VDR Verband Deutscher Rentenversicherungsträger (Hrsg.) (1997) 7. Rehabilitationswissenschaftliches Kolloquium – Interdisziplinarität und Vernetzung – vom 10.-12. März 1997 in Hamburg (Abstractband). VDR, Frankfurt am Main

VDR Verband Deutscher Rentenversicherungsträger (Hrsg.) (1998) 6th. European Congress on Research in Rehabilitation. May 31 – June 4 1998 in Berlin. Congress Proceedings. DRV-Schriften Band 10. VDR, Frankfurt am Main

VDR Verband Deutscher Rentenversicherungsträger (Hrsg.) (1999) 8. Rehabilitationswissenschaftliches Kolloquium – Reha-Bedarf – Effektivität – Ökonomie – vom 8.-10. März 1999 auf Norderney. Tagungsband. DRV-Schriften Band 12. VDR, Frankfurt am Main

Vermeulen A, Lie KI, Durrer D (1983) Effects of cardiac rehabilitation after myocardial infarction: Changes in coronary risk factors and long term prognosis. Am Heart J 105:

Völler7℞ Gohlke H, Hahmann H, Klein G, Rombeck B, Binting S, Willich SN für die PIN-Studiengruppe (im Druck). Auswirkung stationärer Rehabilitation auf kardiovaskuläre Risikofaktoren bei Patienten mit koronarer Herzkrankheit. Deutsche Med Wochenschrift

Vogel H, Tuschhoff T (1994) Die Erfassung von Behandlungsergebnissen in der Rehabilitation. Mitteilungen der LVA Württemberg 86(4): 139-144

Wagner H (1977) Fehlerquellen bei Kurerfolgsbeurteilungen mittels Arbeitsausfallzeiten wegen Krankheit. Zeitschrift für Physiotherapie 29: 315-338

Weidemann H (1984) Leitfaden zur beruflichen Wiedereingliederung und Berentung des Koronarkranken. Steinkopff, Darmstadt

Weidemann H (1990a) Anschlußheilbehandlung bei kardiologischer Indikation. Perfusion 4: 144-158

Weidemann H (1990b) Gesundheitserziehung in der kardiologischen Rehabilitation. Prävention 13(2): 48-51

Weidemann H (1996a) Kardiologische Rehabilitation – Eine orientierende Übersicht. Z ärztl. Fortbild 90: 479-486

Weidemann H (1996b) Qualitätskontrolle von Rehabilitation und Sekundärprävention nach PTCA und ACVB. Steinkopff, Darmstadt

Weidemann H, Campagnolo J, Heimendahl J, Elsässer D, Meyer K, Schuon J (1992) Qualitätssicherung der Rehabilitation Herzkranker – retrospektive Pilotstudie zur Evaluation kardiologischer Parameter der Effizienz von Anschlußheilbehandlungen (AHB). Steinkopff, Darmstadt

Weidemann H, Draeger R (1974) Die Bewegungstherapie mit Herzinfarktpatienten in einem Rehabilitationszentrum. Z Krankengym 2: 39

Weidemann H, Fingerg J (1983) Mehrjährige Verlaufsbeobachtungen der medizinischen und beruflichen Rehabilitation bei Frauen im Vergleich zu Männern. Herz/Kreislauf 3

Weidemann H, Gerdes N, Halhuber C, Undeutsch K, Schering C, Zwingmann E (1999) Ergebnisse der stationären Rehabilitation von Herzkranken im Rahmen einer prospektiven, therapiezielorientierten Studie (PROTOS-Studie) zur Messung von kurz-, mittel- und längerfristigen Reha-Effekten mit validierten Untersuchungsinstrumenten. Perfusion 12(4): 162-168

Weidemann H, Halhuber MJ, Gering J, Keck M, Mathes P, Hofmann H, Brusis O, Held K (1991) Die Komponenten einer umfassenden kardiologischen Rehabilitation in der Phase II nach WHO. Herz/Kreislauf 10

Weidemann H, König K (1996) Grundlagen, Organisation und Durchführung der Rehabilitation von Herzkranken. In: Roskamm H, Reindell H. Herzkrankheiten- Pathophysiologie, Diagnostik, Therapie. 4. Auflage. Springer, Berlin, S 1575-1595

Weidemann H, Martin M, Gerdes N, Chrostek M (1994) PTCA und ACVB: Rehabilitation nach Intervention – Vergleichsuntersuchung an 308 matched pairs. Perfusion 7(12): 449-461

Weidemann H, Martin M, Gerdes N, Chrostek M, Büttner A, Schuon J (1996) Qualitätskontrolle von Rehabilitation und Sekundärprävention nach PTCA und ACVB. Steinkopff, Darmstadt

Weidemann H, Meyer K (1991) Lehrbuch der Bewegungstherapie mit Herzkranken – Pathophysiologie, Trainingslehre, Praxis. Steinkopff, Darmstadt

Weidemann H, Seer P, Hildebrand N, Bruhn T, Best S (1987) Gesundheitstraining in einer Rehabilitationsklinik. Herz u. Gefäße 7

Welter FL, Schönle PW (Hrsg.) (1997) Neurologische Rehabilitation. Fischer, Stuttgart

Wilhelmsen L, Sanne H, Elmfeedt D, Grimby G, Tibblin G, Wedel H (1975) A controlled trial of physical training after myocardial infarction. Effects on risk factors, nonfatal reinfarction and death. Prev med 4: 491

Wittmann WW, Held M, Rudolf A, Schulze R (1996) Gutachten über die Programmevaluations-Studie der Klinik für psychosomatische Medizin in Grönenbach. Universität Mannheim, Lehrstuhl für Psychologie II, Mannheim

Zielke M (1993) Wirksamkeit stationärer Verhaltenstherapie. Weinheim: Psychologie Verlags Union

ANHANG 1

PATIENTENFRAGEBOGEN

„INDIKATOREN DES REHA-STATUS"
IRES

(Vers. 2.1)

Indikatoren des Reha-Status
("IRES" Version 2.1)

Fragebogen

„Gesundheit in Beruf und Alltagsleben"

Alle Rechte der Fragebogengestaltung:
Dr. N. Gerdes, Prof. Dr. W. Jäckel
Hochrhein-Institut, Bergseestr. 61
79713 Bad Säckingen

Wie wird's gemacht ?

- **Bitte füllen Sie den Fragebogen aus,
  indem Sie in die kleinen Kästchen ein K r e u z machen:**

  Beispiel 1: Geschlecht: männlich .... ☒
  weiblich .... ☐

  Beispiel 2:

	Nie	Selten	Oft	Immer
Wie oft während des letzten Monats haben Sie sich über Dinge gefreut, die Sie getan haben?	☐	☐	☒	☐

- **oder dort, wo es erforderlich ist, Z a h l e n eintragen**

  Beispiel: Alter .... |5|2| Jahre

- **in die umrandeten Felder T e x t schreiben**

  Beispiel: Was für Schmerzen sind das?

  Kopfschmerzen

- **Gehen Sie der Reihe nach vor, Frage für Frage. Überspringen Sie eine oder mehrere Fragen also nur dann, wenn im Text ausdrücklich darauf hingewiesen wird.**

  Beispiel: **Frage 19:**

  Leben Sie allein oder in einer festen Partnerschaft?

  Lebe allein .... ☒ ➔ *Sie springen auf Frage 22!*

  Lebe in einer festen Partnerschaft .... ☐

- **Am Ende des Bogens werden Sie gefragt, wie lange Sie zum Ausfüllen gebraucht haben. Merken Sie sich deshalb bitte die Zeit, wenn Sie mit dem Ausfüllen beginnen.**

Ihre Gesundheit

1. **Wie stark achten Sie im allgemeinen auf Ihre Gesundheit?**

   Sehr stark .... ☐ 1
   Stark .... ☐ 2
   Mittelmäßig .... ☐ 3
   Weniger stark .... ☐ 4
   Gar nicht .... ☐ 5

2. **Welche Meinung haben Sie darüber, wie sehr man seinen eigenen Gesundheitszustand beeinflussen kann?**

   Man kann selbst...
   sehr viel .... ☐ 1
   viel .... ☐ 2
   einiges .... ☐ 3
   wenig .... ☐ 4
   nichts .... ☐ 5

   tun, um seinen Gesundheitszustand zu erhalten oder zu verbessern.

3. **Wie würden Sie Ihren gegenwärtigen Gesundheitszustand beschreiben?**

   Sehr gut .... ☐ 1
   Gut .... ☐ 2
   Zufriedenstellend .... ☐ 3
   Weniger gut .... ☐ 4
   Schlecht .... ☐ 5

4. **Wieviel Kilogramm wiegen Sie ohne Bekleidung?**

   ☐☐☐ kg

5. **Und wie groß sind Sie?**

   ☐☐☐ cm

6. Wie Sie wahrscheinlich wissen, gibt es bestimmte Dinge, die als „Risikofaktoren", d.h. als schädlich für die Gesundheit betrachtet werden. Die meisten Menschen haben einen oder mehrere Risikofaktoren. Welche der folgenden Risikofaktoren liegen bei Ihnen vor?

	Ja (1)	Nein (2)	Weiß nicht (3)	
Rauchen	☐	☐	☐	6
Übergewicht	☐	☐	☐	7
Zu wenig Bewegung	☐	☐	☐	8
Zu viel Streß und Hektik	☐	☐	☐	9
Öfter einmal zuviel Alkohol	☐	☐	☐	10
Zu viele Medikamente, die nicht wirklich nötig wären (Beruhigungsmittel, Schlafmittel, Schmerzmittel)	☐	☐	☐	11
Zu hohes Cholesterin	☐	☐	☐	12
Zucker	☐	☐	☐	13
Zu hoher Blutdruck	☐	☐	☐	14

7. Bitte kreuzen Sie an, was für Sie zutrifft:

	Nie (1)	Manchmal (2)	Oft (3)	Immer (4)	
Ich kann schlecht einschlafen	☐	☐	☐	☐	15
Ich habe einen unruhigen Schlaf	☐	☐	☐	☐	16
Ich wache nachts mehrmals auf	☐	☐	☐	☐	17
Ich wache morgens zu früh auf	☐	☐	☐	☐	18

8. An wie vielen Tagen waren Sie in den letzten vergangenen 12 Monaten so krank, daß Sie Ihrer gewöhnlichen Tätigkeit (in Beruf oder Haushalt) nicht nachgehen konnten?

ca. ☐☐ Tage   19

An keinem Tag ☐ 0

9. Wie oft haben Sie schon an einer Reha-Maßnahme oder Kur teilgenommen?

Vor der jetzigen Kur nie .... ☐ 0

☐☐ mal vor der jetzigen Kur

10. Wie stark leiden Sie unter den folgenden Beschwerden?

Bitte in jede Zeile ein Kreuz!

	Stark	Mäßig	Kaum	Gar nicht
	1	2	3	4
Kurzatmigkeit	☐	☐	☐	☐
Schwächegefühl	☐	☐	☐	☐
Stiche, Schmerzen oder Ziehen in der Brust	☐	☐	☐	☐
Druck- oder Völlegefühl im Leib	☐	☐	☐	☐
Mattigkeit	☐	☐	☐	☐
Reizbarkeit	☐	☐	☐	☐
Grübelei	☐	☐	☐	☐
Starkes Schwitzen	☐	☐	☐	☐
Kreuz- oder Rückenschmerzen	☐	☐	☐	☐
Innere Unruhe	☐	☐	☐	☐
Schwindelgefühl	☐	☐	☐	☐
Nacken- oder Schulterschmerzen	☐	☐	☐	☐

11. Wie oft haben Sie folgende Beschwerden?

	Nie	Manchmal	Oft	Immer
	1	2	3	4
Husten tagsüber	☐	☐	☐	☐
Husten nachts	☐	☐	☐	☐
Auswurf	☐	☐	☐	☐

12. Bitte kreuzen Sie an, ob Sie unter einer oder mehreren der folgenden Beschwerden leiden:

	Nie 1	Manch- mal 2	Oft 3	Immer 4	
Werden Sie kurzatmig oder bekommen Sie Herzschmerzen, wenn Sie ganz ruhig sitzen oder liegen?	☐	☐	☐	☐	36
Werden Sie kurzatmig oder bekommen Sie Herzschmerzen, wenn Sie in normalem Schritt ein Stockwerk hoch Treppen steigen?	☐	☐	☐	☐	37
Werden Sie kurzatmig oder bekommen Sie Herzschmerzen, wenn Sie bergan gehen oder wenn Sie auf ebener Strecke schnell gehen?	☐	☐	☐	☐	38

13. Bitte kreuzen Sie an, was für Sie zutrifft:

	Nie 1	Manch- mal 2	Oft 3	Immer 4	
Haben Sie Gelenkbeschwerden in den Hüften, Beinen oder Füßen?	☐	☐	☐	☐	39
Haben Sie Gelenkbeschwerden in den Schultern, Armen oder Händen?	☐	☐	☐	☐	40
Haben Sie Schmerzen im Nacken, im Kreuz oder anderen Stellen des Rückens?	☐	☐	☐	☐	41

14. Bitte kreuzen Sie an, was für Sie zutrifft:

	Ja 1	Nein 2	
Namen vergesse ich öfter als früher	☐	☐	42
Ich kann mich nicht mehr so gut konzentrieren	☐	☐	43
Ich begreife manches langsamer als früher	☐	☐	44
Erledigungen vergesse ich öfter als früher	☐	☐	45

15. Wie häufig leiden Sie unter Schmerzen?

So gut wie nie .... ☐ 1
Selten .... ☐ 2
Ein paarmal im Monat................. ☐ 3
2-3 mal pro Woche..................... ☐ 4
(Fast) jeden Tag .... ☐ 5

Was für Schmerzen sind das?

[   ]

Und wie stark sind diese Schmerzen?

Ich habe keine Schmerzen.................. ☐ 1
Eher leicht.. ☐ 2
Störend, aber zu ertragen .... ☐ 3
Gerade noch zu ertragen .... ☐ 4
Unerträglich... ☐ 5

16. An wie vielen Tagen in den <u>letzten 4 Wochen</u> hatten Sie Schmerzen?

An [ ][ ] Tagen in den letzten 4 Wochen

17. Wie stark fühlen Sie sich durch Ihre Schmerzen im täglichen Leben beeinträchtigt?

Ich habe keine Schmerzen.................. ☐ 1
leicht beeinträchtigt............................. ☐ 2
ziemlich beeinträchtigt......................... ☐ 3
stark beeinträchtigt .... ☐ 4
sehr stark beeinträchtigt...................... ☐ 5

Familie, Freunde und Bekannte

**18. Wie viele Personen leben ständig in Ihrem Haushalt, Sie selbst mitgerechnet?
Zählen Sie dabei bitte auch die Kinder mit!**

Insgesamt ☐☐ Person(en)   51

davon ☐☐ Person(en) unter 18 Jahren   52

19. Ihr Familienstand

Ledig .... ☐ 1   53
Verheiratet .... ☐ 2
Geschieden .... ☐ 3
Verwitwet .... ☐ 4

Leben Sie allein oder in einer festen Partnerschaft?

Lebe allein .... ☐ 1 → *Sie springen auf Frage 22!*   54

Lebe in einer festen Partnerschaft .... ☐ 2

**20. Wenn Sie in einer Ehe bzw. Partnerschaft leben:
Wie oft haben Sie in den vergangenen Wochen folgendes gemacht?**

	Nie (1)	Manchmal (2)	Oft (3)	Immer (4)	
Einen Abend gemütlich zusammen gesessen und sich unterhalten	☐	☐	☐	☐	55
Zusammen herzhaft über etwas gelacht	☐	☐	☐	☐	56
Sich miteinander sehr nah und vertraut gefühlt	☐	☐	☐	☐	57
Fühlen Sie sich in Ihrer Familie/Partnerschaft verstanden?	☐	☐	☐	☐	58

21. Wie oft machen Sie sich über folgende Dinge Sorgen?

	Nie	Manch-mal	Oft	Immer
	1	2	3	4
Belastung der Familie durch meinen Gesundheitszustand	☐	☐	☐	☐	59
Meinungsverschiedenheiten	☐	☐	☐	☐	60
Veränderungen in unserem Ehe- und Familienleben	☐	☐	☐	☐	61
Meinungsverschiedenheiten mit den Kindern / mit der Verwandtschaft	☐	☐	☐	☐	62
Schwere Erkrankung eines Familienmitgliedes	☐	☐	☐	☐	63

22. Wie schätzen Sie Ihr soziales Umfeld ein, inwieweit treffen folgende Aussagen auf Sie zu?

	Trifft voll und ganz zu	Trifft eher zu	Trifft eher nicht zu	Trifft überhaupt nicht zu
	1	2	3	4
Mir fehlen Menschen, die mich wirklich verstehen	☐	☐	☐	☐	64
Ich fühle mich häufig ausgeschlossen und allein	☐	☐	☐	☐	65
Ich vermisse häufig die Gesellschaft anderer Menschen	☐	☐	☐	☐	66
Mit meinen Mitmenschen habe ich wenig gemeinsam, und ich finde wenig Verständnis	☐	☐	☐	☐	67
Wenn ich alltägliche Probleme habe, gibt es immer jemanden, mit dem ich darüber reden kann	☐	☐	☐	☐	68
Es gibt Menschen, an die ich mich wenden kann und auf die Verlaß ist	☐	☐	☐	☐	69

Alltägliche Sorgen und Probleme

23. Nun geht es darum, wie Sie sich normalerweise am Feierabend nach Beendigung Ihrer Hauptbeschäftigung fühlen.

    Wie oft kommt es vor, daß...

	Nie 1	Manchmal 2	Oft 3	Immer 4	
Ihnen die Tagesarbeit nicht aus dem Kopf geht, so daß Sie noch Stunden daran denken	☐	☐	☐	☐	70
Sie sich am Feierabend müde, erschöpft fühlen	☐	☐	☐	☐	71
Sie sich am Feierabend unbefriedigt oder bedrückt fühlen?	☐	☐	☐	☐	72
Sie am Feierabend das Bedürfnis haben, früh zu Bett zu gehen und zu schlafen?	☐	☐	☐	☐	73

24. Wie häufig fühlen Sie (sich) in der letzten Zeit...

	Nie 1	Manchmal 2	Oft 3	Immer 4	
völlig erschöpft	☐	☐	☐	☐	74
lustloser als früher	☐	☐	☐	☐	75
niedergeschlagen / traurig	☐	☐	☐	☐	76
unruhig und abgespannt	☐	☐	☐	☐	77
wie eine Batterie, die allmählich verbraucht ist	☐	☐	☐	☐	78
zu antriebslos, um etwas anzufangen	☐	☐	☐	☐	79

**25. Von kurzen Erkrankungen einmal abgesehen:
Behindert Sie Ihr Gesundheitszustand bei der Erfüllung alltäglicher Aufgaben im Beruf oder im Haushalt?**

Überhaupt nicht .... ☐ 1

Ein wenig.. ☐ 2

Ziemlich stark... ☐ 3

Sehr stark... ☐ 4

80

26. Bitte kreuzen Sie an, was für Sie zutrifft:

	Nie 1	Selten 2	Oft 3	Immer 4	
Wie oft hatten Sie im letzten Monat das Gefühl, daß Sie sich zu nichts entschließen können?	☐	☐	☐	☐	81
Wie oft fühlten Sie sich im letzten Monat allein und verlassen?	☐	☐	☐	☐	82
Wie oft hatten Sie im letzten Monat das Gefühl, daß Ihnen nichts mehr Spaß macht?	☐	☐	☐	☐	83
Wie oft hatten Sie im letzten Monat das Gefühl, daß nichts so läuft, wie Sie eigentlich wollten?	☐	☐	☐	☐	84
Wie oft haben Sie sich letzten Monat ohne Schwung gefühlt?	☐	☐	☐	☐	85

27. Wie viele Personen - einschließlich Ihrer Familie - kennen Sie, auf deren Hilfe Sie sich in Notfällen auf jeden Fall verlassen können?

Keine Person .... ☐ 1

1 Person.. ☐ 2

2 bis 3 Personen... ☐ 3

Mehr als 3 Personen .... ☐ 4

86

Gesundheitliche Einschränkungen im alltäglichen Leben

In diesem Abschnitt werden Sie nach Dingen gefragt, die man immer wieder tun muß, um den normalen Tagesablauf zu bewältigen. Wenn man nun wissen will, welche alltäglichen Tätigkeiten jemandem schwerfallen und welche nicht, muß man vieles fragen, das Ihnen vielleicht ganz überflüssig erscheint.
Bitte haben Sie dafür Verständnis und kreuzen Sie einfach an, was auf Sie persönlich zutrifft.

28. Bitte kreuzen Sie an, was für Sie zutrifft:

	Nie 1	Selten 2	Oft 3	Immer 4	
Müssen Sie während des größten Teils des Tages im Bett liegen?	☐	☐	☐	☐	87
Muß Ihnen jemand helfen, wenn Sie innerhalb Ihrer Stadt an einen anderen Ort gelangen wollen?	☐	☐	☐	☐	88
Müssen Sie sich wegen Ihres Gesundheitszustands den ganzen Tag oder einen großen Teil des Tages in der Wohnung aufhalten?	☐	☐	☐	☐	89

	Ohne Schwierigkeiten 1	Geringe Schwierigkeiten 2	Große Schwierigkeiten 3	Unmöglich 4	
Sind Sie in der Lage, einen Zug oder Bus zu benutzen?	☐	☐	☐	☐	90
Können Sie eine Zugreise unternehmen, die länger als 8 Stunden dauert?	☐	☐	☐	☐	91

29. Bitte kreuzen Sie an, was für Sie zutrifft:

	Ohne Schwierigkeiten 1	Geringe Schwierigkeiten 2	Große Schwierigkeiten 3	Unmöglich 4	
Können Sie ohne Begleitung 3 Stunden spazierengehen?	☐	☐	☐	☐	92
Können Sie 30 Minuten lang ohne Unterbrechung stehen (z.B. in einer Warteschlange)?	☐	☐	☐	☐	93
Können Sie 1.000 m gehen und eine Treppe über mehrere Etagen hinaufgehen?	☐	☐	☐	☐	94
Können Sie körperlich schwere Arbeiten verrichten (z.B. schwere Gegenstände heben) oder Sport treiben (z. B. Rennen, Skilaufen)?	☐	☐	☐	☐	95

30. Bitte kreuzen Sie an, was für Sie zutrifft:

	Ohne Schwierigkeiten 1	Geringe Schwierigkeiten 2	Große Schwierigkeiten 3	Unmöglich 4	
Können Sie gemeinsam mit einer anderen Person einen Küchentisch in ein anderes Zimmer tragen?	☐	☐	☐	☐	96
Können Sie sich trotz Ihres Gesundheitszustandes eine warme Mahlzeit selbst zubereiten?	☐	☐	☐	☐	97
Könnten Sie trotz Ihres Gesundheitszustandes Ihre Wäsche selbst richten, wenn Sie eine Waschmaschine und einen Trockner hätten?	☐	☐	☐	☐	98
Können Sie Lebensmittel oder Kleidung selbst einkaufen?	☐	☐	☐	☐	99

31. Bitte kreuzen Sie an, was für Sie zutrifft:

	Nie 1	Selten 2	Oft 3	Immer 4	
Ich habe Schwierigkeiten zu hören, was in einer normalen Unterhaltung mit mehreren Personen gesprochen wird.	☐	☐	☐	☐	100
Ich höre zwar, was andere Menschen sagen, habe aber Schwierigkeiten, das Gesagte zu verstehen	☐	☐	☐	☐	101
Ich habe Schwierigkeiten, Orte (z.B. Geschäfte) wiederzufinden, die ich sehr gut kenne	☐	☐	☐	☐	102
Ich verlaufe mich leicht in Gegenden, die ich nicht so gut kenne	☐	☐	☐	☐	103
Beim Sprechen habe ich Schwierigkeiten mit der klaren Aussprache	☐	☐	☐	☐	104
Mit anderen Menschen zu sprechen, strengt mich sehr an	☐	☐	☐	☐	105

32. Bitte kreuzen Sie an, was für Sie zutrifft:

	Nie 1	Selten 2	Oft 3	Immer 4	
Wie oft während des letzten Monats haben Sie sich innerlich gespannt und nervös gefühlt?	☐	☐	☐	☐	106
Wie oft während des letzten Monats haben Sie sich über Ihre Nervosität oder Ihre "schlechten Nerven" geärgert?	☐	☐	☐	☐	107
Wie oft während des letzten Monats hatten Sie das Gefühl, daß es Ihnen schwerfällt, sich zu beruhigen?	☐	☐	☐	☐	108

33. Wenn Sie darüber nachdenken, wie Sie dem Leben gegenüberstehen oder Ihr Leben meistern, inwieweit stimmen Sie folgenden Aussagen zu?

	Stimme voll und ganz zu 1	Stimme eher zu 2	Stimme eher nicht zu 3	Stimme überhaupt nicht zu 4	
Ich werde mit einigen meiner Probleme nicht fertig	☐	☐	☐	☐	109
Ich fühle mich in meinem Leben gelegentlich hin und her geworfen	☐	☐	☐	☐	110
Ich habe wenig Kontrolle über die Dinge, die ich erlebe	☐	☐	☐	☐	111
Oft fühle ich mich meinen Problemen ausgeliefert	☐	☐	☐	☐	112

34. Wie schätzen Sie sich selbst ein, inwieweit treffen die folgenden Aussagen auf Sie zu?

	Trifft voll und ganz zu 1	Trifft eher zu 2	Trifft eher nicht zu 3	Trifft überhaupt nicht zu 4	
Ich glaube, daß ich manchmal im Leben versagt habe	☐	☐	☐	☐	113
Manchmal fühle ich mich recht wertlos	☐	☐	☐	☐	114
Ich wünschte, ich hätte mehr Achtung vor mir selbst	☐	☐	☐	☐	115
Manchmal denke ich, daß ich recht nutzlos bin	☐	☐	☐	☐	116

35. Wie zufrieden sind Sie mit den folgenden Bereichen Ihres Lebens?

	Sehr unzufrieden						Sehr zufrieden	
Wie zufrieden sind Sie...	1	2	3	4	5	6	7	
mit Ihrer Arbeitssituation bzw. Ihrer Hauptbeschäftigung?	☐	☐	☐	☐	☐	☐	☐	117
mit Ihrer Wohnsituation?	☐	☐	☐	☐	☐	☐	☐	118
mit Ihrer finanziellen Lage?	☐	☐	☐	☐	☐	☐	☐	119
mit Ihrer Freizeit?	☐	☐	☐	☐	☐	☐	☐	120
mit Ihrer Gesundheit?	☐	☐	☐	☐	☐	☐	☐	121
mit Ihrer familiären Situation?	☐	☐	☐	☐	☐	☐	☐	122
mit Ihren Beziehungen zu Freunden, Nachbarn, Bekannten?	☐	☐	☐	☐	☐	☐	☐	123

Und wenn Sie nun einmal Ihre gesamte derzeitige Situation berücksichtigen ...

Wie zufrieden sind Sie dann insgesamt mit Ihrem Leben?	☐	☐	☐	☐	☐	☐	☐	124

Ihr Beruf

36. In welcher beruflichen Stellung sind Sie derzeit bzw. (falls nicht mehr berufstätig) waren Sie zuletzt beschäftigt?

Arbeiter

- Ungelernte Arbeiter .... ☐ 1
- Angelernte Arbeiter .... ☐ 2
- Gelernte und Facharbeiter .... ☐ 3
- Vorarbeiter, Kolonnenführer .... ☐ 4
- Meister, Polier .... ☐ 5

Angestellte

- Industrie- und Werkmeister im Angestelltenverhältnis .... ☐ 6
- Angestellte mit einfacher Tätigkeit
  (z. B. Verkäufer, Kontorist, Stenotypistin) .... ☐ 7
- Angestellte mit qualifizierter Tätigkeit
  (z. B. Sachbearbeiter, Buchhalter, technischer Zeichner) ...... ☐ 8
- Angestellte mit hochqualifizierter Tätigkeit oder Leitungsfunktion
  (z. B. wissenschaftlicher Mitarbeiter, Prokurist, Abteilungsleiter) ... ☐ 9
- Angestellte mit umfassenden Führungsaufgaben
  (z. B. Direktor, Geschäftsführer, Vorstand größerer Betriebe und Verbände) .... ☐ 10

Beamte (einschließlich Richter und Berufssoldaten)

- Einfacher Dienst .... ☐ 11
- Mittlerer Dienst .... ☐ 12
- Gehobener Dienst .... ☐ 13
- Höherer Dienst .... ☐ 14

Selbständige (einschließlich mithelfende Familienangehörige)

- Selbständige Landwirte .... ☐ 15
- Freie Berufe, selbständige Akademiker .... ☐ 16
- Sonstige Selbständige mit bis zu 9 Mitarbeitern .... ☐ 17
- Sonstige Selbständige mit 10 und mehr Mitarbeitern .... ☐ 18
- Mithelfende Familienangehörige .... ☐ 19

Nicht berufstätig gewesen (ausschließlich Hausfrau/Hausmann) .... ☐ 20

Sonstige (z. B. Auszubildende, Schüler, Studenten,
Wehrpflichtige, Zivildienstleistende, Praktikanten) .... ☐ 21

37. Welche der folgenden Angaben trifft auf Ihre derzeitige Situation zu?

Voll berufstätig
(jeden Arbeitstag ganztägig,
auch wenn im Familienbetrieb) .... ☐ 1

Teilweise berufstätig
(Halbtags, täglich einige Stunden, einige Tage
pro Woche, auch wenn im Familienbetrieb) .... ☐ 2

In Berufsausbildung (z. B. Fachschule) .... ☐ 3

Arbeitslos gemeldet .... ☐ 4

Altershalber in Rente / pensioniert .... ☐ 5 ⎤

Aus gesundheitlichen Gründen
vorzeitig in Rente / pensioniert .... ☐ 6 ⎥ *Sie springen auf Frage 44!*

Freiwillig vorzeitig in Rente / pensioniert .... ☐ 7 ⎥

Ausschließlich Hausfrau (Hausmann),
nicht berufstätig gewesen .... ☐ 8 ⎦

---

38. Wie viele Stunden arbeiten Sie zur Zeit durchschnittlich in der Woche in Ihrem Beruf?

(Rechnen Sie dabei auch regelmäßig anfallende Überstunden ein.)

☐☐☐ Stunden in der Woche

---

39. Wie lange waren Sie in den letzten 5 Jahren arbeitslos?

Nie .... ☐ 1

1-6 Monate .... ☐ 2

6-12 Monate .... ☐ 3

länger als 12 Monate .... ☐ 4

40. Welche der folgenden Bedingungen belasten Sie in Ihrer derzeitigen Berufstätigkeit?

Bitte in jede Zeile ein Kreuz

Belastet(e) mich

	stark 1	wenig 2	gar nicht 3	
Überstunden, lange Arbeitszeit	☐	☐	☐	129
Wechselschicht ohne Nachtarbeit	☐	☐	☐	130
Wechselschicht mit Nachtarbeit	☐	☐	☐	131
Akkord- oder Stückarbeit	☐	☐	☐	132
Lärm	☐	☐	☐	133
Chemische Schadstoffe	☐	☐	☐	134
Hitze, Kälte, Nässe	☐	☐	☐	135
Arbeit am Bildschirm, EDV-Terminal	☐	☐	☐	136
Körperlich schwere Arbeit	☐	☐	☐	137
Unangenehme einseitige körperliche Beanspruchung, Körperhaltung	☐	☐	☐	138
Hohes Arbeitstempo, Zeitdruck	☐	☐	☐	139
Arbeitstempo wird durch Maschinen bestimmt	☐	☐	☐	140
Starke Konzentration	☐	☐	☐	141
Widersprüchliche Anforderungen, Anweisungen	☐	☐	☐	142
Langweilige, gleichförmige Arbeit	☐	☐	☐	143
Häufige Störungen und Unterbrechungen	☐	☐	☐	144
Zwang zu schnellen Entscheidungen	☐	☐	☐	145
Hohe Verantwortung für Menschen	☐	☐	☐	146
Meine Arbeitsleistung wird streng kontrolliert	☐	☐	☐	147

41. Wie häufig machen Sie sich Sorgen, daß Sie wegen Ihres Gesundheitszustandes in Zukunft...

	Nie	Manch-mal	Oft	Immer	
	1	2	3	4	
weniger verdienen?..	☐	☐	☐	☐	148
arbeitslos werden?	☐	☐	☐	☐	149
einen schlechteren Arbeitsplatz bekommen?	☐	☐	☐	☐	150
schlechtere Aufstiegsmöglichkeiten haben?	☐	☐	☐	☐	151
vorzeitig berentet werden?	☐	☐	☐	☐	152

42. Wurde bei Ihnen eine "Minderung der Erwerbsfähigkeit" (MdE)" festgestellt?

Ja .... ☐¹ ➔ und zwar um ☐☐☐ %   153

Nein .... ☐²   154

43. Haben Sie einen Rentenantrag gestellt, der noch nicht entschieden ist?

Ja .... ☐¹

Nein .... ☐²   155

Angaben zur Person

44. Welchen Schulabschluß haben Sie?

Falls Sie mehrere Abschlüsse haben, nennen Sie nur den höchsten!

Volksschul- oder Hauptschulabschluß .... ☐ 1

Mittlere Reife, Realschulabschluß .... ☐ 2

Fachhochschulreife (Abschluß einer Fachoberschule) .... ☐ 3

Abitur (Hochschulreife) .... ☐ 4

Anderen Schulabschluß .... ☐ 5

Nichts davon, habe (noch) **keinen** Schulabschluß .... ☐ 6

156

45. Wie alt sind Sie?

☐☐ Jahre

157

46. Ihr Geschlecht:

Männlich .... ☐ 1
Weiblich .... ☐ 2

158

47. Ihre Staatsangehörigkeit:

Deutsch .... ☐ 1
Andere .... ☐ 2

159

Und nun noch zwei letzte Fragen:

48. Wie lange ungefähr haben Sie zum Ausfüllen des Fragebogens gebraucht?

Etwa ☐☐ Minuten 160

49. Und wie fanden Sie das Ausfüllen des Fragebogens?

Anregend, aufschlußreich .... ☐ 1 161
Ziemlich langweilig .... ☐ 2
Eher lästig .... ☐ 3
Richtig unangenehm .... ☐ 4

Vielen Dank für die Beantwortung der Fragen!

Bitte überprüfen Sie Ihre Angaben noch einmal auf Vollständigkeit.

Layout: Konrad Fisch

ANHANG 2

ARZTBOGEN

(Kardiologie, Orthopädie, Prävention)

ARZTBOGEN

ID-Nr.: _____

BEI AUFNAHME AUSFÜLLEN:

1 Aufnahmedatum: ....

ALLGEMEINE ANGABEN

2	Art der Maßnahme	☐ AHB (bzw. AR)	☐ normale stat. Reha	☐ ambulante/ teilstat. Reha	☐ sonstige
3	Rentner		☐ ja	☐ nein	
4	Rentenantrag		☐ ja	☐ nein	
5	Arbeitsfähigkeit bei Aufnahme		☐ ja	☐ nein	
6	Kostenträger	☐ GKV	☐ LVA	☐ BfA	☐ Knappschaft
		☐ private KV	☐ sonstige		

REHA-DIAGNOSEN

	Diagnosen (Text) nach ICD 9	ICD-Schlüssel	Diagn.zusätze A	B	C
7	1.				
8	2.				
9	3.				
10	4.				
11	5.				

A: Diagnosezusatz
0 = kein Zusatz erforderlich
1 = z.Zt. erscheinungsfrei
2 = akuter Schub/Rezidiv
3 = chronisch progredient
4 = Zustand nach ... (Z.n.)
5 = Z.n. Operation
6 = Z.n. Amputation/Transplantation
7 = Endoproth./Schrittmacher/Bypass
8 = Dialyse/PTCA/Thrombektomie

B: Diagn.Sicherheit
0 = gesichert
1 = fraglich, Verdacht auf ...

C: Schweregrad
0 = unauffällig
1 = leicht
2 = mittel
3 = schwer

ARZTEINSCHÄTZUNG ZU REHA-BEGINN

12	Chronifizierung der Haupterkrankung	..............Jahre	☐ nicht beurteilbar
13	Reha-Motivation (1=sehr hohe Motivation; 6=keine Motivation)	1 2 3 4 5 6	
14	Subjektive Angaben versus objektive Befunde	dissimuliert adäquat aggraviert	

HERZ - KREISLAUF - SYSTEM

GGF. EINGANGSDIAGNOSTIK (ZUR SCHWEREGRADBESTIMMUNG)

| 15 | max. symptomlimitierte Leistung (Watt) | ☐ 25 | ☐ 50 | ☐ 75 | ☐ 100 |
| | | ☐ 125 | ☐ 150 | ☐ 175 | |

| 16 | Zahl der erkrankten Gefäße (nach Coronarografie.) | ☐ 0 ☐ 1 ☐ 2 ☐ 3 ☐ keine Coronarografie durchgeführt |
| 17 | Einschränkung der linksventrikulären Funktion (nach Röntgen-Herzgröße, Echo-Kardiogramm, Linksherz- oder Einschwemmkatheter) | ☐ keine ☐ leicht ☐ mittel ☐ schwer |

INDIKATOREN MEDIZINISCHER THERAPIEZIELE

Wählen Sie bitte auf den folgenden Seiten ca. 5 Parameter aus (min.3, max. 7), die Ihnen für diesen Patienten besonders relevant erscheinen.
Die übrigen Parameter lassen Sie einfach frei.
Wo ein Parameter nur mittels einer Arzteinschätzung erfaßt werden kann, ist eine „numerische Rating-Scale" (NRS) vorgegeben. Diese Skalen sind wie Schulnoten graduiert; d.h. 1=„keine Einschränkung"(=gesund) - - - 6=„max. Einschränkung"(=krank).

Ziel? ✓	Parameter	Einheit	Aufnahme- aktueller Meßwert	Untersuchung angestrebter Zielwert	Abschluß- untersuchung Meßwert
	krankheitsspezifische Parameter				
18 ☐	max. symptomlimitierte Leistung	Watt			
19 ☐	Trainings-Leistung	Watt			
20 ☐	Blutdruck	mmHg			
21 ☐	Gesamt-Cholesterin	mg %			
22 ☐	LDL-Cholesterin	mg %			
23 ☐	Gewicht	kg			
24 ☐	Rauchen: Zig./Tag	Zahl			
25 ☐	Belastungsdyspnoe	NRS	1 2 3 4 5 6	1 2 3 4 5 6	1 2 3 4 5 6
26 ☐	Angina-pectoris-Beschwerden	NRS	1 2 3 4 5 6	1 2 3 4 5 6	1 2 3 4 5 6
27 ☐	Herzrhythmus-Störung	NRS	1 2 3 4 5 6	1 2 3 4 5 6	1 2 3 4 5 6
28 ☐	schmerzfreie Gehstrecke	m			
29 ☐	....	....			

BEWEGUNGSORGANE

INDIKATOREN MEDIZINISCHER THERAPIEZIELE

Aus den folgenden Meßgrößen und Arzteinschätzungen ca. **5 Parameter AUSWÄHLEN**, die für diese(n) Pat. besonders relevant sind.
(Die übrigen Parameter einfach freilassen!) Wo ein Parameter nur mittels einer Arzteinschätzung erfaßt werden kann, ist eine „numerische Rating-Scale" (NRS) vorgegeben. Alle diese Skalen sind wie Schulnoten graduiert; d.h. 1=„keine Einschränkung"(=gesund) - - - 6=„max. Einschränkung"(=krank).

Dorsopathien: ☐ HWS, ☐ BWS, ☐ LWS (bitte ankreuzen)

Ziel ?		Therapieziel	Parameter	Einheit	Aufnahme-Untersuchung Meßwert	Zielwert	Abschluß-Untersuchung Meßwert
✓							
30	☐	*Verbesserung der WS-Beweglichkeit* (ein oder mehrere Maße auswählen) (Winkel: Neutral-Null-Methode)	- Finger-Boden-Abstand	cm			
			- Schober lumbal	cm			
			- Extension/Flexion	Grad	Ext. / Neutr. / Flex	Ext. / Neutr. / Flex	Ext. / Neutr. / Flex
			- Rotation	Grad	re. / neutr. / li.	re. / neutr. / li.	re. / neutr. / li.
			- Lateral-Flexion	Grad	re. / neutr. / li.	re. / neutr. / li.	re. / neutr. / li.
31	☐	*Verbesserung der radikulären/ pseudoradikulären Symptomatik*	- Lasègue/ Pseudo-Lasègue	Grad			
32	☐	*Schmerzlinderung*	Schmerzen	NRS (1=keine)	1 2 3 4 5 6	1 2 3 4 5 6	1 2 3 4 5 6
33	☐	*Kräftigung der Muskulatur / Stabilitätsverbesserung*	Muskelschwäche	NRS (1=keine)	1 2 3 4 5 6	1 2 3 4 5 6	1 2 3 4 5 6
34	☐	*Lockerung der Muskulatur*	Muskelverspannungen	NRS (1=keine)	1 2 3 4 5 6	1 2 3 4 5 6	1 2 3 4 5 6
35	☐	*Verbesserung neurologischer Symptomatik*	Sensibilitätsstörungen / Paresen	NRS (1=keine)	1 2 3 4 5 6	1 2 3 4 5 6	1 2 3 4 5 6

Degenerative Gelenkerkrankungen (auch Z.n. OP)

Ziel ? ✓	Therapieziel	Parameter	Einheit	Aufnahme-Untersuchung Meßwert			Zielwert			Abschluß-Untersuchung Meßwert		
	Gelenk:...............											
40 ☐	*Verbesserung der Beweglichkeit* (ein oder mehrere Maße auswählen) (Winkel: Neutral-Null-Methode)	- Extension/Flexion	Grad	Ext. ├─┼─┼─┼─┼─┤ 1 2 3 4 5 6	neutr.	Flex.	Ext. ├─┼─┼─┼─┼─┤ 1 2 3 4 5 6	neutr.	Flex.	Ext. ├─┼─┼─┼─┼─┤ 1 2 3 4 5 6	neutr.	Flex.
		- Abduktion / Adduktion	Grad	Abd.	neutr.	Add.	Abd.	neutr.	Add.	Abd.	neutr.	Add.
		- Außen-/Innen-Rotation	Grad	außen	neutr.	innen	außen	neutr.	innen	außen	neutr.	innen
41 ☐	Schmerzlinderung	Schmerzen	NRS 1=keine	☐ ☐ ☐ ☐ ☐ ☐ 1 2 3 4 5 6			☐ ☐ ☐ ☐ ☐ ☐ 1 2 3 4 5 6			☐ ☐ ☐ ☐ ☐ ☐ 1 2 3 4 5 6		
42 ☐	Verbesserung der Stabilität	Instabilität	NRS 1=keine	☐ ☐ ☐ ☐ ☐ ☐ 1 2 3 4 5 6			☐ ☐ ☐ ☐ ☐ ☐ 1 2 3 4 5 6			☐ ☐ ☐ ☐ ☐ ☐ 1 2 3 4 5 6		
43 ☐	*Kräftigung der Muskulatur* (nach Daniels, Williams, Worthingham)	Muskelkraft 5: normal, 4: gut 3: schwach, 2: sehr schwach 1: Spur, 0: Null	Skala	☐ ☐ ☐ ☐ ☐ ☐ 5 4 3 2 1 0			☐ ☐ ☐ ☐ ☐ ☐ 5 4 3 2 1 0			☐ ☐ ☐ ☐ ☐ ☐ 5 4 3 2 1 0		
	Gelenk:...............											
44 ☐	*Verbesserung der Beweglichkeit* (ein oder mehrere Maße auswählen) (Winkel: Neutral-Null-Methode)	- Extension/Flexion	Grad	Ext. ├─┼─┼─┼─┼─┤ 1 2 3 4 5 6	neutr.	Flex.	Ext. ├─┼─┼─┼─┼─┤ 1 2 3 4 5 6	neutr.	Flex.	Ext. ├─┼─┼─┼─┼─┤ 1 2 3 4 5 6	neutr.	Flex.
		- Abduktion / Adduktion	Grad	Abd.	neutr.	Add.	Abd.	neutr.	Add.	Abd.	neutr.	Add.
		- Außen-/Innen-Rotation	Grad	außen	neutr.	innen	außen	neutr.	innen	außen	neutr.	innen
45 ☐	Schmerzlinderung	Schmerzen	NRS 1=keine	☐ ☐ ☐ ☐ ☐ ☐ 1 2 3 4 5 6			☐ ☐ ☐ ☐ ☐ ☐ 1 2 3 4 5 6			☐ ☐ ☐ ☐ ☐ ☐ 1 2 3 4 5 6		
46 ☐	Verbesserung der Stabilität	Instabilität	NRS 1=keine	☐ ☐ ☐ ☐ ☐ ☐ 1 2 3 4 5 6			☐ ☐ ☐ ☐ ☐ ☐ 1 2 3 4 5 6			☐ ☐ ☐ ☐ ☐ ☐ 1 2 3 4 5 6		
47 ☐	*Kräftigung der Muskulatur* (nach Daniels, Williams, Worthingham)	Muskelkraft 5: normal, 4: gut 3: schwach, 2: sehr schwach 1: Spur, 0: Null	Skala	☐ ☐ ☐ ☐ ☐ ☐ 5 4 3 2 1 0			☐ ☐ ☐ ☐ ☐ ☐ 5 4 3 2 1 0			☐ ☐ ☐ ☐ ☐ ☐ 5 4 3 2 1 0		

Entzündliche Gelenkerkrankungen

Ziel? ✓	Therapieziel	Parameter	Einheit	Aufnahme-Untersuchung Meßwert	Aufnahme-Untersuchung Zielwert	Abschluß-Untersuchung Meßwert
50 ☐	Verringerung der entzündl. Aktivität (ein oder mehrere Maße auswählen)	geschwollene Gelenke	Anzahl			
		gerötete Gelenke	Anzahl			
		Gesamteinschätzung zur entzündlichen Aktivität (Labor/Klinik)	NRS 1=keine	1 2 3 4 5 6	1 2 3 4 5 6	1 2 3 4 5 6
		Morgensteifigkeit	Min.			
51 ☐	Schmerzlinderung	Schmerzen	NRS 1=keine	1 2 3 4 5 6	1 2 3 4 5 6	1 2 3 4 5 6
52 ☐	Verbesserung der Handkraft	Handkraft (Blutdruck-Manschette)	mm Hg			
53 ☐	Funktionsverbesserung der Hand	Keitel-Index (Ergotherapie)	Punkte			

Freie Parameter (zur Auswahl bisher ungenannter Ziele)

60 ☐	Verbesserung ADL	Barthel-Index	Punkte			
61 ☐						
62 ☐						
63 ☐						
64 ☐				NRS	1 2 3 4 5 6	1 2 3 4 5 6
65 ☐				NRS	1 2 3 4 5 6	1 2 3 4 5 6

BEI ENTLASSUNG AUSZUFÜLLEN:

ALLGEMEINE ANGABEN

70 Dauer der Rehabilitation _____ Wochen

71 Arbeitsfähigkeit bei Entlassung ❏ ja ❏ nein ❏ nicht (mehr) erwerbstätig

72 **Leistungsfähigkeit** - bezogen auf die letzte Tätigkeit -

❏ vollschichtig ❏ halb bis untervollschichtig ❏ 2 Std. bis unterhalbschichtig ❏ weniger als 2 Stunden ❏ keine Angabe erforderlich

73 **Leistungsfähigkeit** - bezogen auf den allgemeinen Arbeitsmarkt -

❏ vollschichtig ❏ halb bis untervollschichtig ❏ 2 Std. bis unter halbschichtig ❏ weniger als 2 Stunden ❏ keine Angabe erforderlich

ABSCHLIEßENDE EINSCHÄTZUNGEN

Die Numerischen Rating Skalen „NRS" sind graduiert wie Schulnoten (d.h. 1=keine Einschränkung, gesund; 6=max. Einschränkung, krank).

80	Schmerzen/Symptome	NRS (1=keine)	1	2	3	4	5	6
81	Risikofaktoren (z.B. Rauchen, Übergewicht, Alkohol, Streß, Hochdruck)	NRS (1=keine)	1	2	3	4	5	6
82	Berufliche Belastung	NRS (1=keine)	1	2	3	4	5	6
83	Behinderung im Alltag	NRS (1=keine)	1	2	3	4	5	6
84	Psychische Belastung	NRS (1=keine)	1	2	3	4	5	6
85	Soziale Probleme	NRS (1=keine)	1	2	3	4	5	6

ARZTEINSCHÄTZUNG ZU REHA-ENDE

86 Reha-Motivation

(1=sehr hohe Motivation; 6=keine Motivation)   1   2   3   4   5   6

87 Subjektive Angaben versus objektive Befunde

     dissimuliert   adäquat   aggraviert

KOMMENTARE: ....

....

ANHANG 3

THERAPEUTENBOGEN

(Psychosomatik)

WKA-STUDIE 1996

ID-Nr.: _____

THERAPEUTENBOGEN

BEI AUFNAHME AUSZUFÜLLEN:

ALLGEMEINE ANGABEN

1	Rentner	☐ ja	☐ nein
2	Rentenantrag	☐ ja	☐ nein
3	Arbeitsfähigkeit bei Aufnahme	☐ ja	☐ nein
4	Kostenträger	☐ Krankenkasse, gesetzl. ☐ LVA ☐ BfA ☐ Knappschaft ☐ Krankenkasse, privat ☐ sonstige		

REHA-DIAGNOSEN

	Diagnosen (Text) nach ICD 10	ICD-Schlüssel	Diagn.zusätze A	B	C
5	1.				
6	2.				
7	3.				
8	4.				
9	5.				

A: Diagnosezusatz
0 = kein Zusatz erforderlich
1 = z.Zt erscheinungsfrei
2 = akuter Schub/Rezidiv
3 = chronisch progredient
4 = Zustand nach ... (Z.n.)
5 = Z.n. Operation
6 = Z.n. Entzug

B: Diagn.Sicherheit
0 = gesichert
1 = fraglich, Verdacht auf ...

C: Schweregrad
0 = unauffällig
1 = leicht
2 = mittel
3 = schwer

THERAPEUTENEINSCHÄTZUNG ZU REHABEGINN

10	Chronifizierung der Haupterkrankung	............Jahre	☐ nicht beurteilbar
11	Reha-Motivation (1=sehr hohe Motivation; 6=keine Motivation)	1 2 3 4 5 6	
12	Subjektive Angaben versus objektive Befunde	dissimuliert adäquat aggraviert	

Wählen Sie bitte ca. 5 Parameter aus (min. 3, max. 7), die Ihnen für diesen Patienten besonders relevant erscheinen. Die übrigen Parameter lassen Sie einfach frei. Falls Sie andere, als die angebotenen Parameter wählen, geben Sie diese (z.B. IIP, BDI) und die verwendete Maßeinheit (z.B. T-Wert) an. Wo ein Parameter nur mittels einer Therapeuteneinschätzung erfaßt werden kann, ist eine „numerische Rating-Skala" (NRS) vorgegeben. Ihre Skalen sind wie Schulnoten graduiert (d.h. 1 = keine Einschränkung, gesund; 6 = max. Einschränkung, krank).

Bitte markieren Sie die von Ihnen ausgewählten Zielbereiche links (✓)

Ziel ✓	Parameter	Einheit	Aufnahme - Untersuchung				Abschluß-untersuchung	
			aktueller Meßwert		angestrebter Zielwert		Meßwert	
	Krankheitsspezifische Parameter							
	SCL-90-R		Rohwert	T-Wert Normstichprobe	T-Wert Normstichprobe		Rohwert	T-Wert Normstichprobe
☐ 13	Somatisierung	T-Wert						
☐ 14	Zwanghaftigkeit	T-Wert						
☐ 15	Soziale Unsicherheit	T-Wert						
☐ 16	Depressivität	T-Wert						
☐ 17	Ängstlichkeit	T-Wert						
☐ 18	Feindseligkeit/Aggressiv.	T-Wert						
☐ 19	Phobische Angst	T-Wert						
☐ 20	Paranoides Denken	T-Wert						
☐ 21	Psychotizismus	T-Wert						
☐ 22	GSI (Globalwert)	T-Wert						
☐ 23	PST (Beschwerdeanzahl)	T-Wert						
	Andere Verfahren und freie Einschätzungen							
☐ 24	Rauchen	Zig./Tag						
☐ 25	Blutdruck	mm Hg						
☐ 26	Gewicht	kg						
☐ 27	Beeinträchtig.d. Schmerz	NRS	1 2 3 4 5 6		1 2 3 4 5 6		1 2 3 4 5 6	
☐ 28								
☐ 29								
☐ 30								
☐ 31		NRS	1 2 3 4 5 6		1 2 3 4 5 6		1 2 3 4 5 6	
☐ 32		NRS	1 2 3 4 5 6		1 2 3 4 5 6		1 2 3 4 5 6	

BEI ENTLASSUNG AUSZUFÜLLEN:

ALLGEMEINE ANGABEN

33	Dauer des HV	_____ Wochen		
34	Entlassung	❏ regulär	❏ Abbruch wg. Akutereignis	❏ Abbruch aus anderen Gründen
35	Arbeitsfähigkeit bei Entlassung	❏ ja ❏ nein		

36 Leistungsfähigkeit - bezogen auf die letzte Tätigkeit -

❏ vollschichtig   ❏ halb bis untervollschichtig   ❏ 2 Std. bis unter halbschichtig   ❏ weniger als 2 Stunden   ❏ keine Angabe erforderlich

37 Leistungsfähigkeit - bezogen auf den allgemeinen Arbeitsmarkt -

❏ vollschichtig   ❏ halb bis untervollschichtig   ❏ 2 Std. bis unter halbschichtig   ❏ weniger als 2 Stunden   ❏ keine Angabe erforderlich

ABSCHLIEßENDE EINSCHÄTZUNGEN

Die Numerischen Rating Skalen „NRS" sind wie Schulnoten graduiert (d.h. 1=keine Einschränkung, gesund;.6=max. Einschränkung, krank).

38	Schmerzen/Symptome	NRS	1 2 3 4 5 6
39	Risikofaktoren (z.B. Rauchen, Übergewicht, Alkohol, Streß)	NRS	1 2 3 4 5 6
40	Berufliche Belastung	NRS	1 2 3 4 5 6
41	Behinderung im Alltag	NRS	1 2 3 4 5 6
42	Psychische Belastung	NRS	1 2 3 4 5 6
43	Soziale Probleme	NRS	1 2 3 4 5 6

Zum Abschluß bitte prüfen: ✓

1. Ist die erste Seite des Arztbogens vollständig ausgefüllt? ❏
2. Sind zu den ausgewählten Zielparametern jeweils der Eingangswert, der Zielwert und der Entlassungswert eingetragen? ❏
3. Ist die letzte Seite komplett ausgefüllt? ❏
4. Sind auf dem Bogen der Therapieverordnungen („KTL-Liste") alle durchgeführten Therapiemaßnahmen nach Art und Anzahl eingetragen? ❏

ANHANG 4

ARZTBOGEN

(Neurologie)

WKA-STUDIE 1996

ID-Nr.:_____

ARZTBOGEN - NEUROLOGIE

BEI AUFNAHME AUSZUFÜLLEN:

ALLGEMEINE ANGABEN

1	Rentner	☐ ja	☐ nein
2	Rentenantrag	☐ ja	☐ nein
3	Arbeitsfähigkeit bei Aufnahme	☐ ja	☐ nein
4	Kostenträger	☐ Krankenkasse, gesetzl. ☐ LVA ☐ BfA ☐ Knappschaft	
		☐ Krankenkasse, privat ☐ sonstige	

REHA-DIAGNOSEN

	Diagnosen (Text) nach ICD 9	ICD-Schlüssel	Diagn.zusätze A	B	C
5	1.				
6	2.				
7	3.				
8	4.				
9	5.				

A: Diagnosezusatz
0 = kein Zusatz erforderlich
1 = z.Zt. erscheinungsfrei
2 = akuter Schub/Rezidiv
3 = chronisch progredient
4 = Zustand nach ... (Z.n.)
5 = Z.n. Operation
6 = Z.n. Amputation/Transplantation
7 = Endoproth./Schrittmacher/Bypass
8 = Dialyse/PTCA/Thrombektomie

B: Diagn.Sicherheit
0 = gesichert
1 = fraglich, Verdacht auf ...

C: Schweregrad
0 = unauffällig
1 = leicht
2 = mittel
3 = schwer

ARZTEINSCHÄTZUNG ZU REHABEGINN

10	Chronifizierung der Haupterkrankung	............Jahre ☐ nicht beurteilbar
11	Reha-Motivation (1=sehr hohe Motivation; 6=keine Motivation)	1 2 3 4 5 6
12	Subjektive Angaben versus objektive Befunde	dissimuliert adäquat aggraviert

EINGANGSBEFUND

13 Differenz Auftreten des Insultes und Aufnahmedatum: _____ Wochen

14 Komorbidität (z.B. Hypertonie, KHK,...): Anzahl der Nebendiagnosen: _____

Lokalisation:	rechts	links
15 A. cerebri anterio	☐	☐
16 A. cerebri media	☐	☐
17 A. cerebri posterior	☐	☐
18 Kleinhirninfarkt	☐	☐
19 Basilaristhrombose	☐	
20 Multiinfarktsyndrom	☐	
21 Morbus Binswanger	☐	
22 Hirnstamminfarkt	☐	

23

Spezielle Pflegekategorie \ Allgemeine Pflegekategorie	A 1	A 2	A 3	
S 1	(1)	(4)	(7)	Bitte ankreuzen
S 2	(2)	(5)	(8)	
S 3	(3)	(6)	(9)	

STATISTISCHE ANGABEN

24 **Alter** _____ Jahre   25 **Geschlecht:** ☐ männlich ☐ weiblich

26 **Familienstand** ☐ ledig   ☐ mit Partner lebend
                      ☐ verheiratet   ☐ verwitwet, geschieden, getrennt lebend

Anzahl der im Haushalt zu versorgenden Kinder _____

27 **Wohnsituation** ☐ allein lebend   ☐ mit Partner / eigener Familie
                      ☐ mit Herkunftsfamilie   ☐ mit anderen Verwandten
                      ☐ mit sonstigen   ☐ Institution (z.B. Heim)

28 **Schulabschluß** ☐ Volks-/Hauptschule   ☐ Realschule/Handelschule/Fachschule
                      ☐ Gymnasium/Gesamtschule   ☐ Hochschulabschluß
                      ☐ Lehre/Praktikum/Studium

29 **Berufstätigkeit** ☐ voll berufstätig   ☐ teilweise berufstätig (halbtags, stundenweise)
                        ☐ in Berufsausbildung   ☐ arbeitslos gemeldet
                        ☐ altershalber in Rente   ☐ vorzeitig in Rente (gesundheitliche Gründe)
                        ☐ vorzeitig in Rente (freiwillig) ☐ ausschließlich Hausfrau/Hausmann

Bitte bei Reha-Beginn ausfüllen

Frühreha-Barthel-Index (FBR)

FR-Index	nein	ja
30 intensivmedizinisch überwachungspflichtiger Zustand (z.B. veg. Krisen,...)	0	-50
31 absaugpflichtiges Tracheostoma	0	-50
32 intermittierende Beatmung	0	-50
33 beaufsichtigungspflichtige Orientierungsstörung (Verwirrtheit)	0	-50
34 beaufsichtigungspflichtige Verhaltensstörung (mit Eigen- und/od. Fremdgefährdung)	0	-50
35 schwere Verständigungsstörung	0	-25
36 beaufsichtigungspflichtige Schluckstörung	0	-50

37 SUMME _____

Bitte bei Reha-Ende ausfüllen

Frühreha-Barthel-Index (FBR)

FR-Index	nein	ja
38 intensivmedizinisch überwachungspflichtiger Zustand (z.B. veg. Krisen,...)	0	-50
39 absaugpflichtiges Tracheostoma	0	-50
40 intermittierende Beatmung	0	-50
41 beaufsichtigungspflichtige Orientierungsstörung (Verwirrtheit)	0	-50
42 beaufsichtigungspflichtige Verhaltensstörung (mit Eigen- und/od. Fremdgefährdung)	0	-50
43 schwere Verständigungsstörung	0	-25
44 beaufsichtigungspflichtige Schluckstörung	0	-50

45 SUMME _____

Barthel-Index

Handlung	Beispiel	Reha-Beginn				Reha-Ende			
	Punkte	15	10	5	0	15	10	5	0
Essen 46A / 46E	Unabhängig, benutzt Geschirr und Besteck		☐				☐		
	Braucht Hilfe, z.B. beim Schneiden			☐				☐	
	Völlig hilfsbedürftig				☐				☐
Baden 47A / 47E	Badet oder duscht ohne jede Hilfe		☐				☐		
	Braucht Hilfe				☐				☐
Waschen 48A / 48E	Wäscht Gesicht, kämmt, rasiert, schminkt sich		☐				☐		
	Braucht Hilfe				☐				☐
Ankleiden 49A / 49E	Unabhängig incl. Schuhe anziehen		☐				☐		
	Hilfsbedürftig, kleidet sich teilweise selbst			☐				☐	
	Völlig hilfsbedürftig				☐				☐
Stuhlkontrolle 50A / 50E	Kontinent		☐				☐		
	Teilweise inkontinent (maximal 1x/Woche)			☐				☐	
	Inkontinent (mehr als 1x/Woche)				☐				☐
Urinkontrolle 51A / 51E	Kontinent		☐				☐		
	Teilweise inkontinent (maximal 1x/24 Std.)			☐				☐	
	Inkontinent (mehr als 1x/24 Std.)				☐				☐
Toilettengang 52A /52E	Unabhängig incl. Analreinigung		☐				☐		
	Braucht Hilfe, z.B. bei Kleidung, Reinigung			☐				☐	
	Kann Toilette/Nachtstuhl nicht benützen				☐				☐
Bett-Stuhl-Transfer 53A / 53E	Völlig unabhängig hin u. zurück	☐				☐			
	Minimale Assistenz od. Supervision		☐				☐		
	Aufsetzen im Bett mögl., für Transer Hilfe			☐				☐	
	Bettlägerig (sich aufsetzen nicht allein mögl.)				☐				☐
Gehen auf Ebene oder: Rollstuhlfahren 54A / 54E	50 m unabhängiges Gehen (evtl. m. Gehhilfe)	☐				☐			
	50 m Gehen mit personeller Hilfe		☐				☐		
	Für RS-Fahrer (wenn nicht 10 oder 15 codiert) 50 m Rollstuhlfahren incl. Ecken u.Türen			☐				☐	
	Kann sich nicht 50 m fortbewegen				☐				☐
Treppensteigen 55A / 55E	Unabhängig (kann ggfalls Gehhilfe tragen)		☐				☐		
	Braucht Hilfe oder Supervision			☐				☐	
	Kann nicht Treppen steigen				☐				☐

SUMME   56A_____ | _____56E

INDIKATOREN MEDIZINISCHER THERAPIEZIELE

Bitte füllen Sie die folgende überarbeitete Form der NYHA-Stroke Scale komplett aus: Bewerten Sie jeden Parameter, indem Sie Ihre Einschätzung in das jeweils vorgesehene Kästchen des aktuellen Meßwertes eintragen. Wo möglich, schätzen Sie die Schwere des vorliegenden Befundes auf der jeweils dafür vorgesehenen numerischen Ratingskala ein. Diese Skalen sind wie Schulnoten graduiert; d.h. 1=„keine Einschränkung"(=gesund) - - - 6=„max. Einschränkung"(=krank).

Ziel? ✓ Parameter	Einheit	Aufnahme- untersuchung aktueller Meßwert	Untersuchung angestrebter Zielwert	Abschluß- untersuchung Meßwert
\multicolumn{5}{c}{krankheitsspezifische Parameter (NYHA-Stroke Scale, überarb.)}
☐ 57 AZE Bewußt-seinslage	0 - wach 1 - schläfrig 2 - soporös (reagiert gezielt auf Schmerzreiz) 3 - keine Reaktion (auf Streck-/Beugeautomatismen)	☐ 1 2 3 4 5 6	☐ 1 2 3 4 5 6	☐ 1 2 3 4 5 6
☐ 58 AZE Beinhalte-versuch (paretisches Bein)	0 - unauffällig (5 s) 1 - Absinken 2 - Bein fällt vor (5 s) 3 - Halteversuch nicht möglich	☐	☐	☐
☐ 59 AZE Reaktion auf Fragen (aktueller Monat, Alter)	0 - beide Antworten korrekt 1 - eine Antwort korrekt 2 - beide Antworten falsch oder keine Antwort	☐	☐	☐
☐ 60 AZE Extremitä-tenataxie (paretische Seite)	0 - normal 1 - Ataxie eines Gliedmaßes 2 - Ataxie beider Gliedmaßen	☐ 1 2 3 4 5 6	☐ 1 2 3 4 5 6	☐ 1 2 3 4 5 6
☐ 61 AZE Reaktion auf Auffor-derung (Augenöffnen Händedruck)	0 - beides korrekt 1 - eines korrekt 2 - keine Reaktion oder inkorrekte Handlungen	☐	☐	☐
☐ 62 AZE Sensibilität	0 - normal 1 - Hypästhesie 2 - Anästhesie	☐ 1 2 3 4 5 6	☐ 1 2 3 4 5 6	☐ 1 2 3 4 5 6
☐ 63 AZE Blick-motorik	0 - normal 1 - partielle Blickparese 2 - komplette Blickparese (auch bei okulozephalem Manöver)	☐ 1 2 3 4 5 6	☐ 1 2 3 4 5 6	☐ 1 2 3 4 5 6

Ziel? ✓	Parameter	Einheit	Aufnahme-untersuchung aktueller Meßwert	Untersuchung angestrebter Zielwert	Abschluß-untersuchung Meßwert
		krankheitsspezifische Parameter (NYHA-Stroke Scale, überarb.)			
☐ 64 AZE	Neglect	0 - normal 1 - partieller Hemineglect 2 - kompletter Hemineglect (mehrere Modalitäten)	☐ 1 2 3 4 5 6	☐ 1 2 3 4 5 6	☐ 1 2 3 4 5 6
☐ 65 AZE	Gesichts-feld	0 - normal 1 - inkomplette Hemianopsie 2 - komplette Hemianopsie	☐ 1 2 3 4 5 6	☐ 1 2 3 4 5 6	☐ 1 2 3 4 5 6
☐ 66 AZE	Dysarthrie	0 - normal 1 - dysarthrisch, aber gut zu verstehen 2 - schwere Dysarthrie, kaum zu verstehen	☐	☐	☐
☐ 67 AZE	Fazialispa-rese	0 - normal 1 - diskret 2 - mäßig 3 - komplett	☐	☐	☐
☐ 68 AZE	Aphasie	0 - normal 1 - leichte Aphasie (Wortfindungsstörung, Paraphasien) 2 - Broca- oder Wernicke-Aphasie (oder Variante) 3 - Totalaphasie oder keine sprachliche Äußerung	☐ 1 2 3 4 5 6	☐ 1 2 3 4 5 6	☐ 1 2 3 4 5 6
☐ 69 AZE	Armhalte-versuch (paretischer Arm)	0 - unauffällig 1 - Pronation 2 - 90°-Position für 10s nicht möglich, rasches Absinken 3 - Halteversuch nicht möglich	☐	☐	☐
☐ 70 AZE	Gesamtwert		☐ 1 2 3 4 5 6	☐ 1 2 3 4 5 6	☐ 1 2 3 4 5 6

Therapie-Verordnung

	Leistungseinheit	Dauer (Min.)	KTL-Code	verordnet (ankreuzen)	durchgeführte Anzahl
	Bewegungstherapie / Krankengymnastik				
71	Krankengymnastik, neurophysiologischer Basis, einzeln	45	b 41		
72	Krankengymnastik, neurophysiologischer Basis Kleingruppen	45	b 51		
73	Bewegungsbad einzeln	30	b 71		
74	Bewegungsbad in Kleingruppen	30	b 75		
75	Hippotherapie	60	b 91		
76	Gehschule	30	l 01.30		
77	Geh- und Lauftraining	30	l 01.40		
78	Gleichgewichtstraining	30	l 01.50		
79	Koordinationsgymnastik	30	l 01.71		
80	Wassergymnastik	30	l 41.50		
81	Indikationsspezifische Gymnastikgruppe	30	l 51.30		
82	Sport und Spiele in Halle und Gelände		m 11.99		
83	Musik und Bewegung		m 21.40		
84	Sonstige geeignete Veranstaltungen		m 21.99		
85	Sauna		m 32		
86	Wassertreten		m 33		
	Thermo-, Hydro-, Balneo-, Elektrotherapie / Massage				
87	Heiße Rolle	10	c 41		
88	Lokale Kälteapplikation mit Eis		c 11		
89	Teilkörperbehandlung mit Peloiden		c 36.10 / c 36.20 / c 36.30		
90	Bewegungsbad		c 56		
91	Lokale elektrische Galvanisation	10-30	d 01		
92	Hydrogalvanische Anwendungen: Stangerbad	10-30	d 02.10		
93	Vierzellenbad	10-30	d 02.20		
94	Diadynamischer Strom	10	d 11		
95	Hochvolttherapie	15-20	d 13		
96	Elektrostimulation des neuromusk. Systems	15-20	d 14		

	Leistungseinheit	Dauer (Min.)	KTL-Code	verordnet (ankreuzen)	durchgeführte Anzahl
97	TENS		d 15		
98	Interferenzstrombehandlung	10-15	d 21		
99	Hochfrequenzwärmetherapie: Kurzwellen	15-20	d 31.10		
100	Mikrowellentherapie	15-20	d 31.30		
101	andere elektromagnetische Wellen	15-20	d 31.99		
102	Ultraschallth. mit Ankopplungsmethoden	05-15	d 41.10		
103	Ganzkörpermassagen	20	f 01		
104	Teilkörpermassage	20	f 02		
105	Manuelle Lymphdrainage	60	f 24		
106	Vibrationsmassage	30	f 27		
107	Sonstige				
	Information, Motivation, Schulung				
108	Ärztliche Beratung	15-30	k 01		
109	Ernährungsberatung / Einzel	15-30	k 02		
110	Ernährungsberatung / Gruppe	15-30	k 03		
111	Gespräche mit Patienten und Angehörigen	15-30	k 04		
112	Motivationsförderung	30-45	k 11		
113	Lehrküche praktisch	150-180	k 12		
114	Patientenschulung zur Quick-Wertbestimmung	45	k 15		
115	Strukturiertes Schulungsprogramm für Typ I-Diabetiker	45-60	k 16		
116	Strukturiertes Schulungsprogramm für Typ II-Diabetiker	45-60	k 17		
117	Patientenschulung zur RR-Messung	45	k 18		
118	Vortrag Gesundheitsinformation	45	k 51		
119	Vortrag Krankheitsinformation	45	k 52		
	Klinische Psychologie				
120	Einzelberatung	20-50	p 01		
121	Beratung von Patienten und Angehörigen	30-60	p 02		
122	Therapeutische Einzelintervention	20-50	p 03		
123	Diagnosebezogene Gruppenarbeit	50	p 11		

	Leistungseinheit	Dauer (Min.)	KTL-Code	verordnet (ankreuzen)	durchgeführte Anzahl
124	Problemorientierte Gruppenarbeit				
125	- Stressbewältigung	60	p 12 10		
126	- Umgang mit Alkohol	60	p 12.20		
127	- Nichtrauchertraining	60	p 12 50		
128	- Übergewichtigengruppe	60	p 12.60		
129	Entspannungsübung	50	p 21		
130	Entspannungstraining	50	p 31 10		
131	Biofeedback	30	p 22		
132	Progressive Muskelentspannung n. Jacobson	50	p 31.10		
133	Funktionelle Entspannung	50	p 31.20		
134	Sonstige	50	p 31.99		
135	Autogenes Training	60	p 33		
	Sozial- und Berufsberatung				
136	Sozialberatung	15	h 01		
137	Rehabilitationsberatung		h 11		
138	Organisation weitergehender Maßnahmen				
139	- häuslicher Pflege		h 21 20		
140	- nachstationärer Betreuung		h 21 30		
141	- Kontaktauf./Vermittlg in stat. Einrichtungen		h 21 40		
142	Sonstige Organisation weitergeh. Maßnahmen		h 21.99		
	Ergotherapie & Kreativtherapie				
143	Angehörigenanleitung	30	g 01		
144	Arbeitsplatztraining	45	g 06		
145	Funktionstraining mit geeign. Material (Einzel)	60	g 11		
146	(Einzel)	45	g 13		
147	Funktionstraining in Kleingruppen	60	g 15		
148		45	g 17		
149	Funktionstraining mit geeign. Gerät (Einzel)	60	g 21		
150	(Einzel)	45	g 23		
151	(Kleingruppen)	60	g 25		
152	(Kleingruppen)	45	g 28		
153	Funktionstraining indikationsspezif. (Einzel)	60	g 31		
154	(Einzel)	45	g 33		
155	(Kleingruppen)	60	g 35		

Leistungseinheit	Dauer (Min.)	KTL-Code	verordnet (ankreuzen)	durchgeführte Anzahl
156 (Kleingruppen)	45	g 38		
157 Gartentherapie	45	g 40		
158 Gestaltungstherapie (Einzel)	60	g 41		
159 (Einzeln)	45	g 42		
160 (Gruppen)	60	g 43		
161 (Gruppen)	45	g 44		
162 Haushaltstraining (Einzel)	60	g 51		
163 (Einzeln)	45	g 53		
164 (Kleingruppen)		g 57		
165 Hilfsmittelbezogene Ergotherapie				
166 Hilfsmittelanpassung	30	g 60.10		
167 Hilfsmittelberatung	30	g 60.20		
168 Schienenversorgung	30	g 60.30		
169 Hilfsmitteltraining	30	g 60.40		
170 Sonstige hilfsmittelbezogene Ergotherapie	30	g 60.99		
171 Selbsthilfetraining, (Einzel)	60	g 61		
172 (Einzel)	45	g 63		
173 (Kleingruppen)	60	g 65		
174 (Kleingruppen)	45	g 67		
175 Verhaltensbeobacht. zur Leistungsbeurteilung	20	g 70		
176 Projektgruppe	90	g 75		
177 Produktorientiertes Arbeiten	90	g 80		
178 Freies Werken	120	g 85		
179 Meditatives Malen im weiteren Sinne	90	g 90		
180 Kunst- und Gestaltungstherapie (Einzel)	60	s 01		
181 (Gruppe)	60	s 11		
182 Musiktherapie als Einzelbehandlung	69	s 21		
183 Gruppenbehandlung	90	s 31		
Spez. Leistungseinheiten der Neurologie		g 43		
184 Neuropsychologie als Einzeltherapie	60	u 01		
185	45	u 03		
186 Neuropsych. als Kleingruppentherapie	60	u 09		
187	45	u 11		

Leistungseinheit	Dauer (Min.)	KTL-Code	verordnet (ankreuzen)	durchgeführte Anzahl
188 Computergestütztes kogn. Hirnleistungstraining				
189 als Einzeltherapie	60	u 25		
190 als Einzeltherapie	45	u 27		
191 als Einzeltherapie	30	u 30		
192 als Kleingruppentherapie	60	u 33		
193 als Kleingruppentherapie	45	u 35		
194 als Kleingruppentherapie	30	u 38		
195 Sprachtherapie, Einzeln	60	u 41		
196 Sprachtherapie, Kleingruppe	60	u 44		
197 Sprechtherapie, Einzeln	60	u 51		
198 Sprechtherapie, Kleingruppe	60	u 53		
199 Kommunikationstraining, Einzeln	60	u 61		
200 Kommunikationstraining, Kleingruppe	60	u 64		
201 Fazio-orale Therapie	30	u 67		
202 Neuropädagogik Einzeln	60	u 71		
203	45	u 73		
204 Kleingruppe	60	u 82		
205	45	u 84		
206 Belastungserprobung	120	u 96		
207 Sonstige				
208				

BEI ENTLASSUNG AUSZUFÜLLEN:

ALLGEMEINE ANGABEN

209 Dauer des HV _____ Wochen

210 Entlassung ❏ regulär ❏ Abbruch wg. Akutereignis ❏ Abbruch aus anderen Gründen

211 Arbeitsfähigkeit bei Entlassung ❏ ja ❏ nein

212 **Leistungsfähigkeit - bezogen auf die letzte Tätigkeit -**

❏ vollschichtig ❏ halb bis unter- vollschichtig ❏ 2 Std. bis unter halbschichtig ❏ weniger als 2 Stunden ❏ keine Angabe erforderlich

213 **Leistungsfähigkeit - bezogen auf den allgemeinen Arbeitsmarkt -**

❏ vollschichtig ❏ halb bis unter- vollschichtig ❏ 2 Std. bis unter halbschichtig ❏ weniger als 2 Stunden ❏ keine Angabe erforderlich

214

Spezielle Pflegekategorie \ Allgemeine Pflegekategorie	A 1	A 2	A 3
S 1	(1)	(4)	(7)
S 2	(2)	(5)	(8)
S 3	(3)	(6)	(9)

Bitte ankreuzen

Zum Abschluß bitte prüfen: ✓

1. Ist der Arztbogen vollständig ausgefüllt? ❏
2. Sind zu den medizinischen Therapiezielen jeweils der Eingangswert, der Zielwert und der Entlassungswert eingetragen? ❏
3. Sind auf dem Bogen der Therapieverordnungen („KTL-Liste") alle durchgeführten Therapiemaßnahmen nach Art und Anzahl eingetragen? ❏
4. Ist die letzte Seite komplett ausgefüllt? ❏

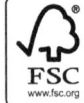

MIX
Papier aus verantwortungsvollen Quellen
Paper from responsible sources
FSC® C105338

If you have any concerns about our products,
you can contact us on
ProductSafety@springernature.com

In case Publisher is established outside the EU,
the EU authorized representative is:
**Springer Nature Customer Service Center GmbH
Europaplatz 3, 69115 Heidelberg, Germany**

Printed by Libri Plureos GmbH
in Hamburg, Germany